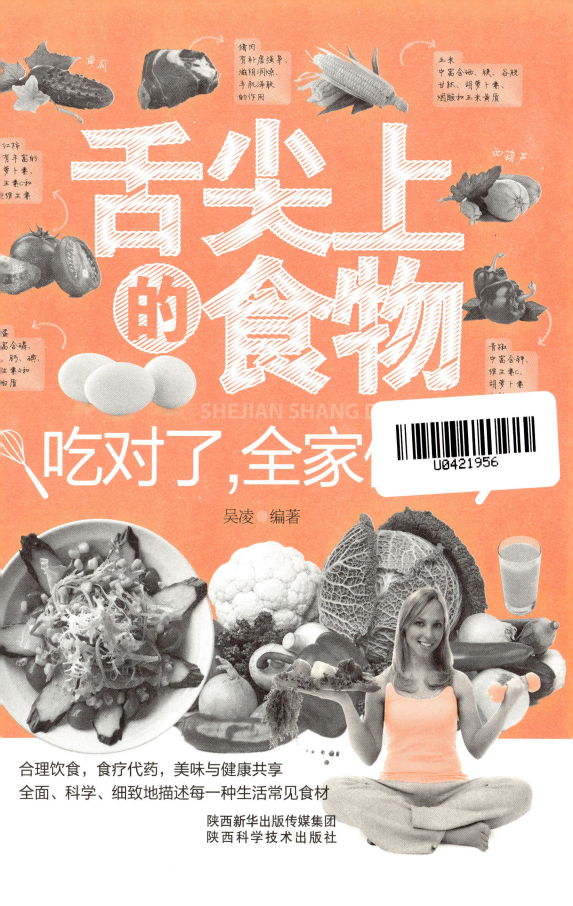

图书在版编目（CIP）数据

舌尖上的食物：吃对了，全家健康/吴凌编著. —西安：陕西科学技术出版社，2016.1
ISBN 978-7-5369-6613-0

Ⅰ. ①舌… Ⅱ. ①吴… Ⅲ. ①食物疗法 Ⅳ. ①R247.1

中国版本图书馆 CIP 数据核字（2015）第 312158 号

舌尖上的食物：吃对了，全家健康

出 版 者	陕西新华出版传媒集团　陕西科学技术出版社
	西安北大街 131 号　邮编　710003
	电话（029）87211894　传真（029）87218236
	http://www.snstp.com
发 行 者	陕西新华出版传媒集团　陕西科学技术出版社
	电话（029）87212206　87260001
印　　刷	北京建泰印刷有限公司
规　　格	710mm×1000mm　16 开本
印　　张	22.5
字　　数	350 千字
版　　次	2016 年 8 月第 1 版
	2016 年 8 月第 1 次印刷
书　　号	ISBN 978-7-5369-6613-0
定　　价	29.80 元

版权所有　翻印必究

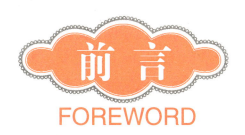

俗话说："民以食为天。"如果按重量来算，人的一生平均要消耗掉60吨食物，这些食物累积起来足够装满几节火车货运车厢。同时，人的身体也依靠这些食物提供的能量维持运转，如果按人均80岁的寿命来算，人的一生释放出来的能量可以将400吨的冷水烧到沸腾……

在我们摄入的这些食物中，有健康食物，也有不健康食物；有的是健康的吃法，有的是不健康的吃法，而这些食物或饮食方式最后都会影响我们的健康。错误的吃法会让我们的身体遭受疾病的侵犯，比如肥胖、糖尿病、痛风和癌症，这些威胁健康的慢性杀手近年来越来越猖獗。有数据显示，在全球早逝群体中，47%的人是饮食失衡造成的。因此，健康地吃，进而养成良好的饮食方式和健康习惯，可使人的平均寿命增加9岁。在发展中国家人均寿命可增加近16岁。

可以说，食物影响着人的生命。

这本《舌尖上的食物——吃对了，全家健康》正是以"健康"为出发点，将日常生活中的常见食物分门归类，以科学证据为基础，剖析食物的营养成分与食用宜忌。本书共分八个章节，分别介绍了食物与人体健康的关系和五谷杂粮、肉类、海产类、蔬菜、水果、坚果以及蛋奶饮料类的营养特点。本书内容简洁、板块清晰，方便读者了解每一种食材的不同信息；通过营养调查、养生功效、食用宜忌、营养搭配等基本知识的介绍，将寻常的食材变得立体起来且轻松易记。通俗易懂的语言方便读者能在实际生活中运用所掌握的知识，达到提高健康素养，改善生活质量的目的。

"授之以鱼，不如授之以渔"，让普通大众意识到"掌握食物就是掌握健康"是本书的核心思想。人类社会迈入21世纪，人们的健康意识也上升到一个新的高度,对各种食物展开的研究也越来越多,各种琳琅满目的保健品让人眼花缭乱,然而养生是一件细水长流的事情。"是药三分毒",与其选择那些来路不明的保健品,不如吃好一日三餐来得实惠。为了增添餐桌上的乐趣,本书对每一种食材都列举了几款营养食谱,在享受健康的同时,也能体验到自己动手制作食物的乐趣。

本书列举了多种日常食材,阅读价值很高,相信通过阅读本书,不仅能收获丰富的营养知识,还可以给日常饮食带来不一样的健康体验,衷心地祝愿每一位读者都能在此书中有所收获,并将所收获的知识传达给身边的人,做到"吃对了,全家健康"!

编 者

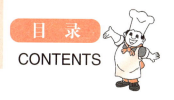

第1章 舌尖上的美味
——会吃才健康

一定要懂的科学饮食知识	002
人体必需的7种营养元素	003
不同人群的饮食特点和营养需求	006
美食当前,别忘了讲究"先来后到"	010
四季饮食巧安排	011
不同体质要适当"挑食"才健康	012
小测试:看你的饮食习惯是否健康	014

第2章 舌尖上的主力军
——五谷杂粮

为什么一定要吃主食	018
一日三餐,主食该怎么选	020
粗粮吃得越多越好?	021
现磨豆浆 VS 豆浆粉	023

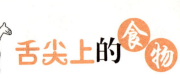

黄豆——免疫力卫士	024
绿豆——清热消暑良品	026
黑豆——延缓衰老的"豆中之王"	028
红豆——消除水肿就靠它	030
小麦——百搭的平民食材	032
荞麦——古老的养颜谷物	034
燕麦——低热量高营养的美味	037
玉米——谷物里的"维生素之王"	039
小米——滋阴养血的黄金谷物	041
薏米——去湿美颜还抗癌	043
大米——补中益气的五谷之首	045
糯米——健脾养胃的功臣	048
糙米——谷物里的健康新贵	050
紫米——别具特色的长寿米	052
高粱米——消化不良食高粱	054

第3章 舌尖上的营养补给
——肉类

肉类在餐桌上的地位	058
红肉 PK 白肉	059
腌、腊肉这样吃才健康	061
猪肉——最"物尽其用"的肉类	062
羊肉——火锅里的温补上品	065
鸡肉——百搭的肉中珍品	067
鸭肉——滋补的上乘佳肴	070

目 录
CONTENTS

牛肉——全世界都爱的肉 ················· 072
鹅肉——益气补虚易消化 ················· 075
猪肝——补铁"集中营" ················· 077

第4章 舌尖上的珍宝
——水产品

三文鱼刺身这样做 ················· 080
鱼肉对人体健康的贡献 ················· 081
海鲜虽美味，生吃要谨慎 ················· 083
金枪鱼——低脂低热高蛋白 ················· 084
三文鱼——健脾胃的水中珍品 ················· 087
秋刀鱼——"东洋"的传统料理 ················· 089
鲫鱼——健脾利湿可通乳 ················· 091
鲤鱼——明目消肿皆有益 ················· 094
带鱼——增强记忆兼抗氧化 ················· 096
草鱼——血液循环"加速器" ················· 099
黄鱼——益气填精最适合 ················· 101
鲈鱼——月子里的明星食材 ················· 104
鳝鱼——补血消炎的"无鳞公子" ················· 106
鱿鱼——路边摊里的高蛋白美食 ················· 108
海参——海中的"精氨酸大富翁" ················· 111
虾——勤动脑，多吃虾 ················· 113
甲鱼——清热消瘀五味肉 ················· 116
蛤蜊——高钙少脂第一鲜 ················· 118
螃蟹——清热散瘀的横行将军 ················· 120

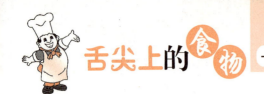

——吃对了，全家健康

第5章　舌尖上的最佳配角
——蔬菜

蔬菜让身体更健康	124
蔬菜不要这样吃	125
别用维生素片代替蔬菜	127
白萝卜——药食同源，生熟亦可	128
莴笋——脆嫩爽口有点苦	130
胡萝卜——胡萝卜素数它最多	133
竹笋——纯天然低脂低热食物	135
牛蒡——血液的"清道夫"	137
莲藕——清热凉血的水中佳品	140
土豆——煎炒煮炸样样行	142
芋头——主食不够芋头来凑	144
山药——物美价廉治胃炎	147
洋葱——心脏的健康卫士	149
红薯——补虚益气营养全	151
白菜——冬季里的常客	153
芥蓝——防秋燥可多吃芥蓝	155
油菜——蔬菜中的佼佼者	158
卷心菜——餐桌上常见的"不死菜"	160
西蓝花——西餐的高冷配角	162
菠菜——焯一下再吃更健康	164
雪里蕻——腌菜界的翘楚	166
生菜——莴笋的叶用部分	168

目录 CONTENTS

茼蒿——别有风味的"皇帝菜" ………… 170
芹菜——平肝降压的好帮手 ………… 172
苋菜——汤汁鲜红的野菜新秀 ………… 174
紫苏——生鱼片的最佳伴侣 ………… 176
油麦菜——生食蔬菜中的"凤尾" ………… 178
空心菜——调节肠道菌群 ………… 180
香菜——西域的来客 ………… 182
茴香——蔬菜里的小众食材 ………… 184
百合——食材中的小清新 ………… 186
黄花菜——安神醒脑的忘忧草 ………… 188
香椿叶——"臭"名远扬的美味 ………… 190
荠菜——冬末春初最宜食 ………… 192
苦瓜——降血糖,调血脂 ………… 194
冬瓜——唯一不含脂肪的瓜 ………… 196
黄瓜——美白减肥两相宜 ………… 198
丝瓜——解毒消炎又抗皱 ………… 200
南瓜——胃病患者宜多食 ………… 202
茄子——特殊的维生素携带者 ………… 204
西红柿——餐桌上的"长寿果" ………… 206
香菇——氨基酸含量异常丰富的"菇中皇后" ………… 209
金针菇——体形苗条的"智力菇" ………… 211
平菇——性味甘温,可追风散寒 ………… 213
牛肝菌——彩云之南的特产 ………… 215
鸡腿菇——提高免疫力的"菌中新秀" ………… 217
竹荪——身形俊美的山中珍品 ………… 219
木耳——食品中的阿司匹林 ………… 221
茶树菇——口感鲜脆的中华神菇 ………… 223

005

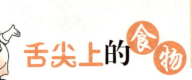

杏鲍菇——草原上的牛肝菌 ········ 225

猴头菇——山珍猴头，海味燕窝 ········ 227

银耳——菌中的长生不老药 ········ 229

第6章　舌尖上的香甜软糯
——水果

水果对人体健康的影响 ········ 232

反季节水果真的不能吃吗 ········ 233

鲜榨果汁为什么不能代替水果 ········ 235

水果保鲜小诀窍 ········ 236

梨——润肺消痰玉露 ········ 238

苹果——瘦身必备的健康果 ········ 240

哈密瓜——甜到心里去的蜜瓜 ········ 242

香蕉——抗忧郁的"快乐水果" ········ 244

葡萄——体弱者的健康水果 ········ 246

蓝莓——上班族的保健佳品 ········ 248

西瓜——消暑解渴的首选 ········ 251

桃——鲜嫩多汁又补铁 ········ 253

橘子——桔子？橘子？ ········ 255

柚子——果皮也很有营养的水果 ········ 257

菠萝——酸甜可口解油腻 ········ 259

榴莲——热情过头的"水果之王" ········ 261

橙子——喝橙汁不如吃橙子 ········ 263

桑葚——田园风情的浆果 ········ 265

荔枝——含糖最多的水果 ········ 266

目录 CONTENTS

芒果——明目美颜的热带果王 …………………………… 268
草莓——萌萌的"水果皇后" …………………………… 270
樱桃——一枝独秀的补铁冠军 …………………………… 272
猕猴桃——其貌不扬的维生素 C 之王 …………………… 274
木瓜——促进消化的岭南特产 …………………………… 276

第 7 章　舌尖上的长寿果
——坚果

坚果对健康的好处 ………………………………………… 280
这样的坚果不能吃 ………………………………………… 281
葵花子——最平价的坚果 ………………………………… 283
核桃仁——益智健脑的健康果 …………………………… 285
栗子——延年益寿的"干果之王" ……………………… 287
花生——凉拌菜里的长寿果 ……………………………… 289
杏仁——祛斑养颜的美容果 ……………………………… 291
松子——软化血管的"小个子" ………………………… 293
腰果——消除疲劳润肌肤 ………………………………… 295
澳洲坚果——坚果界的"皇后" ………………………… 297
开心果——保护心脏的卫士 ……………………………… 299

第 8 章　舌尖上的软黄金
——蛋、奶、油类

怎样挑选新鲜的蛋类 ……………………………………… 302
土鸡蛋更有营养？ ………………………………………… 302

鸡蛋——天然的营养库 ... 303
鹌鹑蛋——浓缩的精华 ... 305
鸭蛋——滋阴清肺易消化 ... 307
咸鸭蛋——清火滋阴有点咸 ... 309
皮蛋——不宜多食的美味 ... 311
鹅蛋——补中益气还御寒 ... 313
喝牛奶的误区 ... 314
别把乳酸饮料当酸奶 ... 316
羊奶——易于吸收的"奶中之王" ... 317
酸奶——促进消化又美味 ... 319
牛奶——营养丰富的"白色血液" ... 321
每天应摄入多少食用油 ... 323
食用油的保存窍门 ... 324
山茶油——东方的"橄榄油" ... 326
橄榄油——食物里的"化妆品" ... 328
猪油——不可缺少的动物油 ... 331

附　录 ... 333

食物的五色、五性、五味 ... 333
养生营养素一览表 ... 335
营养缺乏补给表 ... 338
食物的营养成分计算法 ... 339
对症养生食材速查 ... 341

第1章 舌尖上的美味

——会吃才健康

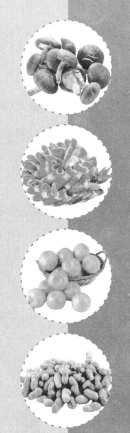

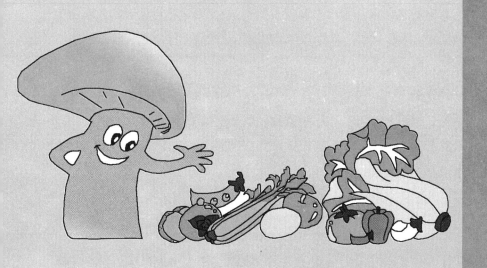

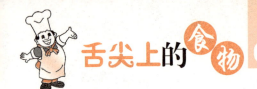

——吃对了,全家健康

一定要懂的科学饮食知识

俗话说:"人是铁,饭是钢,一顿不吃饿得慌。"食物不仅能填饱我们的肚子,为生活工作提供能量,还能满足心理上的某些需求,比如在滴水成冰的冬季,吃上一锅热气腾腾的火锅,那种暖洋洋的滋味会让心情也变得舒畅起来。当然,更多时候,"吃饭"是一件简单的事情,如果能做到简单又营养那是最好不过了。

2000多年前的《皇帝内经》指出:"五谷为养,五果为助,五畜为益,五菜为充。气味合而服之,以补精益气。"这是世界上最早的关于饮食要点的总结。老祖先留给我们许多关于"吃"的智慧,其中最重要的莫过于饮食均衡、合理搭配、进食有规律。

◇ 饮食要荤素搭配,还要合理烹饪

国内外营养学家一致认为:人体需要的营养素有40多种,自然界没有任何一种食物能全面提供这么多营养素。要吃好,就要讲究膳食营养结构的合理和平衡。因此在饮食上,所吃的食物要杂、要新鲜,要粗细、果蔬、荤素、干稀搭配合理,饥饱适度,量出而入,才能保持人体内环境能量的生态平衡。

合理烹调是非常重要的。烹调使食物的成分发生巨大变化。合理加工,科学烹调,能减少食物中营养的流失,烹调手法让食物变得色、香、味俱全,能增加食欲,利于消化。

◇ 饮食要平衡

俗话说:"食以衡为先。"平衡膳食,就是指从膳食中摄取的各种营养不但要数量充足,而且各种营养成分应保持适当的比例,使食物不但能填饱肚子,还能适合人体生理的需要。

为了达到平衡膳食,一个人每天的膳食应包括下列3类食物:①供能性食物:主要是谷类食品及油脂等。②结构性食物:主要是畜禽、水产、蛋、奶等食品。③保护性食物:主要是各种蔬菜、水果等。除此之外,一日三餐

第 1 章 舌尖上的美味 ——会吃才健康

还应合理安排,提倡"早餐要吃好,中餐要吃饱,晚餐要吃少"。

饮食平衡与人体内的酸碱平衡有着密切关系。食物有酸碱之分,动物性食品及谷类食品,多为酸性食物;蔬菜、水果类,多为碱性食物。谷类淀粉和动物性食品都是酸性食物,容易干扰体内环境的酸碱平衡,影响健康,甚至引起疾病。为了保持这种酸碱平衡,就要注意酸、碱性食物的搭配,一般 1 份荤食与 4 份素菜搭配为宜,即 1 份酸性食物搭配 4 份碱性食物。所以我国的《膳食指南》中强调"食物多样,荤素搭配,素食为主"的精神。

◇ 正常人一天需要多少热量

能量又称热能。人体如同一台机器,在运转和工作时,需要源源不断地供给能量,即一日三餐中的碳水化合物(即糖)、脂肪、蛋白质三大产热营养素。那么,一个成年人,一天需要多少热量呢?

营养学计算能量的单位称为千卡。

(1)每克碳水化合物(即糖):能提供能量 4 千卡。

(2)每克脂肪:能提供能量 9 千卡。

(3)每克蛋白质:能提供能量 4 千卡。

成年男子(体重 60 公斤计):每天需要 2400~4000 千卡。

成年女子(体重 53 公斤计):每天需要 2200~3200 千卡。

人体能量消耗的原因有两个:一是维持人体新陈代谢的各种生理活动,二是供给人体各种机能活动。由于个体之间的差异和活动量的大小不等,因此每个人每日摄取的能量和消耗的能量各不相同,但是能量的摄取和消耗应当保持相对平衡,量出而入,才能保证身体胖瘦适宜,体重合理,才能有利于健康。

人体必需的 7 种营养元素

很多人都知道,身体的健康离不开营养元素的支持,但是很少有人知道人体到底需要哪些营养元素,这些不同的营养素又对人体健康起着什么样的作用。其实，人体需要的营养素可以分为7大类，分别是：碳水化合物、脂类、蛋白质、维生素、矿物质、水和膳食纤维。

◇ 碳水化合物（糖）

碳水化合物就是平常所说的糖。糖类是一个大家族，具体可以分为这几种：①单糖，如葡萄糖、果糖和半乳糖；②糖，如蔗糖、麦芽糖和乳糖；③多糖，包括淀粉、纤维素和糖原。

碳水化合物是人体营养的重要成分之一，是人体产热的三大营养素中的主角，人体需要的能量60%~70%来自碳水化合物。碳水化合物在人体内转化的热能，不仅数量多，而且速度快，而脂肪和蛋白质在人体内转化成的热能相对比较少。糖类家族的各个成员都有各自的绝招，对人体都能作出特殊贡献。

但是碳水化合物也不是越多越好，如摄入过多，则会转化成脂肪，导致人体发胖，甚至引起营养过剩性疾病。

◇ 脂肪

脂肪是人体组成的重要成分之一，也是机体供给和贮存能量的主要物质。脂肪俗称油脂，可分2大类：①中性脂肪；②类脂（主要是胆固醇和磷脂）。

各种食物中几乎都含有一定数量的脂肪，当然，有相当一部分是烹调用的油脂。常用的烹调油脂分为动物油和植物油，它们不仅是调味品，而且是饮食中不可缺少的一种营养素。但由于动物性油脂含有饱和脂肪酸，会使胆固醇附着在血管壁上，过量食用容易引起血管性疾病和心脏病，而植物性油脂含有不饱和脂肪酸，这是一种人体内不能合成的脂肪酸，必须由膳食中供给，它能减少胆固醇在血管壁上附着，因此有保护血管、保护心脏健康的作用。所以说植物性油脂具有更高的营养价值。

胆固醇是一把"双刃剑"，既不能少，也不能多，过多或过少都会对身体造成健康危害。营养学专家建议：在每日的膳食中，脂肪的摄入量不超过总热量的25%为宜，胆固醇的摄入量不超过300毫克为宜。

◇ 蛋白质

蛋白质是生命的物质基础，人体所有的组织和器官的一切活动都离不

第1章 舌尖上的美味——会吃才健康

开蛋白质。蛋白质占成人体重的18%左右。蛋白质是由20多种氨基酸合成的，这20多种氨基酸有的可以在体内合成或转化，有的不能，其中的8种氨基酸必须由食物供给，称必需氨基酸。一般来说，动物性食品中所含的蛋白质——氨基酸，在成分和样式上接近人体的需要，因此营养价值较高。植物性食品中含有人体必需氨基酸，也非常重要，如将谷类食品与豆类食品混合食用，所含的氨基酸能得到互相补充，可改善蛋白质的质量，提高营养价值。

◇ **维生素**

维生素也称维他命，是发现得最晚的人体必需营养素，它是维持人的生命与健康所必需的有机化合物，人体对它的需要量很少，一天总共不超过200毫克。

维生素的家族很庞大，到目前为止，已发现的维生素有几十种，其中可分为脂溶性维生素和水溶性维生素两大类。脂溶性维生素包括维生素A、D、E、K等；水溶性维生素包括维生素B_1、B_2、B_6、B_{12}、维生素C、烟酸、叶酸等，人体不能合成或合成量很少，因此必须从膳食中获得。缺乏某种维生素，就会引起代谢紊乱，但并不是越多越好，如维生素A、D过多，也会严重影响身体健康。

◇ **必需矿物质**

矿物质是维持人体正常生理功能不可缺少的重要元素，人体内的矿物质约占体重的4%，根据它们在人体内的含量多少，大致可分为常量元素和微量元素两大类。

常量元素包括钙、磷、钠、氯、镁、钾、硫等，既是构成人体组织的基本元素，又是维持体内酸碱平衡、调节各种生理机能的重要元素。

微量元素包括铁、铜、锌、钴、锰、铬、硒、钒、碘、氟、硅、镍、锡、钼等，它们在人体内含量极少，只占体重的0.01%，可是人体却不能缺少这些元素，一旦缺少，就会影响健康。矿物质主要从食物和水中获得，我们容易缺乏的矿物质元素有钙、铁、锌、硒、碘等。

◎ 水

人体内的水分约占体重的60%。水对人体的作用可不仅仅是解渴，它还有更重要的作用。水是人体各种细胞和体液的重要组成部分，人体的许多生理活动一定要有水的参与才能进行，水是运输媒介，它可以将氧气和各种营养素直接或间接地带给人体各个组织器官，并将新陈代谢的物质通过大小便、出汗、呼吸等途径排出体外。水是人体的润滑剂，使人体各种组织器官运转灵活。水还有调节人体酸碱平衡和调节体温的重要作用。

人体内的水既不能少，也不能多，应保持相对平衡。成人每天需要2500毫升的水，因此要克服不渴就不喝水的不良习惯。人体失水超过体重的2%时，即感到口渴，失水超过体重的6%时，身体会出现明显异常，失水超过体重12%~15%时可引起昏迷甚至死亡。

◎ 膳食纤维

食物中不被人体消化酶分解、吸收，不参加人体新陈代谢的非淀粉类多糖与木质素，称为膳食纤维。膳食纤维具有控制热量、消脂、减肥、排毒养颜、防治大便秘结、改善消化功能及协助糖尿病、高血脂治疗等作用。食物越精细，膳食纤维含量越低。营养调查表明，我国城市人口人均纤维摄入量仅为11.68克每日，远远低于我国营养组织推荐的每日20~30克。服食膳食纤维已成为人们改善生活质量、促进身体健康不可缺少的健康方法。

不同人群的饮食特点和营养需求

◎ 男人的饮食特点与营养补充

在现代社会中，男人在家庭中往往占主导地位，所承受的压力也更多。长期承受巨大的压力而得不到适当的缓解，体内的维生素C、维生素E以及B族维生素等营养素都会被大量消耗，容易加速人体老化。另外，男人经常要

第 1 章 舌尖上的美味——会吃才健康

忙于工作上的各种社交场合应酬，无法顾及科学合理的一日三餐，这种饮食方式极容易摄取过量的脂肪、胆固醇、盐分、糖分，而维生素、矿物质等又摄取不足，从而对健康造成种种危害。

过量饮酒及吸烟也是削弱身体抵抗力、增加致病概率的因素。因此，男性的饮食特点和营养需求应该有针对性，可以多补充以下营养。

（1）蛋白质。营养素的作用：促进机体各项机能，制造抗体，加强免疫力，帮助运送氧气和养分，促进组织器官功能的恢复，并帮助抗疲劳。

（2）B族维生素。营养素的作用：增强能量代谢，提高食物中营养素的利用率，稳定精神与情绪，促进身体对糖、蛋白质、脂肪等营养素的代谢与利用，调节因吸烟、喝酒造成的营养失衡。

（3）维生素C。营养素的作用：增强免疫力，抵抗、消除体内因吸烟和饮酒产生的自由基，减少代谢废物对身体的损伤，预防肿瘤。

（4）钙、镁。营养素的作用：强壮骨骼，舒缓神经、肌肉的紧张程度，维持正常的肌肉及神经活动，帮助调节心跳。

（5）维生素E。营养素的作用：抵抗自由基，预防肿瘤。

◎ 女士的营养与保健

从青春期到更年期，月经周期贯穿于女性的几十年生活里，成为女性生理特性的一个重要指标。经期失血容易造成铁的丢失，据测算，育龄妇女平均每天丢失约1.5毫克的铁。

孕妇和哺乳期妇女同时承载着自身及胎儿或婴儿的生理需求，要补充更多的营养素，如优质蛋白质及维生素、钙、铁等，全面的营养补充有利于宝宝的智力发育成长。

另外，很多女性都通过节食来达到减肥的目的，这就应该注意，食物的摄入量减少可能会引起营养不良，对肉食的控制容易导致蛋白质、铁质摄入的减少等等。因此，女性可以多补充以下营养。

（1）蛋白质。营养素的作用：合成细胞及抗体、激素、酶等生命活性物质，从而促进机体各项机能，发挥调节免疫功能和抗疲劳等作用；对于孕妇和哺乳期妇女，能满足胎儿及婴儿生长发育的需要。

（2）钙、镁。营养素的作用：强化骨质的坚固，减少骨质的流失，使体态挺拔；使孕妇及哺乳期妇女骨骼强健，满足胎儿及婴儿骨骼生长发育的需要。

（3）铁。营养素的作用：促进血液的健康，令肌肤健康红润；有助于孕妇和哺乳期妇女维护血液健康，保障胎儿及婴儿良好的体格及智力发育。

（4）B族维生素。营养素的作用：促进营养素的利用，预防多种缺乏病，叶酸还能预防胎儿神经管畸形的发生。

（5）维生素E。营养素的作用：保护皮肤免受因日晒、污染、压力而产生的自由基的伤害，有助肌肤健康，维持青春形象；对于孕妇和哺乳期妇女，可促进胎儿或婴儿生殖系统的发育。

（6）膳食纤维。营养素的作用：加强胃肠道蠕动，保持胃肠道健康；排除身体的代谢废物和毒素，维护身体的全面健康。

◇ 老年人的营养与保健

老年人的生理特点与年轻人有差别，主要表现为：细胞量下降、身体水分减少、骨组织矿物质减少，而且身体器官功能也有一些改变，主要有：消化系统消化液、消化酶及胃酸分泌量的减少；心脏功能的降低及脑功能、肾功能及肝代谢能力均随年龄增高而有不同程度的下降。因此，老年人的饮食特点与营养需求应遵循以下这些要点。

（1）热能减少。由于基础代谢下降、体力活动减少和体内脂肪组织比例增加，老年人的热能需要量相对减少。60岁以后，应较青年时期减少20%，70岁后减少30%。

（2）蛋白质增加。老年人由于分解代谢大于合成代谢，故易出现负氮平衡。因此蛋白质的摄入应量足质优。

（3）脂肪不应过多。老年人对脂肪的消化能力差，故脂肪的摄入不宜过多，一般脂肪供热占总热能的20%为宜，以富含多不饱和脂肪酸的植物油为主。

（4）碳水化物减少。由于老年人糖耐量低，胰岛素分泌量减少且对血糖的调节能力低，易发生血糖升高。因此老年人不宜食用含蔗糖高的食品，以防止血糖升高进而血脂升高。也不宜多食用水果、蜂蜜等含果糖高的食品。应多吃蔬菜，增加膳食纤维的摄入，以利于增强肠蠕动，防止便秘。

（5）增加矿物质

①钙。钙的充足对老年人十分重要。因为老年人对钙的吸收能力下降，体力活动减少又降低了骨骼钙的沉积，故老年人易发生钙的负平衡，骨质疏松较多见。

②铁。因为老年人对铁的吸收利用能力下降，造血功能减退，HB含量减少，因此易发生缺铁性贫血。

③硒。硒为抗氧化剂，老年人应注意膳食补充。微量元素锌、铜、铬也同样重要。

④维生素。为调节体内代谢和增强抗病能力，各种维生素的摄入量都应达到我国的推荐摄入量。维生素E为抗氧化的重要维生素，缺乏维生素E，容易出现老年斑。

◇ 青少年的营养与保健

青少年正值发育时期，营养需求与其他人群不同。

（1）学龄前儿童的营养需求。每日200～300毫升牛奶，1个鸡蛋，100克无骨鱼或禽、肉及适量豆制品，150克蔬菜和适量水果，谷类主食150～200克。每周进食1次猪肝或猪血，每周进食1次富含碘、锌的海产品，农村地区可每日供给大豆25～50克，膳食可采用三餐两点制。要培养良好的饮食习惯与卫生习惯。

（2）青少年的营养需求。其能量需要与生长速度成正比；蛋白质应占总热能的13%～15%，大约每天75～85克；谷类是青少年膳食中的主食，每天400～500克；保证足量的动物性食物及豆类食物的供给，鱼、禽、肉、蛋每日供给200～250克；保证蔬菜、水果的供给，每天蔬菜供给500克，其中绿叶蔬菜不低于300克。

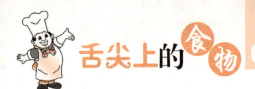

——吃对了，全家健康

美食当前，别忘了讲究"先来后到"

提到进餐顺序，很多人都认为应该是：先吃饭再喝汤，然后吃些甜点和水果。这种看似合理的用餐顺序其实并不符合健康饮食的要求。如果进餐时先吃饭菜再吃水果，那些消化时间较长的淀粉、蛋白质就会阻塞容易消化的水果，使人体正常消化过程受阻。因此，先吃饭再喝汤，然后才吃水果，是不正确的。

错误的饮食顺序对健康的隐患：

在肚子饿的时候，如果先吃鱼肉类食物，会把大量的脂肪和蛋白质纳入腹中，容易摄入过多营养。因为空腹时，人们的食欲旺盛，进食速度很快，根本无法控制脂肪和蛋白质的摄入量。等到蔬菜或清淡的食物端上桌，人的胃口已经被大鱼大肉填满，几乎失去对蔬菜的兴趣。待到主食上桌，大部分人已经酒足菜饱，最多草草吃上几口了事。如此，一餐当中的能量来源显然只能依赖脂肪和蛋白质，膳食纤维也严重不足。时间久了，容易出现高血脂症状。

酒足饭饱之后，通常还会喝两口汤。可是，餐馆中的汤也一样含有油盐，有增加血压、血脂上升的风险。饭后喝汤，还会冲淡食物消化所需的胃酸，阻碍人体正常的消化过程。

那么，正确的用餐顺序是什么呢？

正确的进餐顺序应为：汤、青菜、饭、肉、餐前或餐后半小时水果。不喝甜饮料，用餐时，先吃清爽的新鲜水果，然后喝1小碗清淡的开胃汤，再吃清淡的蔬菜类菜肴，把胃充填大半；然后上主食，最后上鱼肉类菜肴，可以喝少量的酒或者饮料。

如此，既避免了摄入的油脂过量，也不会导致鱼肉类摄取过量，减少了肥胖的烦恼。而且，这样的用餐顺序保证人体摄入了足够多的膳食纤维，延缓了主食和脂肪的消化速度，也能避免高血脂、高血糖的麻烦。从食物类别的比例来说，这样吃饭可以控制肉类食物的摄入量，保证蔬菜和水果的摄入量，提供大量的抗氧化成分，并维持植物性食物和动物性食物的平衡。如此，也就保证了身体的健康。

第 1 章 舌尖上的美味
——会吃才健康

四季饮食巧安排

健康饮食是一门很高深的学问，就四季来说，充满玄妙的变化。《礼记·内则》曰："凡和，春多酸，夏多苦，秋多辛，冬多咸，调以滑甘（注：酸苦辛咸，木火金水之所属）。多其时味，所以养气也。四时皆调以滑甘，象土之寄也。"孙思邈曰："春少酸增甘，夏少苦增辛，秋少辛增酸，冬少咸增苦，四季少甘增咸。"

饮食之所以要跟着四季变化而变，主要是因为四季温度、湿度等外界条件变化的缘故，而且饮食是一门复杂而艰深的学问，并不是一成不变的规则所能约束的。药王孙思邈认为，春季少吃酸多甜食，夏天少吃苦多辛食，秋季少吃辛多酸食，冬天少甜食多吃苦，不过总体上一年四季需要少吃甜食多吃咸的。

◇ 春季饮食特点

春季气温由寒转暖，阳气上升。在饮食上，应由冬天的膏粱厚味转为清温平淡。冬季蔬菜较少，人体摄入的维生素往往不足，春季蔬菜品种增加，应多选些绿叶菜，如小白菜、油菜、菠菜、芹菜、水萝卜等。

◇ 夏季饮食特点

夏季气候炎热，胃纳功能差，加之出汗较多，膳食应清淡可口，并注意补充体液。应设法增进食欲，在饭菜的色、香、味上多下工夫，少吃肥肉等油腻食物，可多选择瘦肉、鱼类、豆制品、咸蛋、酸奶等食物，以补充蛋白质的不足。同时，可多食用些绿豆粥、新鲜蔬菜和瓜果。

◇ 秋季饮食特点

秋季秋高气爽，气候由热转凉，人体消化能力逐渐增强，食欲增加，宜食生津食品，膳食应有足够的热能。秋季各种动物肉肥味美，蔬菜瓜果品种齐全，在膳食调配上，只要注意种类的多样化，搭配得合理适当就可以了。

◇ 冬季饮食特点

冬季气候寒冷，膳食应有充足的热能，以抵御严寒。冬季是进补的佳季，可多吃些热性食物，如牛肉、羊肉、红枣、桂圆、板栗等。此外，冬季蔬菜品种较少，北方多为贮存菜，应特别注意多吃些绿叶菜、豆芽菜、萝卜等，以补充维生素的不足。

尽管不同的季节主不同味道，但均切不可摄食过多，尤其是短时间内不要吃得太多，否则也将影响身体健康，"过犹不及"就是这个道理。特别是咸食，不宜过多，以免诱发或加重高血压，损害肾功能。

不同体质要适当"挑食"才健康

俗话说："世界上没有两片相同的树叶。"每个人的身体素质都与他人存在一定差异，这也是为什么吃一样的食物，有的人腹泻，有的人一点事也没有。因此，在生活中，我们要学会根据自己的体质特点挑选适合的食物，减少身体的负担，做到合理"挑食"。

◇ 气虚体质

形体特征：面色偏白或淡黄，肌肉松软。

性格特征：表现为性格沉静，说话声音低、容易出汗。

体质特征：容易感冒，要预防受风受寒。

饮食调理：可多吃补气的食物，如菱角、荔枝、葡萄、土豆、山药、鲢鱼、鳝鱼等。特别推荐补虚效果很好的山药，同时，它也是不错的养生食物。

食谱推荐：十全大补鸡（党参10克，白术10克，白茯苓10克，甘草5克，当归6克，川芎3克，熟地10克，白芍10克，黄芪10克，肉桂2克，乌骨鸡或小母鸡1只，姜3片，大枣2枚），鲫鱼黄芪汤（鲫鱼1条约半斤，黄芪24克，枳壳9克）。

◇ 血虚体质

形体特征：面色苍白，唇甲淡白，两目干涩，四肢麻木等。

性格特征：比较内向，胆小，不善交际。

体质特征：发病时倾向于头晕头疼，心悸，失眠。

第 1 章 舌尖上的美味——会吃才健康

对外界环境适应能力：不喜欢冬天和夏天。

饮食调理：多食补血的食物，如猪肝、黑米、大枣、花生、樱桃、椰子、龙眼肉、黑芝麻、南瓜等。特别推荐桂圆，可补血，还有丰胸的作用。

食谱推荐：四物汤炖鸡、五彩蒸鱼。

◇ 阴虚体质

形体特征：形体瘦长。

性格特征：性情急躁，外向好动，活泼。

体质特征：容易患阴亏燥热病变，喜欢冬季。

饮食调理：多吃补阴的食物，如鸭肉、荞麦、小麦、甲鱼、银耳、黑木耳等。

食谱推荐：益气养阴排骨汤（黄芪15克，山药10克，玉竹10克，麦冬10克，石斛10克，姜2片，小排骨250克，要滋润皮肤者还可加入白芷），芝麻拌双耳（黑木耳和银耳）。

◇ 阳虚体质

形体特征：形体白胖，脸色发白，肌肉松软。

性格特征：性格多沉静、内向。

体质特征：容易水肿，手脚冰凉，喜欢吃热的东西。喜欢夏天。

饮食调理：多吃补阳的食物，如羊肉、白菜、番茄等。

食谱推荐：当归生姜羊肉汤。

◇ 痰湿体质

形体特征：肥胖，腹部肥满松软。

心理特征：偏温和，稳重谦恭，善忍耐。

体质特征：多表现为面色黄肿、容易困倦、舌体胖大、胸闷、痰多等，还容易关节酸痛、肠胃不适，易患高血压、糖尿病等。不适应潮湿的环境。

饮食调理：要控制体重和改善饮食习惯。要多吃祛湿的食物，如白扁豆、薏苡仁、香菇、陈皮、鲈鱼等。

食谱推荐：白扁豆肉片汤、香菇焖鲈鱼。

◇ 瘀血体质

形体特征：瘦人居多。

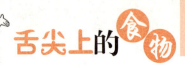

——吃对了,全家健康

性格特征:性格易内郁、易烦、急躁健忘。

体质特征:皮肤暗、眼眶偏黑、女子易痛经等。易出血、肿块、中风、得冠心病等。不耐风寒。

饮食调理:要做好护暖工作。要多吃活血的食物,如荠菜、佛手、黑木耳、洋葱、藕、桃子、栗子等。

食谱推荐:鲤鱼赤豆汤。

◇ **气郁体质**

形体特征:瘦人居多。

性格特征:性格内向不稳定,长期情致不畅,敏感脆弱。

体质特征:发病倾向为抑郁症、失眠等。女性容易乳房胀痛等。对精神刺激适应较差。

饮食调理:多吃理气的食物,如佛手、橙子、白萝卜、莴苣等。

食谱推荐:甘麦大枣粥(小麦50克,大枣10枚,甘草15克),红枣桂圆汤。

小测试:看你的饮食习惯是否健康

1. 吃饭不愿剩,经常吃完盘中所有的食物。
2. 常吃咸菜以及咸鱼、腊肉等腌制食品。
3. 经常吃方便面。
4. 经常吃刚屠宰的猪、牛、羊肉,认为其最新鲜,质量最好。
5. 喜爱吃动物内脏,如猪肝、猪大肠、羊杂碎等。
6. 喜欢选购白的馒头、挂面等面食,认为颜色越白越好。
7. 喜爱吃烧烤类食物,如羊肉串、烤鱿鱼等。
8. 喜欢在看电视、读书或行走时吃东西。
9. 不管食物营养价值如何,只要对胃口就买。
10. 喜欢吃素。
11. 为了某种目的,时常节食或严格限制饮食。
12. 喜欢用咖啡、冷饮或罐装甜饮料代替日常饮水。

第 1 章 舌尖上的美味
——会吃才健康

13. 喜欢吃全麦面或杂粮。
14. 每天喝1杯牛奶或酸奶。
15. 在每3天的食谱中，都会安排胡萝卜、西红柿。
16. 西瓜、草莓喜欢挑个大的买。
17. 用餐后马上吃水果。
18. 晚餐是三餐中最丰盛的。
19. 常吃大豆、豌豆或扁豆。
20. 常吃洋葱、大蒜、姜。
21. 每周都吃河鱼或海鱼。
22. 常吃柑橘类水果，如柚子、橙子或橘子。
23. 经常不吃早餐。
24. 常在农贸市场购买没有包装的豆腐和豆制品。
25. 一直偏爱某类食物。
26. 菜里要是盐、味精放少了，会觉得没有味道很难下咽。
27. 炒菜时，等油冒烟了才放菜。
28. 放了好几天的剩菜，只要觉得没坏就加热后继续食用。
29. 每天刷碗时都用洗洁精。
30. 喜食甜食，烹炒各种菜时都喜欢放些糖。

以上13、14、15、19、20、21、22题选"是"得2分，选"偶尔"得1分，选"否"得0分；1、2、3、4、5、6、7、8、9、10、11、12、16、17、18、23、24、25、26、27、28、29、30题选"是"得0分，选"偶尔"得1分，选"否"得2分。

◇ 得分在50～60：A级健康饮食标准

祝贺您！能达到这个级别的人并不多，说明您非常了解如何健康地安排饮食，有良好的饮食健康意识和生活习惯，有高水准的饮食安全与营养方面的知识。

◇ 得分在40～50：B级健康饮食标准

很出色！您和您的家人有较高水准的饮食安全与营养知识，有较高水平的健康饮食理念、方式和习惯。您的健康饮食水平高出平均水平，但还有可

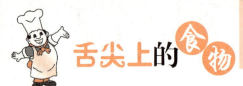

以提升的地方。

◇ **得分在 30～40 分：C 级健康饮食标准**

您的饮食健康状况处在中等水平。在越来越注重饮食健康的今天，您没有落伍，但还需要努力，才能更好地保持并增进健康。您需要关注食品健康方面的信息，以获取更多的食品安全与营养方面的知识，提高健康意识，注重改变健康饮食方式和习惯。

◇ **得分在 30 分以下：D 级健康饮食标准**

很遗憾，您的饮食状况不健康。如果不加以改变，饮食对身体造成的损害会以您意想不到的方式显现出来。为了您和您家人的健康与幸福，请您马上对您的饮食方式和习惯作出调整，密切关注饮食健康和相关咨询，尽力改善目前的饮食状况。

第2章 舌尖上的主力军

——五谷杂粮

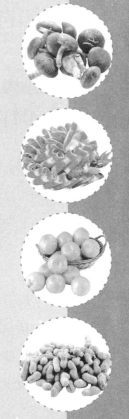

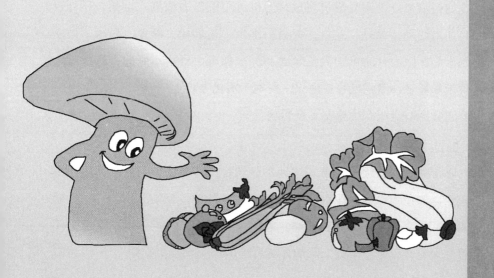

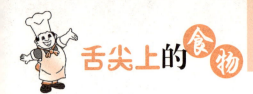

——吃对了,全家健康

为什么一定要吃主食

越来越多的食物种类,开启了人们的味觉探险,跨越时间和空间的食材成了家常菜的主角,但主食却是餐桌上不变的选择。日常生活中所说的主食指的是米、面、杂粮、薯类等。人体每天需要的能量主要由碳水化合物、脂肪、蛋白质等营养提供。其中,碳水化合物提供的能量占55%~60%。主食富含碳水化合物,是每天不可或缺的食物之一。

主食对人体有好处吗?

主食对人体是有非常多的好处的,它是我们人体提供能量最快捷、最经济的来源,是大脑最主要的能量来源和红细胞的唯一来源,能帮助解毒和节约蛋白质,构成组织和活性物质。

怎样健康吃主食?

主食应该做到粗细搭配,粗粮要达到1/3以上,在主食摄入一定量的前提下,每天最好能吃50~100克的粗粮,因为每天食用85克的全谷食品能减少许多慢性疾病的发病风险。粗粮可以直接煮熟食用,也可与其他食品搭配食用,比如粗粮杂豆可用豆浆机打成糊,也可用电压力锅煮八宝粥,还可以在做饭时加入红豆、绿豆、扁豆、饭豆、小米、玉米糁、燕麦、黑米、大麦米、荞麦米等,做面食时可加入玉米面和荞麦面等。胃肠不好的人选择吃小米、大黄米和糙米,煮粥吃容易消化,更利于消化吸收。

不吃主食会对健康产生哪些不良影响?

◇ **反应迟钝**

主食吃得少,碳水化合物摄入远远不能满足人体需要,会导致体内重要物质的匮乏,如:葡萄糖减少就会导致大脑思维活动受影响。据研究,大脑每天需要约130克淀粉主食提供能量,若不足,可产生精神不振、注意力不集中、思维迟钝、焦虑不安等,严重影响大脑思维。

第 2 章 舌尖上的主力军——五谷杂粮

◇ **结肠癌**

不吃主食，空腹大量进食鱼、肉等高蛋白质食物，不但浪费蛋白质，还增加了身体内的废物产生。因为蛋白质分解之后，会产生大量含氮废物，不但增加了肝脏和肾脏的负担，还促进大肠中的腐败菌增殖，影响肠道微生态平衡，增加罹患大肠癌的风险。而脂肪摄入过多，也容易造成结肠癌高发。

◇ **心血管病**

由于许多蔬菜是用过多的烹调油炒成的，有的菜烹饪时油脂过多，容易摄入过多热量。同时，增加蛋白质和脂肪丰富的禽畜鱼类的进食，也会导致体内脂肪囤积过多，不但会引起肥胖，高脂血症、高血压、冠心病也会接踵而至。

◇ **糖尿病**

一些糖尿病患者或担心自己得糖尿病的人，会有意少吃米面，以为这就少摄入了糖分。实际上，如果主食摄入量太少，人体处于半饥饿状态，反而容易出现反应性高血糖，引起低血糖抗病能力下降。长此下去，患者身体消瘦，脂肪异生，易得高脂血症等各种并发症，会给治疗带来困难。

◇ **脂肪肝**

喝酒时吃菜不吃饭尤易损肝伤胆。尽量少吃或不吃含饱和脂肪酸的动物性脂肪，改吃含不饱和脂肪酸的植物油，这在抗动脉粥样硬化方面自然有益。但不控制油和菜的摄入量，会加重体内脂质过氧化，损伤肝细胞，可能会诱发胆石症。

主食的热量并不高，不要对它有敌意。

认为吃主食会发胖的人，大多以为主食的热量是很高的，其实不然。以米饭为例，煮熟的米饭，热量大约为 115 大卡/100 克，普通家庭的 1 碗米饭为 150 克，1 碗米饭也就大约 160～180 大卡（正常人每天需要 1500～2000 大卡）。1 块排骨的热量就有将近 90 大卡了，相比之下，米饭的热量要小多了。

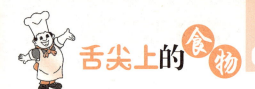

——吃对了,全家健康

一日三餐,主食该怎么选

正常来说,经济水平的提高,人们就会吃得更好,但实际上,很多人反而因此吃得更不健康了。比如买几个馒头要好几天才能吃完,每天鸡鸭鱼肉的消耗量却是相当的庞大。对于这样的吃法,很多人可能认为很好,其实不然,我们可以对比一下:

第一,从人体能量供应来看,碳水化合物、蛋白质和脂肪是我们人体供能的三大营养素,其中碳水化合物供能占到55%~65%,脂肪占20%~30%,蛋白质占10%~15%。显然,我们的能量供应要以碳水化合物为主,这也就是为什么我们常把米饭、馒头等称为主食的缘故了。

第二,从三大供能营养素的生理作用来看,碳水化合物可以快速为人体提供能量,如果我们每天摄入的主食太少,人体所需的能量就只能靠蛋白质和脂肪来供应了,而蛋白质是构成我们人体组织和修复组织的主要物质,用来供能就有点大材小用了;脂肪供能虽然不错,但如果没有足够的碳水化合物摄入,脂肪分解消化所需要的草酰乙酸生成就会不足,使脂肪不能被充分地氧化,容易产生酮体,对人体健康不利。

第三,再看其中所含的营养成分,相对于蛋白质和脂肪来看,主食(碳水化合物)除供能外,还含有丰富的膳食纤维和B族维生素等,但现在不少大米白面经精加工后,使这些有益成分丢失很多,甚至没有,所以建议大家尽量减少精白米面的摄入,做到粗细搭配,这样才能保证营养更全面。

第四,过多的菜品、肉类等的摄入,很容易导致能量过剩。肉和蔬菜等需要通过油炒,即便是凉拌的菜我们还会滴几滴香油调味,过多的油脂的摄入就容易导致能量过剩。这也是很多减肥人士苦恼"为什么不吃主食还发福"的原因之一。

第五,看性价比,在所有的食物中,大米、白面相对于鸡蛋、肉类等是何等的廉价,这么廉价且方便的主食我们为什么要放弃呢?

第 2 章 舌尖上的主力军
——五谷杂粮

我们虽然有钱吃鱼吃肉，也可以吃各式各样的蔬菜美食，但请不要忘记主食才是供给我们人体能量的尖刀部队，是尖刀我们就要好好地利用。

除面食和米饭，还有哪些是主食？

在人们通常的印象中，粉丝、宽粉等都被归在菜中，用它们做成的菜肴，在饭馆的菜单上是不会出现在主食一栏中的。其实，如果追根溯源，它们跟米、面、豆、红薯等主食还是远房亲戚呢。米线是用大米浸泡，经过磨浆、澄滤、蒸粉、压制、漂洗等工序制作而成的；凉粉、粉丝、宽粉等食品都是由豆类、薯类等食物制成的，品种繁多，如绿豆粉丝、蚕豆粉丝、红薯粉丝、土豆粉丝等；凉皮则是面粉做的，是将一个圆底形的类似锅的器具放在盛有开水的锅里，在此器具上擦一层油，把倒出清水的面糊放入少许，加温即可。

虽然粉丝等食物来源于米面，但在这种精制过程中，热量不减反增，粉丝、豌豆粉等食物，热量都比米面要高出一些。想要控制体重或有"三高"的人，吃粉类食物还得悠着点。如果菜中有了凉皮、粉丝，就要适当减少主食的摄入量，以免导致肥胖或血糖波动。除了粉类外，进食毛豆、黄豆、蚕豆以及土豆、山药、芋头等含淀粉高的食物，也要遵循同样的原则。

当然，有两种特殊的粉，大家可以多吃。一种是来自于蕨菜的蕨根粉，一种是酷似粉丝热量却非常低的魔芋。蕨根粉富含铁、锌、硒等微量元素和多种氨基酸，具有滑肠通便、清热解毒、消脂降压等功效，还有防癌、护肝等药用功能。魔芋富含食物纤维、多种氨基酸和微量元素，经常食用可清洁肠胃、降低胆固醇、降低血压，对防治糖尿病有很好的作用。

 ## 粗粮吃得越多越好？

中国营养协会发布的《中国居民膳食指南》的内容共有 8 条，其中的第一条说的就是"食物多样"。食物多样，除了指食物品种多样外，还必须要在不同功能组的食物中挑选食用，而不是在同一大类食物，如蔬菜类中选择多种青菜。更有一层重要的意思是，没有任何一种单一的食物可以提供人类所需要的所有营养成分，当一种食物中的营养成分含量不足时，可以使用其他食物来补充而同样得到营养平衡。

近年来，随着人们生活水平的提高，很多人以吃粗粮为时尚，认为粗粮吃得越多越有利于健康，殊不知这又进入了另一个误区。

单从大米或者全麦的营养成分含量上来说，糙米的营养成分含量肯定好过白米，尤其表现在维生素和膳食纤维的含量上面。多吃糙米、全麦面，可补充B族维生素，同时其含有的膳食纤维可减缓淀粉的吸收，这对肥胖、血糖不稳定者非常有效。

当然，这不能否定白米、白面的营养作用，同时也没有必要这样做。懂得合理利用多种食物，基本可以补充白面、白米的营养损失。

（1）维生素B_1、B_2的来源不只是谷类，瘦肉、内脏中含量也非常丰富；豆类、种子、坚果亦是良好来源。尤其是发酵的酵母含量最多。

（2）虽然糙米和全麦面中膳食纤维含量较高，但是，含有高膳食纤维的食物有很多，豆类、蔬菜、水果均是膳食纤维的良好来源。因此，就算吃的是白米、白面，只要有足够的蔬菜水果，也完全可以提供足够的膳食纤维。

（3）对于血糖不稳定、肥胖者来说，白米、白面容易导致血糖的波动。但是，我们吃的食物不是单一的，在一餐中，我们有多种食物同时食用，食物的混合可以降低单一食物的血糖指数，使血糖更为平稳。如糙米饭（煮）血糖指数为87，馒头（发酵）为88.1，但当米饭加芹菜加猪肉时血糖指数降低为57.1；馒头加酱牛肉时血糖指数为49.4。因此，多种食物的混合食用可以降低血糖波动的风险，避免了单一食物给血糖带来的不利影响。

（4）过量食粗粮的话，会影响人体机能对蛋白质、无机盐以及某些微量元素的吸收，甚至还会影响到人体的生殖能力。尤其是对处于这一年龄段的男性来说，饮食中应含有丰富的锌、硒、维生素B和维生素C，而长期进食过多的高纤维食物，会使人体的蛋白质补充受阻，脂肪摄入量大减，微量元素缺乏，以致造成心脏、骨骼等脏器功能以及造血机能的发展缓慢，降低人体的免疫能力。

第 2 章 舌尖上的主力军——五谷杂粮

现磨豆浆 VS 豆浆粉

《本草纲目》记载:"豆浆——利水下气,制诸风热,解诸毒"。《延年秘录》上也记载豆浆"长肌肤,益颜色,填骨髓,加气力,补虚能食"。中医理论认为,豆浆性平味甘,滋阴润燥,"秋冬一碗热豆浆,驱寒暖胃保健康",常饮豆浆,对身体大有裨益。

◆ 喝豆浆的好处

豆浆含有丰富的植物蛋白、磷脂、维生素 B_1、维生素 B_2、烟酸和铁、钙等矿物质,尤其是钙的含量比其他任何乳类都丰富。豆浆是防治高血脂、高血压、动脉硬化等疾病的理想食品。多喝鲜豆浆可预防老年痴呆症,防治气喘病。豆浆对于贫血病人的调养,比牛奶作用要强,以喝热豆浆的方式补充植物蛋白,可以使人的抗病能力增强,调节中老年妇女内分泌系统,减轻并改善更年期症状,延缓衰老,减少青少年女性面部青春痘、暗疮的发生,使皮肤白皙润泽,还可以达到减肥的功效。

◆ 豆浆粉与现磨豆浆的区别

营养专家表示,豆浆粉中的蔗糖含量≥60%,而大豆中本来是不含蔗糖的,也就是说,豆浆粉中超过产品重量一半的蔗糖全都是添加进入的。此外,有些豆浆粉虽然是"无蔗糖",但其中有麦芽糖浆等糖类。而现磨豆浆则是用新鲜大豆打磨而成,没有任何添加剂。

◆ 现磨豆浆与豆浆粉哪个更好

从大豆的营养成分上看,加工出来的豆浆粉的营养品质是很难和现磨的豆浆一样的。因为,除了蛋白质、脂肪和少量水分外,大豆约含 40% 的膳食纤维、水苏糖和棉子糖等特殊类型的碳水化合物,几乎不含淀粉、蔗糖等。而这些特殊类型的碳水化合物溶解性很差,难以做成速溶产品。因此,从营养成分上来说,现磨豆浆要更好。

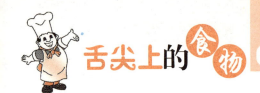

——吃对了，全家健康

黄 豆
——免疫力卫士

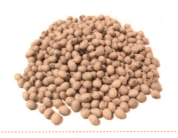

> 黄豆又名大豆、黄大豆、枝豆、菜用大豆。黄豆为豆科大豆属一年生草本植物，原产我国。根据大豆的种皮颜色和粒形分为五类：黄大豆、青大豆、黑大豆、其他大豆（种皮为褐色、棕色、赤色等单一颜色的大豆）、饲料豆（一般籽粒较小，呈扁长椭圆形，两片子叶上有凹陷圆点，种皮略有光泽或无光泽）。由于黄豆的营养价值很高，被称为"豆中之王""田中之肉""绿色的牛乳"等，是数百种天然食物中最受营养学家推崇的食品。

▶▶▶ 营养调查

大豆含有丰富的蛋白质，含有多种人体必需的氨基酸，可以提高人体免疫力。

黄豆中的卵磷脂可除掉附在血管壁上的胆固醇，防止血管硬化，预防心血管疾病，保护心脏。大豆中的卵磷脂还具有防止肝脏内积存过多脂肪的作用，从而有效地防治因肥胖而引起的脂肪肝。

大豆中含有一种抑制胰酶的物质，对糖尿病有治疗作用。大豆所含的皂甙有明显的降血脂作用，同时可抑制体重增加。

大豆异黄酮是一种结构与雌激素相似，具有雌激素活性的植物性雌激素，能够减轻女性更年期综合征症状，延迟女性细胞衰老，使皮肤保持弹性，还有养颜、减少骨丢失、促进骨生成、降血脂等作用。

▶▶▶ 养生功效

现代医学研究认为，黄豆不含胆固醇，并可以降低人体胆固醇，减少动脉硬化的发生，预防心脏病；黄豆中还含有一种叫抑制胰酶的物质，它对糖

第 2 章 舌尖上的主力军
——五谷杂粮

尿病有一定的疗效。因此，黄豆被营养学家推荐为防治冠心病、高血压、动脉粥样硬化等疾病的理想保健品。黄豆中所含的软磷脂是大脑细胞组成的重要部分，常吃黄豆对增强和改善大脑功能有重要的效能。

祖国医学认为，服食黄豆可令人长肌肤，益颜色，填精髓，增力气，补虚开胃，是适宜虚弱者使用的补益食品，具有益气养血、健脾宽中、健身宁心、下利大肠、润燥消水的功效。

▶▶ 营养翻倍的食用方法

蛋、豆搭配食用，其营养价值与肉类蛋白质不相上下。

烧煮黄豆忌时间过短。生黄豆中含有抗胰蛋白酶因子，会影响人体对黄豆营养成分的吸收。所以食用黄豆及豆制食品，烧煮时间应长于一般食品，以高温来破坏这些因子，提高黄豆蛋白质的营养价值。

▶▶ 食用宜忌

忌 消化功能不良、有慢性消化道疾病的人慎食；患有严重肝病、肾病、痛风、消化性溃疡、低碘者忌食；患疮痘期间不宜吃黄豆及其制品。

宜 一般人群均可食用。

▶▶ 营养食谱

黄豆海带汤

食材 黄豆150克，海带30克，白糖适量。

做法 将黄豆清洗干净，加水500克，放入砂锅中，置于火上；先用大火煮沸后，改为小火烧至黄豆熟时，再将海带清洗干净，切成碎片，放入锅内，继续炖至酥烂，放白糖，调匀即可。

特点 既补充蛋白质，又含有膳食纤维。

香菜豆汁

食材 黄豆汁150毫升，香菜25克，柠檬汁15毫升，蜂蜜20毫升。

做法 黄豆汁入锅，大火煮沸。香菜洗净，入沸水锅中焯一下，取出后切碎，用纱布包起来，滤取汁

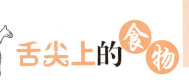

液；将黄豆汁和香菜汁调入蜂蜜、柠檬汁，调匀即可。

● 特 点　制作简单，可以早餐时饮用。

绿　豆
——清热消暑良品

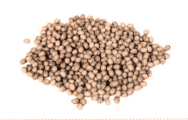

绿豆又名青小豆，因其颜色青绿而得名，在中国已有2000余年的栽培史。绿豆清热之功在皮，解毒之功在肉。绿豆是我国人民的传统豆类食物。绿豆中的多种维生素以及钙、磷、铁等矿物质都比粳米多，因其营养丰富，可做豆粥、豆饭、豆酒、食、钞食，或做饵顿糕，或发芽做菜，故有"食中佳品，济世长谷"之称。另外，绿豆还具有药用价值，《本草纲目》云："绿豆，消肿治痘之功虽同于赤豆，而压热解毒之力过之。且益气、厚肠胃、通经脉，无久服枯人之忌。外科治痈疽，有内托护心散，极言其效。"并可"解金石、砒霜、草木一切诸毒"。

▶▶▶ **营养调查**

绿豆中含有蛋白质22%～26%，其中富含氨基酸、色氨酸、赖氨酸、亮氨酸、苏氨酸的完全蛋白质。

绿豆中纤维素含量较高，一般在3%～4%，而禾谷类只有1%～2%。

绿豆中脂肪含量较低，一般在1%以下，主要是软脂酸、亚油酸和亚麻酸等不饱和脂肪酸。

绿豆含有丰富的B族维生素、矿物质等营养成分。

绿豆含有众多生物活性物质如香豆素、生物碱、植物甾醇、皂苷等。

第 2 章 舌尖上的主力军——五谷杂粮

▶▶▶ 养生功效

绿豆能降低人体胆固醇及脂肪，还能帮助胃肠蠕动，促进排便；经常服用可强健身体，防治中暑、目赤、喉痛、痱、便秘、烦渴等症；此外还具有抗老化、美容养颜的功效；所含蛋白质、磷脂均有兴奋神经、增进食欲的功能，经常精神萎靡、食欲缺乏者不妨多吃绿豆。

夏天或在高温环境工作的人出汗多，水液损失很大，钾的流失最多，体内的电解质平衡遭到破坏。用绿豆煮汤来补充是最理想的方法，能够清暑益气、止渴利尿，不仅能补充水分，而且还能及时补充无机盐，对维持水液电解质平衡有着重要意义。

▶▶▶ 营养翻倍的食用方法

绿豆可与大米、小米掺和起来制作干饭、稀饭等主食，也可磨成粉后制作糕点及小吃。

绿豆中的淀粉还是制作粉丝、粉皮及芡粉的原料，此外，绿豆还可制成细沙做馅心。

用绿豆熬制的绿豆汤，更是夏季清热解暑的饮料。

绿豆不宜煮得过烂，以免使有机酸和维生素遭到破坏，降低清热解毒功效。

绿豆忌用铁锅煮。

▶▶▶ 食用宜忌

忌 脾胃虚弱的人不宜多食。

宜 一般人群均可食用。

▶▶▶ 营养食谱

绿豆粥

● 食材 绿豆 50 克，粳米 250 克，冰糖汁 3 大匙。

● 做法 先将绿豆、粳米淘洗干净，备用。铝锅中加入绿豆和适量水，煮至绿豆酥烂时加入大米煮至粥熟稠浓，加入冰糖汁调匀即可食用。

● 特点 清热消暑。

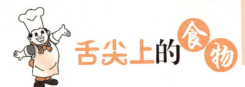

—— 吃对了,全家健康

绿豆海带粥

● 食 材 绿豆、红糖各60克,海带(鲜)200克,大米30克,陈皮6克。

● 做 法 海带洗净切丝,用开水稍烫,捞出,控水;大米、绿豆、陈皮分别洗净。

将4味一起加入1000克清水中,大火烧开后改小火煮至粥烂,调入红糖即可。

● 特 点 海带含丰富的膳食纤维,与绿豆同食能清肠胃。

黑　豆

—— 延缓衰老的"豆中之王"

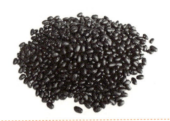

> 黑豆为豆科植物大豆的黑色种子,又名橹豆、黑大豆等,味甘性平。黑豆有"豆中之王"的美称,具有高蛋白、低热量的特性,外皮黑,里面黄色或绿色。根据最新的一项研究发现,黑豆皮提取物能够提高机体对铁元素的吸收,带皮食用黑豆能够改善贫血症状。

▶▶ 营养调查

黑豆营养全面,含有丰富的蛋白质、维生素、矿物质,有活血、利水、祛风、解毒之功效;黑豆中微量元素如锌、铜、镁、钼、硒、氟等的含量都很高,而这些微量元素对延缓人体衰老、降低血液黏稠度等非常重要;黑豆皮为黑色,含有花青素,花青素是很好的抗氧化剂来源,能清除体内自由基,尤其是在胃的酸性环境下,抗氧化效果好,养颜美容,增加肠胃蠕动。

黑豆含有丰富的维生素,其中E族维生素和B族维生素含量最高,维生素E的含量比肉类高5~7倍。

黑豆中粗纤维含量高达4%,常食黑豆可提供食物中的粗纤维,促进消化,防止便秘发生。

第 2 章 舌尖上的主力军
——五谷杂粮

▶▶ 养生功效

"黑豆乃肾之谷",黑色属水,水走肾,所以肾虚的人食用黑豆可以祛风除热、调中下气、解毒利尿,可以有效地缓解尿频、腰酸、女性白带异常及下腹部阴冷等症状。

黑豆中的异黄酮是一种植物性雌激素,能有效抑制乳腺癌、前列腺癌和结肠癌,对防治中老年骨质疏松也有一定的帮助。

黑豆中不饱和脂肪酸在人体能转成卵磷脂,它是形成脑神经的主要成分;黑豆中所含的矿物质中钙、磷皆有防止大脑老化迟钝、健脑益智的作用。

▶▶ 营养翻倍的食用方法

明太医刘俗德《增补内经拾遗方论》载:"煮料豆药方:老人服之能乌须黑发,固齿明目。"此方用当归、牛膝、生地、熟地各 12 克,川芎、甘草、陈皮、白术、白芍、菊花各 3 克,杜仲、炒黄芪各 6 克,青盐 20 克,首乌、枸杞子各 25 克,同黑豆煮透去药,晒干服豆。

黑豆在烹调上用途甚广,可作为粮食直接煮食,也可磨成豆粉食用。豆粉可单独用,也可与其他面粉混合食用。

▶▶ 食用宜忌

宜 儿童、肠胃功能不良者慎食。

忌 一般人群均可食用。适宜体虚之人及小儿盗汗、自汗,尤其是热病后出虚汗者食用;适宜老人肾虚耳聋、小儿夜间遗尿者食用;适宜妊娠腰痛或腰膝酸软、白带频多、产后中风、四肢麻痹者食用。

▶▶ 营养食谱

蒜蓉香菇黑豆

● 食材 黑豆 100 克,干香菇 8 朵,蒜蓉 15 克,葱、姜、盐各适量。

● 做法 黑豆洗净,浸泡 1 个小时;干香菇冲洗干净,温水泡发;泡好的黑豆放入锅中,加水煮约 30 分钟至黑豆基本已熟;泡发的香菇切成小丁,香菇水待用;蒜切碎,葱姜切碎。锅烧热后倒入少许油,放入葱姜碎爆香,随后倒入香菇丁翻炒出香

舌尖上的食物
——吃对了，全家健康

味；倒入煮好的黑豆，浇入香菇水，炒匀后盖上锅盖，焖煮约3分钟；关火，倒入蒜蓉，调入适量盐，翻炒均匀即可。

● **特点** 适宜脾虚水肿、脚气浮肿者食用。

乌鸡炖黑豆

● **食材** 乌鸡半只，黑豆少许，小枣1把，花椒、陈皮、大料、小茴香、白胡椒粒、葱姜蒜、盐、绍酒、鲜薄荷叶各适量。

● **做法** 将乌鸡剁小块，黑豆提前泡软；锅中放清水下乌鸡块，焯净血沫捞出待用；锅中放油煸香葱姜末、花椒、大料、小茴香，放入乌鸡块，翻炒均匀，放入白胡椒粒、陈皮炒出香味，烹入绍酒；另取一锅放入开水将炒香的乌鸡块加黑豆，一起煮约1小时，放入小枣，加少许盐调味，再煮半小时后出锅，装盘，用薄荷叶点缀即可。

● **特点** 补中益气，有滋补的功效。

红 豆
——消除水肿就靠它

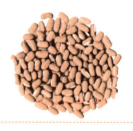

红豆又名赤豆、赤小豆。红小豆富含淀粉，因此又被人们称为"饭豆"。它具有"律津液、利小便、消胀、除肿、止吐"的功能，被李时珍称为"心之谷"。红小豆是人们生活中不可缺少的高营养、多功能的小杂粮。

▶▶▶ **营养调查**

红豆含有多种无机盐和微量元素，如钾、钙、镁、铁、铜、锰、锌等。红豆的营养成分与人们熟悉的绿豆相近，有些甚至超过了绿豆。

红豆含有较多的皂角苷，可刺激肠道，因此它有良好的利尿作用，能解

第 2 章 舌尖上的主力军——五谷杂粮

酒、解毒，对心脏病和肾病、水肿有益。

红豆有较多的膳食纤维，具有良好的润肠通便、降血压、降血脂、调节血糖、解毒抗癌、预防结石、健美减肥的作用。

红豆是富含叶酸的食物，产妇、乳母多吃红小豆有催乳的功效。

养生功效

中医认为，赤豆具有利水除湿、和血排脓、消肿解毒、调经通乳、健脾止泻、退黄等功效，可用于水肿脚气、疮肿恶血不尽、产后恶露不净、乳汁不通、湿热黄疸、痢疾、痈肿、肠风脏毒下血等病症。

营养翻倍的食用方法

有句老话叫"谷里加豆，营养赛肉"，这也说明谷类和豆类搭配食用可以获得营养的最大化。这是因为植物蛋白质中的必需氨基酸与人体需要差异较大，将其良好组合则可以取长补短。谷类中的赖氨酸较少，而豆类中较多；谷类中的蛋氨酸较多，豆类中较少。单吃哪一种，它们的蛋白质都不能很好地吸收，但是一搭配就发生了"互补作用"，大大提高了蛋白质的吸收利用率，跟肉的蛋白质差不多。

由于赤豆淀粉含量较高，蒸后呈粉沙性，而且有独特的香气，故常用来做成豆沙，以供各种糕团面点的馅料。

食用宜忌

宜 适宜各类型水肿之人；适宜产后缺奶和产后浮肿的产妇食用；适宜肥胖症之人食用。

忌 赤小豆能通利水道，故尿多之人忌食。

营养食谱

红豆牛肉粥

食材 红豆、嫩牛肉、粳米各30克，生姜3片。

做法 选嫩牛肉洗净，切片，腌好。粳米、赤豆洗净，放入锅内，加清水适量，小火煮成稀粥。粥成时放牛肉、生姜，煮至牛肉刚熟，调味

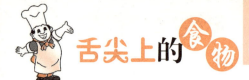

舌尖上的食物
——吃对了，全家健康

即可。随量分次食用。

● 特　点　补充能量，消除水肿。

红豆薏仁汤

● 食　材　生薏仁20克，红豆30克。

● 做　法　将生薏仁、红豆洗净浸约半日，沥干备用。薏仁加水煮至半软时加入红豆煮熟，再加入冰糖，待溶解后熄火即可食用。

● 特　点　有助美白祛斑，益气养血，利水消肿。红豆可益气补血，利水消肿；薏仁可健脾利水，清热排脓。

小　麦
——百搭的平民食材

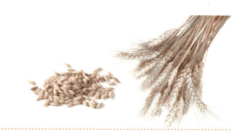

小麦是小麦系植物的统称，是一种在世界各地广泛种植的禾本科植物，起源于中东新月沃土地区，是世界上最早栽培的农作物之一。小麦是人类的主食之一，磨成面粉后可制作面包、馒头、饼干、面条等食物；发酵后可制成啤酒、酒精、伏特加，或生质燃料。小麦富含淀粉、蛋白质、脂肪、矿物质、钙、铁、硫胺素、核黄素、烟酸、维生素A及维生素C等。

小麦是我国北方人民的主食，自古就是滋养人体的重要食品。《本草拾遗》中提到"小麦面，补虚，实人肤体，厚肠胃，强气力"。小麦营养价值很高，所含的B族维生素和矿物质对人体健康有益。

▶▶▶ 营养调查

小麦的主要成分是碳水化合物、淀粉、蛋白质、氨基酸和B族维生素，营养价值很高，其中碳水化合物约占75%，蛋白质约占10%，是补充热量和植物蛋白的重要来源。

小麦因品种和环境条件不同，营养成分的差别较大。生长在大陆性干旱

第 2 章 舌尖上的主力军——五谷杂粮

气候区的麦粒质硬而透明，含蛋白质较高，达 14%～20%，面筋强而有弹性，适宜烤面包；生于潮湿条件下的麦粒含蛋白质 8%～10%，麦粒软，面筋差。

▶▶ 养生功效

小麦的药用功能主要有 4 种：养心，益肾，和血，健脾。另外还有 4 大用途：除烦，止血，利尿，润肺。面包和点心，尤其是全麦面包是抗忧郁食物，对缓解精神压力、紧张等有一定的功效。

进食全麦食品，可以降低血液循环中的雌激素含量，从而达到防治乳腺癌的目的。

对于更年期妇女，食用未经加工的小麦能够缓解更年期综合征。小麦粉（面粉）有嫩肤、除皱、祛斑的功效。小麦中的不可溶性膳食纤维可以预防便秘和癌症。面粉除供人类食用外，仅少量用来生产淀粉、酒精、面筋等，加工后的副产品均为牲畜的优质饲料。

▶▶ 营养翻倍的食用方法

存放时间适当长些的面粉比新磨的面粉品质好，民间有"麦吃陈，米吃新"的说法。

面粉与大米搭配着吃最好。

小麦可以做成小麦粥，也可以和其他杂粮搭配做成杂粮饭。

小麦可以磨成粉，做成各种面食，再用于烹调。

小麦可以做成饼或者包子之类的点心食用，有谷物的特殊香味。

▶▶ 食用宜忌

宜 一般人群均可食用。

▶▶ 营养食谱

豆沙包

● **食材** 赤小豆 150 克，面粉 200 克，面肥 20 克，食碱、白糖、桂花、熟猪油皆适量。

● **做法** 把面肥用温水化开，放入面盆，加入面粉和水做成面团。把

舌尖上的食物 ——吃对了，全家健康

赤小豆淘净，入锅煮到七成熟，放少许食碱，煮熟，放入绞碎机中制成豆沙。炒锅中倒入熟猪油烧热，放白糖和豆沙，用小火炒至豆沙发亮时，取出，放桂花拌成豆沙馅。把发好的面团加碱水揉匀，揪成5个面剂，用手把剂按成扁皮，包入豆沙馅，团成长圆形，上屉蒸15分钟即可。

● **特　点**　有健脾利水、清热解毒的疗效。

什锦素包

● **食　材**　鸡蛋2个，水发黑木耳20克，细粉丝50克，茭白50克，笋尖15克，面粉250克，面肥50克，水发海米25克，香菇15克，油菜心30克，黄花菜10克，味精、葱花、生姜末、食碱、麻油、精盐、胡椒粉皆适量。

● **做　法**　把面粉加面肥、水、食碱和成面团，揪成20个面剂，擀成圆皮。把水发海米、笋尖、水发黑木耳、香菇、黄花菜、茭白、油菜心切成米粒状。鸡蛋下油锅炒熟后剁成末。细粉丝用热水泡发，剁碎。把各种食材放入盆中，放入麻油、精盐、胡椒粉、味精、葱花、生姜末拌成馅。将馅包入面皮中，包成菊花形有褶的包子，蒸熟即可。

● **特　点**　主食，用量自愿。

荞　麦
——古老的养颜谷物

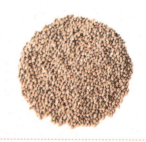

荞麦起源于中国，别名有花麦、三角麦、乌麦、花荞、甜荞、荞子，栽培历史悠久。荞麦是中国古代重要的粮食作物和救荒作物之一。已知最早的荞麦实物出土于陕西咸阳杨家湾四号汉墓中，距今已有2000多年。另外，陕西咸阳马泉和甘肃武威磨嘴子也分别出土过前汉和后汉时的荞麦实物。

第 2 章 舌尖上的主力军
——五谷杂粮

▶▶▶ 营养调查

荞麦蛋白质中含有丰富的赖氨酸成分，铁、锰、锌等微量元素比一般谷物丰富，而且含有丰富的膳食纤维，具有很好的营养保健作用。

荞麦含有丰富的维生素 E 和可溶性膳食纤维，同时还含有烟酸和芦丁（芸香苷），芦丁有降低人体血脂和胆固醇、软化血管、保护视力和预防脑血管出血的作用。

荞麦含有的烟酸成分能促进机体的新陈代谢，增强解毒能力，还具有扩张小血管和降低血液胆固醇的作用。

荞麦中的某些黄酮成分还具有抗菌、消炎、止咳、平喘、祛痰的作用，因此，荞麦还有"消炎粮食"的美称。另外这些成分具有降低血糖的功效。

▶▶▶ 养生功效

荞麦中含有丰富的维生素 P，可以增强血管的弹性、韧性和致密性。又有保护血管的作用。

荞麦能促进细胞增生，降低血脂和胆固醇，软化血管，保护视力，预防心脑血管出血，调节血脂，扩张冠状动脉并增加其血流量等。

荞麦中丰富的烟酸，能增强解毒能力，促进新陈代谢。

荞麦中的铬，更是一种理想的降糖物质，能增强胰岛素的活性，加速糖代谢，促进脂肪和蛋白质的合成，还能抑制血块的形成，具有抗血栓的作用。

▶▶▶ 营养翻倍的食用方法

荞麦面看起来色泽不佳，但用它做成扒糕或面条，佐以麻酱或羊肉汤，别具一番风味。

荞麦去壳后可直接烧制荞麦米饭，荞麦磨成粉可做糕饼、面条、水饺皮、凉粉等，荞麦还可作麦片和糖果的原料。

荞麦的嫩叶可作蔬菜食用。

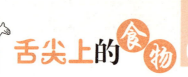

——吃对了,全家健康

▶▶▶ 食用宜忌

忌 脾胃虚寒者不宜食。体质易过敏者当慎食或不食。

宜 一般人群均可食用。适宜冠心病、糖尿病患者食用。

▶▶▶ 营养食谱

荞麦黑鱼饺

● 食材 面粉200克,鲜活黑鱼1000克,荞麦面250克,鸡蛋1个,白糖、葱姜汁、精盐、淀粉、味精、葱花、生姜末、黄酒、熟猪油皆适量。

● 做法 把鸡蛋清打入碗中,放精盐和淀粉调成蛋粉糊。把鲜活黑鱼宰杀、去杂,洗净后刮下鱼肉,剁成鱼肉末,放在蛋粉糊中拌匀。炒锅上中火,放油烧至五成热,加入鱼肉末,待鱼肉末变色,捞出控油。炒锅上火,放葱花、白糖、清水、味精、生姜末、精盐、黄酒,烧沸后拿淀粉勾芡,倒入鱼肉末翻炒,起锅装盘,即为馅料。把黑鱼刮肉后所剩的骨架和皮洗净。炒锅上火,加水、葱姜汁、熟猪油,加黑鱼骨架和皮,旺火烧到汤色乳白时,放精盐调味,取鱼汤。把荞麦面粉和小麦面粉和匀,加沸水烫成雪花面,洒上少量清水,揉透揉光,制成60个面剂,擀成圆皮,包入馅料,捏成月牙形饺子。汤锅上火,煮饺子。把黑鱼汤放入大汤碗中,加入熟饺子。

● 特点 健脾利水,养血补虚,清热祛风。

麻酱荞麦凉面

● 食材 荞麦面条、辣椒油、香菇、绿豆芽、牛肉、芝麻酱、盐、香油、花椒油、蒜蓉、醋、海鲜酱油各适量。

● 做法 把荞麦面条煮至无硬芯;香菇和绿豆芽入水;将煮好的面条盛入容器,然后倒些油拌匀,自然晾凉。取出适量芝麻酱放入容器内,然后加入海鲜酱油、醋、蒜蓉、辣椒油、花椒油、香油、盐搅匀,倒入面条中。

● 特点 有降血脂、降胆固醇的功效。

第 2 章 舌尖上的主力军——五谷杂粮

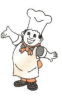

燕麦
——低热量高营养的美味

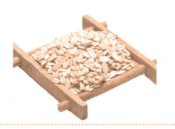

燕麦别名雀麦、野麦、油麦、玉麦、稞燕麦、苏鲁。是一种低糖、高营养、高能食品，燕麦营养全面而合理，几乎没有其他谷物的主要缺点。在《时代》杂志评出的十大健康食品中，燕麦名列第五。燕麦经过精细加工制成麦片，使其食用更加方便，口感也得到改善，成为深受欢迎的保健食品。

▶▶▶ 营养调查

燕麦片富含碳水化合物。煮熟后的燕麦片，热量会变得很低，每碗燕麦粥（约240毫升）仅含130千卡热量。燕麦内含有丰富的维生素 B_1 和维生素 E，但烟酸的含量比小麦低得多。

燕麦主要含有碳水化合物、蛋白质（含有所有人体必需的氨基酸）、脂肪以及大量的植物纤维、维生素 B_1、维生素 B_2 和维生素 B_{12}、少量的维生素 E、矿物质和皂苷。

燕麦中含有类似荷尔蒙的物质，有兴奋和麻醉剂的作用，是一种天然的"兴奋食品"。

▶▶▶ 养生功效

燕麦可以有效降低人体中的胆固醇，经常食用，对心脑血管病可起到一定的预防作用。

经常食用燕麦对糖尿病患者也有非常好的降糖、减肥功效。

燕麦粥有通大便的作用，很多老年人大便干，容易导致脑血管意外，燕麦能解便秘之忧。

燕麦还可以改善血液循环，缓解生活、工作带来的压力；含有的钙、磷、铁、锌等矿物质有预防骨质疏松、促进伤口愈合、防止贫血的功效，是补钙佳品。

燕麦中含有极其丰富的亚油酸，对脂肪肝、糖尿病、浮肿、便秘等也有辅助疗效，对老年人增强体力、延年益寿大有裨益。

燕麦的抑制能力与目前化妆品常用的美白剂——熊果苷接近，这表明燕麦提取物的美白功效与熊果苷相当，但燕麦提取物的成本要比熊果苷低得多。

燕麦中含有大量的抗氧化成分，这些物质可以有效地抑制黑色素形成过程中氧化还原反应的进行，减少黑色素的形成，淡化色斑，使人保持白皙靓丽的皮肤。

▶▶▶ 营养翻倍的食用方法

在国外，燕麦粉（莜面）一般做成燕麦面包、燕麦饼等烤制食品。在中国西北民间，晋西北群众在长期生活实践中摸索了花样繁多的莜面吃法。并且，莜面食品常常用以待客，并作为礼物相赠。

▶▶▶ 食用宜忌

忌 肠道敏感者慎食。

宜 一般人群均可食用。尤适宜便秘、糖尿病、脂肪肝、高血压、高血脂、动脉硬化患者。

▶▶▶ 营养食谱

豆浆燕麦粥

● **食材** 豆浆500克，燕麦片50克，精盐适量。

● **做法** 先将豆浆与燕麦片加水一同放入锅中，用旺火烧开，再转用小火熬煮成稀粥，以表面有粥油为度，加入精盐，即成。

● **特点** 补虚润燥，利咽止咳。

牛奶燕麦粥

● **食材** 鲜牛奶适量，燕麦片100克。

● **做法** 燕麦片放入锅中，加清水适量，用旺火烧沸，再用小火熬成粥，调入牛奶，即成。每日分数次食用。

第 2 章 舌尖上的主力军
——五谷杂粮

◉ **特点** 日常食用可养生美容，并可用于气血亏虚，症见面色无华、精疲懒言、形体瘦弱、不思饮食，或肺燥干咳，或肠燥、咽干、口渴、噎嗝，或病后虚弱、饮食无味等。

玉 米
——谷物里的"维生素之王"

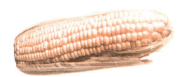

> 玉米是禾本科植物玉蜀黍的种子，又名苞谷、苞米、玉蜀黍、珍珠米等。原产于中美洲墨西哥和秘鲁，16世纪传入我国，至今有400余年的栽培历史。玉米的胚特别大，占总重量的10%～14%，其中含有大量的脂肪，因此可从玉米胚中提取油脂。玉米粉中的蛋白质不具有形成面筋弹性的能力，持气性能差，需与面粉掺和后方可制作各种发酵点心。用玉米制出的碎米叫玉米楂，可用于煮粥、焖饭。尚未成熟的极嫩的玉米称为"玉米笋"，可用于制作菜肴。

▶▶▶ 营养调查

玉米中所含的丰富的植物纤维素具有刺激胃肠蠕动、加速粪便排泄的特性，可防治便秘、肠炎、肠癌等；能束缚及阻碍过量的葡萄糖的吸收，起到抑制饭后血糖升高的作用；纤维素还可以抑制脂肪吸收，降低血脂水平，预防冠心病、肥胖、胆结石症的发生，改善症状。

玉米中含的硒和镁有防癌抗癌作用，硒能加速体内过氧化物的分解，使恶性肿瘤得不到分子氧的供应而受到抑制。镁一方面能抑制癌细胞的发展，另一方面也能促使体内废物排出体外，这对防癌也有重要意义。

玉米中还含有一种长寿因子——谷胱甘肽，它在硒的参与下，生成谷光甘肽氧化酶，具有恢复青春、延缓衰老的功能。

——吃对了，全家健康

玉米中的维生素含量非常高，为稻米、小麦的 5～10 倍，而特种玉米的营养价值要高于普通玉米。

▶▶ 养生功效

食用玉米可消除肥胖人的饥饿感，但食后含热量很低，也是减肥的代用品之一。

植物纤维素能加速致癌物质和其他毒物的排出，多吃玉米还能抑制抗癌药物对人体的副作用。

丰富的钙可起到降血压的功效，有促进细胞分裂、降低血清胆固醇并防止其沉积于血管壁，因此，玉米对冠心病、动脉粥样硬化、高脂血症及高血压等都有一定的预防和治疗作用。中美洲印第安人不易患高血压与他们主要食用玉米有关。

玉米所含的某些营养物质能刺激大脑细胞，增强人的脑力、记忆力和人体新陈代谢力，调整神经系统功能。能起到使皮肤细嫩光滑，抑制、延缓皱纹产生的作用，可以对抗眼睛老化。

▶▶ 营养翻倍的食用方法

煮熟或蒸熟的玉米营养更易吸收。

吃玉米时，应把玉米粒的胚尖一起吃掉，因为许多营养都集中在这里。

玉米尤其适合糖尿病患者吃，因其膳食纤维丰富，吃下血糖不会迅速升高。

肠胃不好的人不要多吃，可用玉米粒做道玉米羹，也可"粗粮细做"，用玉米面蒸锅窝头、做几个贴饼子，或熬锅棒子面粥，都是不错的选择。

玉米受潮霉坏变质会产生黄曲霉素，有致癌作用，应当禁忌食用。

▶▶ 食用宜忌

忌 腹胀、尿失禁患者忌食。

宜 一般人群均可食用。尤适宜便秘、高血压、动脉硬化患者。

第 2 章 舌尖上的主力军
——五谷杂粮

▶▶▶ **营养食谱**

玉米色拉

食材 菠萝肉50克,猕猴桃1个,甜玉米粒、圣女果各30克,山楂20克,甜杏仁15克,色拉酱适量。

做法 先将玉米粒煮熟后取出晾凉,沥净水分,加入去皮切块的猕猴桃、山楂、菠萝、圣女果等新鲜水果;杏仁打碎后撒在水果表面,再淋上一层色拉酱,拌匀后即可食用。

特点 可健脾开胃、增进食欲,适于消化不良、食欲不振者食用。

松仁玉米

食材 玉米粒30克,松仁20克,胡萝卜1个,盐、白糖、水淀粉、高汤、花生油各适量。

做法 胡萝卜去皮洗净切丁;先把玉米、胡萝卜放入沸水中焯熟,捞出备用;炒锅注油烧至四成热,放入松仁略炸出锅;高汤中撒入盐、白糖等调料,放入焯好的玉米粒、胡萝卜丁,并用水淀粉勾芡,出锅时撒上松仁即可。

特点 松仁多脂润滑,有润肠通便的功效;胡萝卜、玉米中的膳食纤维也有促进肠道蠕动的功效,所以此药膳适合肠燥便秘的老人服用。

小 米
——滋阴养血的黄金谷物

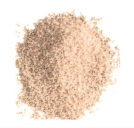

小米又称粟、糜子、夏小米。小米为禾本科植物粟加工去皮后的成品。起源于我国黄河流域,在我国已有悠久的栽培历史,现主要分布于我国华北、西北和东北各地区。小米的品种很多,按米粒的性质可分为糯性小米和粳性小米两类。我国北方许多妇女在生育后,都有用小米加红糖来调养身体的传统。小米熬粥营养丰富,有"代参汤"之美称。

041

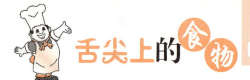

——吃对了,全家健康

▶▶▶ 营养调查

小米因富含维生素 B_1、维生素 B_{12} 等,具有防止消化不良及口角生疮的功效。

小米含蛋白质、脂肪、碳水化合物很丰富,而且由于小米无须精制,因此保存了较多的营养素和矿物质,其中维生素 B_1 含量是大米的数倍,矿物质的含量也高于大米,小米还含有一般粮食中不含有的胡萝卜素。

小米含钾高、含钠低,含量比为 66∶1,膳食纤维是大米的 4 倍。

▶▶▶ 养生功效

小米味甘、咸,性凉,入肾、脾、胃经。具有健脾和胃、补益虚损、和中益肾、除热、解毒之功效。

小米具有滋阴养血的功效,可以使产妇虚寒的体质得到调养,帮助恢复体力。小米对泻肚子、呕吐、消化不良等病症都有益处。

小米能防止男性阴囊皮肤出现渗液、糜烂、脱屑等现象;防止女性会阴瘙痒、阴唇皮炎和白带过多。

▶▶▶ 营养翻倍的食用方法

小米粥是健康食品。可单独煮熬,亦可添加大枣、红豆、红薯、莲子、百合等,熬成风味各异的营养品。

小米磨成粉,可制糕点,美味可口。小米适合与紫米、玉米糌、红豆、绿豆、花生豆、红枣一起煮粥。营养较全面,富含丰富的碳水化合物、蛋白质、脂肪、微量元素和维生素,尤其适宜食欲欠佳、肠胃不好以及贫血的人食用。

▶▶▶ 食用宜忌

忌 气滞者忌用小米;素体虚寒、小便清长者少食小米。

宜 一般人均可食用小米,小米是老人、病人、产妇宜用的滋补品。

第 2 章 舌尖上的主力军
——五谷杂粮

▶▶ **营养食谱**

小米凉粉

● **食材** 小米、内蒙蒿籽、烂腌菜（可用各种腌菜代替）、黄瓜条、红萝卜条、紫甘蓝、葱花油、辣油、山西陈醋、香菜、盐、味精各适量。

● **做法** 小米用清水洗净，放入锅中加水熬制，当熬到七成熟时加入蒿籽，继续熬，直到成为稠状即可。将熬好的小米舀到平盘中（少量）摊平，冷却后切成条状。加入烂腌菜、黄瓜条、红萝卜条、紫甘蓝、葱花油、辣油、山西陈醋、香菜、盐、味精，调拌即可。

● **特点** 口感滑嫩筋道，米香突出。

小米金瓜粥

● **食材** 当年新小米、金瓜（南瓜）各适量。

● **做法** 小米用清水洗净，放入锅中加水熬制。当熬到七成熟时加入金瓜，继续熬，直到粥熬成金黄色，略稠即可。

● **特点** 色泽金黄，营养丰富。

薏 米
——去湿美颜还抗癌

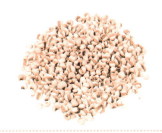

薏米又名薏苡仁、苡米、苡仁、土玉米、薏米、回回米、米仁、六谷子。是常用的中药，又是常吃的食物，性味甘淡微寒，有利水消肿、健脾去湿、舒筋除痹、清热排脓等功效，为常用的利水渗湿药。薏仁又是一种美容食品，常食可以保持人体皮肤光泽细腻，消除粉刺、雀斑、老年斑、妊娠斑、蝴蝶斑，对皲裂、皮肤粗糙等都有良好疗效。

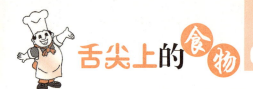
——吃对了,全家健康

▶▶ 营养调查

薏米中含有一定的维生素E,是一种美容食品,常食可以保持人体皮肤光泽细腻,消除粉刺、色斑,改善肤色,并且它对于由病毒感染引起的赘疣等有一定的治疗作用。

薏米含有多种氨基酸、薏苡仁油、薏苡仁脂、碳水化合物、B族维生素、多种维生素、矿物质等。

▶▶ 养生功效

薏米因含有多种维生素和矿物质,有促进新陈代谢和减少胃肠负担的作用,可作为病中或病后体弱患者的补益食品,经常食用薏米食品对慢性肠炎、消化不良等症也有效果。

每天食用60克薏仁,可有效降低胆固醇,防止心脏血管方面的疾病,可增强免疫系统,增加对疾病的抵抗力。

有增强免疫力和抗炎作用,可提高机体的免疫能力,薏苡仁油对细胞免疫、体液免疫有促进作用。

▶▶ 营养翻倍的食用方法

以水煮软或炒熟,比较有利于肠胃的吸收,身体常觉疲倦没力气的人,可以多吃。

将鲜奶煮沸,加入薏仁粉适量,搅拌均匀后食用。常食可保持皮肤光泽细腻,消除粉刺、雀斑、老年斑、妊娠斑、蝴蝶斑。

薏仁较难煮熟,在煮之前需以温水浸泡2~3小时,让它充分吸收水分,在吸收了水分后再与其他米类一起煮就很容易熟了。

▶▶ 食用宜忌

忌 妇女怀孕早期忌食;另外汗少、便秘者不宜食用。

宜 适宜各种癌症患者,关节炎、急慢性肾炎水肿、癌性腹水、面浮肢肿、脚气病浮肿者,疣赘、美容者,青年性扁平疣、寻常性赘疣、传染性软疣、青年粉刺疙瘩以及其他皮肤营养不良粗糙者食用,适宜肺痿、肺痈者食用。

第 2 章 舌尖上的主力军
——五谷杂粮

▶▶▶ **营养食谱**

百合薏米粥

食材 薏米50克,百合15克,蜂蜜适量。

做法 薏米、百合洗净,放入锅中,加水适量,煮至薏米熟烂,加入蜂蜜调匀,出锅即成。

特点 清热解毒,抗菌消炎,常食可保持皮肤光泽细腻。

薏米仁南瓜饼

食材 南瓜300克,薏米仁30克,糯米粉(边和南瓜泥边放)、蜂蜜、油、面包糠各适量。

做法 薏米提前浸泡20分钟,南瓜去皮切成块。把薏米和南瓜块隔水蒸熟,把熟南瓜捣成泥,同时薏米也熟了,南瓜泥中放入薏米粒和蜂蜜拌匀;南瓜泥中再加入糯米粉,边拌南瓜泥边慢慢倒糯米粉,直至揉成不黏手的南瓜面团。把面团揪分成小剂,取其中1剂揉圆再按扁;两面粘上面包糠,平底锅内抹上食用油,下南瓜饼,小火煎至饼两面金黄即可。

特点 健脾益胃,泽肤祛斑,可用于治疗面部雀斑、痤疮、湿疹等症。

大 米
——补中益气的五谷之首

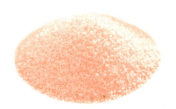

大米是稻谷经清理、砻谷、碾米、成品整理等工序后制成的成品。清理工序就是利用合适的设备,通过适当的工艺流程和妥善的操作方法,将混入稻谷中的各类杂质除去,以提高大米成品的质量,同时利用磁铁除去稻谷中的铁钉、铁屑等,以保证生产安全。

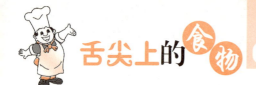

——吃对了，全家健康

大米是中国人的主食之一，由稻子的籽实脱壳而成。稻米中氨基酸的组成比较完全，蛋白质主要是米精蛋白，易于消化吸收，无论是家庭用餐还是去餐馆，米饭都是必不可少的。

▶▶ 营养调查

大米最主要的成分是碳水化合物，约占70%左右，同时含有一定量的蛋白质、维生素、纤维素和矿物质。

大米的营养价值比较均衡，维生素B族含量比较丰富、齐全。但是大米在加工过程中却可能造成营养素大量流失，一般来说，大米越精制，营养流失就越多。

大米蛋白质中，含赖氨酸高的碱溶性谷蛋白占80%，赖氨酸含量高于其他谷物，氨基酸组成配比合理，比较接近世界卫生组织认定的蛋白质氨基酸最佳配比模式，大米蛋白质的生物价（BV值）为77，蛋白质效用比率（PER值）为2.2（小麦为1.5，玉米为1.1），蛋白质的可消化性超过90%，均高于其他谷物，因此大米蛋白质的营养价值高。

▶▶ 养生功效

大米味甘、性平，具有补中益气、健脾养胃的功效；米粥具有补脾、和胃、清肺的功效。

大米中各种营养素含量虽不是很高，但因食用量大，故其也具有很高的营养功效，是补充营养素的基础食物。

有益于婴儿的发育和健康，能刺激胃液的分泌，有助于消化，并对脂肪的吸收有促进作用，亦能促使奶粉中的酪蛋白形成疏松而又柔软的小凝块，使之容易被消化吸收。

▶▶ 营养翻倍的食用方法

淘米的次数不宜过多，以免影响营养素的吸收。

第 2 章 舌尖上的主力军 ——五谷杂粮

久存的大米，如果保管不当，会发生霉变、结块。遇此现象，可选择晴天，将其露天摊开，让其通风、散味、除湿。发生过霉变的大米，霉菌大多分布在米粒表面，所以在淘米时，应用清水多搓洗几次，可大大减少大米中的黄曲霉素和气味。

▶▶▶ 食用宜忌

忌 糖尿病患者不宜多食大米。

宜 一般人群均可食用大米。尤适宜体虚高热者和消化能力不佳者食用。

▶▶▶ 营养食谱

核桃枸杞大米粥

◉ 食材 大米80克（1/2杯），核桃10克，枸杞2克，食用油、食盐各少许。

◉ 做法 锅内放约1000毫升水，大火烧至水开；大米用清水冲洗干净，放入锅中，加入一点食用油和食盐。大火煮开，转中小火熬制约20分钟。核桃用刀切成小碎块，放入锅中，煮约10分钟至锅开。枸杞用清水洗净，将洗净的枸杞放入锅中，继续煮约10分钟。煮粥的期间要间隔一段时间，就用小勺把粥搅拌一下，直到将粥煮熟，至汤汁剩下一半浓稠即可。

◉ 特点 健脾养胃，容易被肠胃吸收。

大米发糕

◉ 食材 米粉、中筋面粉各110克，水180克，白糖22克，酵母、泡打粉各2克。

◉ 做法 米粉中加入面粉，倒入水、白糖、酵母和泡打粉（泡打粉选择无铝的），搅拌均匀；模具事先涂油，将面糊倒入，醒发至表面有很多气泡，并涨上一些。大火蒸15分钟即可。

◉ 特点 细腻松软，可当主食用。

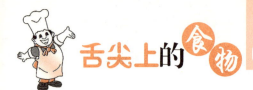

——吃对了，全家健康

糯　米
——健脾养胃的功臣

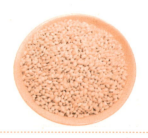

糯米是糯稻脱壳的米，在中国南方称为糯米，而北方则多称为江米。糯米是制作黏性小吃，如粽、八宝粥、各式甜品的主要原料。糯米是家中经常食用的粮食之一，因其香糯黏滑，常被用以制成风味小吃，深受大家喜爱。逢年过节很多地方都有吃年糕的习俗。正月十五的元宵也是由糯米粉制成的。

▶▶▶ 营养调查

糯米含有蛋白质、脂肪、糖类、钙、磷、铁、维生素 B_1、维生素 B_2、烟酸及淀粉等，营养丰富，为温补强壮食品，具有补中益气、健脾养胃、止虚汗之功效。

糯米有收涩作用，对尿频、盗汗有较好的食疗效果。

▶▶▶ 养生功效

糯米的主要功能是温补脾胃，所以一些脾胃气虚、常常腹泻的人吃了，能起到很好的治疗效果。此外，它还能够缓解气虚所导致的盗汗、妊娠后腰腹坠胀、劳动损伤后气短乏力等症状。中医典籍《本草经疏论》里对糯米的养生保健作用做了充分的说明，说糯米是"补脾胃、益肺气之谷。脾胃得利，则中（指人体胃部）自温，力便亦坚实；温能养气，气顺则身自多热，脾肺虚寒者宜之"。

适用于脾胃虚寒所致的反胃、食欲减少、泄泻和气虚引起的汗虚。将糯米与莲子一起用来熬粥，可以起到温补中气、止泻、增进食欲的作用；糯米与山药一起熬粥，可起到健脾胃的功效。

第 2 章 舌尖上的主力军
——五谷杂粮

▶▶▶ 营养翻倍的食用方法

在蒸煮糯米前要先浸泡2个小时。煮过头的糯米会失去糯米的香气原味，而时间不够久糯米口感又会过于生硬。

糯米食品宜加热后食用；宜煮稀薄粥服食，不仅营养滋补，且极易消化吸收，养胃气。

人们常用糯米做酒，糯米制成的酒可用于滋补健身和治病。可用糯米、杜仲、黄芪、杞子、当归等酿成"杜仲糯米酒"，饮之有壮气提神、美容益寿、舒筋活血的功效。

▶▶▶ 食用宜忌

忌 凡湿热痰火偏盛，发热、咳嗽痰黄、黄疸、腹胀之人忌食糯米；糖尿病患者、脾胃虚弱者不宜多食糯米。

宜 一般人群都能食用糯米。糯米适宜体虚自汗、脾虚腹泻、肺结核、神经衰弱、病后产后之人食用。

▶▶▶ 营养食谱

糯米虾

● 食材 糯米、玉米粒、虾、料酒各适量，精盐、酱粉、葱末、十三香各适量。

● 做法 将糯米泡至无硬心，捞出和玉米粒拌匀（不要控干，稍带点水，就要湿漉漉的感觉，不然蒸出来糯米硬，并且糯米一定要泡透）；虾去头尾和壳切粗粒，用料酒、精盐、酱粉、葱末、十三香腌入味；锡纸裁成8厘米见方的小方块；锡纸上放上几粒虾，然后放上一勺糯米，用锡纸包成球，用牙签扎几下，放蒸屉上大火蒸20分钟。

● 特点 健脾止泻，补中益气，解毒。

糯米粥

● 食材 糯米100克，水800克。

● 做法 糯米拣去杂物，淘洗干净；锅置火上，加水烧开，放入糯

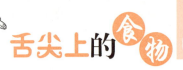

舌尖上的食物 ——吃对了，全家健康

米，搅开，再烧开后，滚煮5分钟左右，用小火熬约40~50分钟，至糯米软烂，汤汁变稠，即可食用。

○ **特 点** 适合孕早期准妈妈食用。滑润黏稠，清香爽口，具有止呕作用。

糙　米
——谷物里的健康新贵

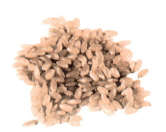

糙米又叫活米、发芽米，是指除了外壳之外都保留的全谷粒，即含有皮层、糊粉层和胚芽的米。由于口感较粗，质地紧密，煮起来比较费时。糙米的营养价值比精白米高。与全麦相比，糙米的蛋白质含量虽然不多，但是蛋白质质量较好；氨基酸的组成比较完全，人体容易消化吸收，但赖氨酸含量较少。糙米含有较多的脂肪和碳水化合物，短时间内可以为人体提供大量的热量。

▶▶▶ 营养调查

糙米含有8种氨基酸、16种矿物质、21种维生素，它给人类的营养是完整的、全面的、天然的。糙米有所谓生命之源的胚芽，含有碳水化物、脂肪类、粗蛋白、纤维素、维生素A、维生素B_1、维生素B_2、维生素B_6、尼古丁酸、叶酸、维生素E、各种矿物质以及酵素类等。

锌在过去未引起人们的注意，但人体内的80多种酶含有锌，因而锌被公认为人类饮食的必需成分。糙米中锌的含量为16.4毫克/公斤，而精米仅有6毫克/公斤。

糙米中微量元素含量较高，有利于预防心血管疾病和贫血症。其所含有的大量膳食纤维可加速肠道蠕动，膳食纤维还能与胆汁中的胆固醇结合，促

第 2 章 舌尖上的主力军
——五谷杂粮

进胆固醇的排出，从而有利于降糖降脂、解毒止痛。

糙米中的膳食纤维有利于促进肠道营养吸收和视力提高，常吃糙米对缓解便秘、防治痔疮等疾病都大有益处。

▶▶ 养生功效

糙米对肥胖和胃肠功能障碍的患者有很好的疗效，能有效调节体内新陈代谢、内分泌异常等。

糙米对贫血和便秘有一定食疗效果，能强化体质。

糙米能使细胞功能转为正常，保持内分泌平衡。

▶▶ 营养翻倍的食用方法

糙米口感较粗，质地紧密，煮起来也比较费时，煮前可以将它淘洗后用冷水浸泡过夜，然后连浸泡水一起投入高压锅，煮半小时以上。

▶▶ 食用宜忌

忌 肠胃消化功能差的人忌食。

宜 一般人群均可，更适宜肥胖者、糖尿病、心脑血管疾病患者食用。

▶▶ 营养食谱

糙米面包

食材 糙米粉 200 克，强力粉 300 克，酵母 5 克，盐、砂糖、粉体冷冻牛乳、奶油各适量。

做法 将酵母放入 100 毫升 40℃的温水中，使之发酵；将糙米粉和强力粉放入盆中，进行搅拌混合；加盐、砂糖、粉体冷冻牛乳，搅拌混合均匀，加热后放入少许奶油；将发酵水倒入面团中揉匀，充分发酵后撒上强力粉，倒入模具中烘烤 15~20 分钟即可。

特点 补充微量元素。

海苔糙米饭

食材 糙米 200 克，扁豆 60 克，海苔 20 克，葱、姜、蒜、盐、鸡汤各适量。

做法 糙米洗净，提前浸泡 3

小时以上。然后将糙米放入电饭锅，加适量清水煮成糙米饭；将蒸好的糙米饭用筷子搅松，扁豆洗净备用；平底锅中加入少许油，放入葱、姜、蒜，倒入糙米饭翻炒，再加入少许盐和鸡汤、扁豆一起炒匀，撒上海苔丝即可。

◎特点 膳食纤维丰富，有益于肠胃。

紫米
——别具特色的长寿米

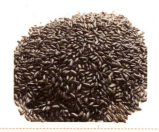

紫米是水稻的一个品种。全国仅有陕西汉中、四川、贵州、云南有少量栽培，是较珍贵的水稻品种。紫米颗粒均匀，颜色紫黑，食味香甜，甜而不腻。紫米煮饭，味极香，而且又糯，民间常作为补品，有"药谷"之称。紫米熬制的米粥清香油亮、软糯适口，因其含有丰富的营养，具有很好的滋补作用，因此被人们称为"补血米""长寿米"。

▶▶▶ 营养调查

紫米富含蛋白质、碳水化合物、B族维生素、钙、铁、钾、镁等营养元素，对于少年白发、妇女产后虚弱、病后体虚以及贫血、肾虚均有良好效果。

与普通稻米相比，紫米不仅蛋白质的含量相当高，必需氨基酸齐全，还含有大量的天然黑米色素、多种微量元素和维生素，特别是富含铁、硒、锌、维生素B_1、维生素B_2等。

紫米中的膳食纤维含量十分丰富。膳食纤维能够降低血液中胆固醇的含量，有助于预防冠状动脉硬化引起的心脏病。

第 2 章 舌尖上的主力军
——五谷杂粮

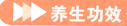

▶▶ 养生功效

紫米味甘、性温；有暖胃健脾、滋补肝肾、缩小便、止咳喘等作用。

紫米的营养价值和药用价值都比较高，有补血、理中及治疗神经衰弱等多种功效。

紫米还有滋阴补肾、增智补脑、增强新陈代谢、明目活血、治少年白发，供孕妇、产妇补虚养生等功能。对贫血、高血压、神经衰弱、慢性肾炎等疾病均有疗效。

▶▶ 营养翻倍的食用方法

紫米煮粥若不煮烂，不仅大多数招牌营养素不能溶出，而且多食后易引起急性肠胃炎，对消化功能较弱的孩子和老弱病者更是如此。因此，消化不良的人不要吃未煮烂的紫米。

紫米的米粒外部有一层坚韧的种皮包裹，不易煮烂，故应浸泡一夜再煮。

紫米富含纯天然营养色素和色氨酸，下水清洗时会出现掉色现象，只需用清水轻轻清洗掉紫米表皮的脏物即可，切勿多次清洗，以免造成营养流失。

▶▶ 食用宜忌

忌 大便秘结、菌痢、体热容易上火、脾胃虚弱者不宜食用。

宜 一般人群均可，更宜营养不良、缺铁性贫血、面色苍白、皮肤干燥者。

▶▶ 营养食谱

紫米乌鸡饭

● 食材 乌鸡1000克，紫米100克，大米50克，盐、白糖、胡椒粉、五香粉、江米酒各适量。

● 做法 将紫米、大米淘洗干净，沥干水后放在水中浸泡2小时；将浸泡好的米放入电饭锅内煮熟；乌鸡洗净，擦干鸡身内外水分，用江米酒抹遍鸡身内外，放置15分钟；碗中加入盐、胡椒粉、白糖、五香粉拌匀，涂在鸡身内外，腌渍2小时；将煮好的米饭塞入鸡肚内，塞至八分满，放入蒸笼中蒸30分钟；取出稍晾后，将鸡胸部位切开露出紫米即可。

◉ 特 点 养肾补虚，滋养身体。

紫米龙眼大枣粥

◉ 食 材 紫米 120 克，龙眼 20 枚，大枣 15 枚。

◉ 做 法 龙眼取肉；大枣洗净去核；紫米淘净沥干，晾约 15 分钟；锅内注入适量清水，加入紫米熬至四成熟时，加入龙眼、红枣，煮至紫米熟烂即可。

◉ 特 点 可调经和络、养颜润色。适用于烦躁、失眠、精神不集中、多汗等症。

高粱米
——消化不良食高粱

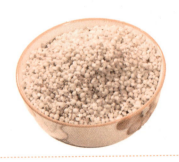

高粱米又名蜀黍、芦粟、桃粟、蜀秋、木稷、番黍、荻粱。高粱脱壳后即为高粱米，籽粒呈椭圆形、倒卵形或圆形，大小不一，呈白、黄、红、褐、黑等颜色，一般随种皮中单宁含量的增加，颜色由浅变深。高粱不仅供直接食用，还可以制糖、制酒。高粱根也可入药，平喘、利尿、止血是其特长。它的茎秆可榨汁熬糖，农民叫它"甜秫秸"。

▶▶▶ 营养调查

在谷物中，高粱蛋白质中赖氨酸含量最低，因而蛋白质的质量也最差；高粱的尼克酸含量也不如玉米多，但却能为人体所吸收，因此，以高粱为主食的地区很少发生"癞皮病"。

所含蛋白质以醇溶性蛋白质为多，色氨酸、赖氨酸等人体必需的氨基酸的功效与作用较少，富含糖类、膳食纤维和钙、磷、铁等微量元素以及 B 族维生素。

第 2 章 舌尖上的主力军——五谷杂粮

高粱中含的脂肪及铁较大米多，高粱皮膜中含有一些色素和鞣酸，加工过粗，则饭呈红色，味涩，不利于蛋白质的吸收消化。

▶▶ 养生功效

高粱有一定的药效，具有和胃、健脾、消积、温中、涩肠胃、止霍乱的功效。高粱中所含的单宁，有收敛固脱的作用。

高粱温中，利气，止泄，涩肠胃，止霍乱。主治脾虚湿困、消化不良及湿热下痢、小便不利等症。

高粱米具有凉血、解毒之功效，可入药，用于防治多种疾病，还能调剂口味，有减肥和防治肠道传染的作用。

▶▶ 营养翻倍的食用方法

高粱米一定要煮烂食用，可制作干饭、稀粥，还可磨粉用于制作糕团、饼等。

民间常用高粱米一份、甘蔗汁四份，一同放入锅内煮成高粱甘蔗粥，具有益气生津的作用，对老人痰热咳嗽、口干舌燥、唾液黏涎者有食疗作用；高粱米碾粉熟食，有健脾益胃、充肌养身的作用，煮粥滋养，供脾虚有水湿者食用。

▶▶ 营养食谱

高粱猪肚粥

◉ 食材 高粱米90克，莲子60克，猪肚100克，大米50克，胡椒粉、盐各3克。

◉ 做法 将高粱米炒至褐黄色有香味为止，除掉上面多余的壳；把猪肚、莲子、大米洗净，与高粱米一起放入砂锅内，加清水适量，大火煮沸后，小火煮至高粱米熟烂为度，用盐、胡椒粉调味即可。

◉ 特点 健脾温胃，涩肠止泄，适用于糖尿病并发消化道感染属脾胃虚寒者，症见大便溏泻，每日2次，可缓解脘腹胀闷、苔白滑、脉缓弱等症状。

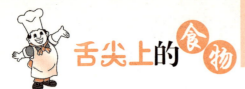

——吃对了,全家健康

高粱糯米团

◎食 材 糯米粉、高粱面各150克,豆沙、白糖各适量。

◎做 法 将高粱面、糯米粉混合,加入白糖和适量的水,揉成均匀的面团,分成相同大小的剂子。另将豆沙揉成小球备用;取一小份剂子,捏成中间有小窝的面皮,放入一颗豆沙球;将做好的小团子生坯放入垫了油纸的蒸笼里,冷水上锅,上汽后蒸15分钟即可。

◎特 点 对脾胃不和、腹泻作痛有食疗效果。

第 3 章 舌尖上的营养补给

——肉类

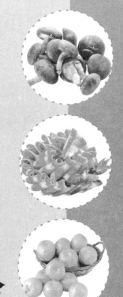
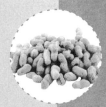
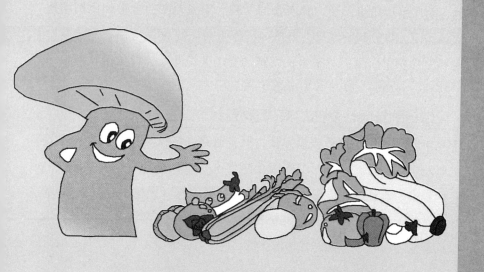

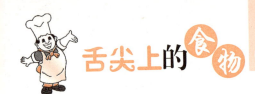

——吃对了，全家健康

肉类在餐桌上的地位

餐桌上的常见肉类有畜肉、禽肉。畜肉有猪、牛、羊、兔肉等；禽肉有鸡、鸭、鹅肉等。肉类含有丰富的蛋白质、脂肪和B族维生素、矿物质，是人类的重要食品。肉类食品能供给人体所必需的氨基酸、脂肪酸、无机盐和维生素。肉类营养丰富，吸收率高，滋味鲜美，可烹调成多种多样为人们所喜爱的菜肴，所以肉类是食用价值很高的食品。

肉类食物还享有一种特殊的地位。与谷类、蔬菜、水果等其他类的主要食物相比，肉类往往被认为是更为高级也更为难得的食物，在经济不发达的时代更是如此。这也说明了肉类的营养价值对人的重要性。

◇ 肉类食品给人体提供优质蛋白质

蛋白质不仅是身体的基础物质，凡是帮助消化吸收与调节生理作用的酶、激素、维持神经介质正常传递的物质、抵抗传染病的抗体等都需依赖蛋白质。人体内的蛋白质每一刻都在细胞内不断地被分解，因此必须源源不断地给机体提供蛋白质，只有在人体能充分吸收运用蛋白质时，才能健康长寿。

◇ 动物蛋白质的特点

动物蛋白质是优质蛋白质，其所含的8种必需氨基酸的含量和比例均比较接近人体需要，吸收利用率高。身体内所需蛋白质约50%应来自优质蛋白质。及时补充优质蛋白质，对于生长发育的婴幼儿、儿童、青少年和对蛋白质需要量特别高的孕妇、乳母更为重要。

◇ 人体预防缺铁性贫血的有效营养源

近十几年来人们生活水平普遍提高，但普遍存在缺铁现象，主要表现为缺铁性贫血发病率较高。其中一个原因是膳食中铁吸收率低。存在于食物中的铁有2种形式，即血红素铁（有机铁）和非血红素铁（无机铁）。血红素铁能直接被肠黏膜上皮细胞吸收，因此被机体利用率高。畜肉、肝、禽肉和鱼肉中的血红素铁约占食品中铁总含量的1/3，其吸收率较高。同时肉类蛋白质

第 3 章　舌尖上的营养补给
——肉类

中半胱氨酸含量较大，半胱氨酸能促进铁的吸收。因此，膳食中有牛、羊、猪、鸡、鸭时，可使铁的吸收率增加 2～4 倍。因此，肉类食品可以改善缺铁性贫血。

◇ 给人体提供丰富的维生素

无论是脂溶性维生素 A、维生素 D、维生素 K、维生素 E 或 B 族等水溶性维生素，动物性食物均含量丰富，与贫血有关的维生素 B，只有动物性食物中才存在。尤其是动物的肝脏是多种维生素的重要来源。

◇ 肉类食物并非多多益善

肉类虽对人体健康有益，但并不是吃得越多越好。因为肉中含有嘌呤碱，这类物质在体内的代谢过程中可生成尿酸。尿酸大量积聚，可破坏肾毛细血管的渗透性，引起痛风、骨发育不良和其他疾病。过量吃肉还会降低机体的免疫反应，降低人体对疾病的抵抗力。

红肉 PK 白肉

对大多数人来说，肉不是必需品，"无肉不欢"的比例始终是少数，但如果完全把肉类从餐桌上撤下去，也是万万不可的。在吃肉这件事情上，有的人偏爱西餐，贪恋大吃牛排的滋味，有些人则出于健康和养生的考虑，崇尚鸡鸭鱼虾的细滑。

这里讨论的肉，包括了"红肉""白肉"。所谓红肉、白肉是研究人员为了分析不同颜色的肉类对健康的影响而分的。这种方法是根据肉类食物烹饪加工前的颜色来区分，那些在做熟前是红色的肉就属于"红肉"，包括我们经常吃的猪、牛、羊肉等哺乳动物的肉；而那些在做熟前是浅颜色的肉类就属于"白肉"，包括我们平常吃的鸡、鸭、鹅、鱼、虾、蟹、牡蛎、蛤蜊等非哺乳动物的肉。不过，这种分类的方法也有例外，比如三文鱼的肉做熟前就是红色的。

◇ 红肉和白肉营养成分的对比

不管红肉还是白肉，都含有脂肪，包括饱和脂肪酸、不饱和脂肪酸，含

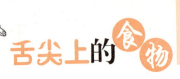

量也是相对的。同样重的肉中，猪肉的脂肪含量最高，羊肉次之，牛肉最低。即使在红肉的瘦肉中，也含有一定量的脂肪。红肉虽然脂肪偏多，但是富含矿物质，尤其是铁、锌，并且容易被人体所吸收，还含有丰富的蛋白质、维生素 B_1、维生素 B_2、维生素 A、维生素 D 等。

白肉中（鸡、鸭等肉类）的脂肪含量较低，不饱和脂肪酸含量较高。鱼类的脂肪含量一般较低，并且含有较多的不饱和脂肪酸，深海鱼类中富含 EPA 和 DHA，对预防血脂异常和心脑血管病有一定作用。

◇ 每天吃多少肉才算健康

中国营养学会推荐，成年人每天吃动物性食物的量：鱼虾类 50～100 克（1～2 两），畜禽肉类 50～75 克。对于那些吃肉偏多的居民，特别是吃猪肉过多的人应注意调整，尽量多吃鸡、鸭、鱼肉。还有一些人平常吃动物性食物的量还不够，应适当增加。

◇ 红肉和白肉的不同烹饪方法

食用白肉时，烹饪方法要科学，尽量清蒸或是清炖，而少用油煎油炸。如果一定要用油，最好使用植物油，有条件的家庭可用橄榄油。

食用红肉时，可以先将红肉略煮，然后放入冰箱冷冻至白色的脂肪凝固，然后将白脂去除，重新烹调，可极大程度地降低脂肪摄入。吃红肉时搭配粗粮，能降低胆固醇，丰富的膳食纤维还能增加肠蠕动，帮助及时排出有害物质。

◇ 需要增加红肉食用量的人群

青少年、女性、高体力消耗者，适宜多食红肉。红肉的脂肪偏多，但是红肉中富含矿物质尤其是铁、锌，并且容易被人体所吸收、利用，还有丰富的蛋白质、维生素 B_1、维生素 B_2、维生素 A、维生素 D 等。

红细胞的红色是因为含有血红蛋白，血红蛋白的组成成分之一就是铁，血红蛋白把氧运送到身体的各个部分。同样的道理，红肉的颜色主要是由于哺乳动物肉中含有肌红蛋白。肌红蛋白是一种蛋白质，它的组成成分之一也包括铁，肌红蛋白能够将氧传送至动物的肌肉中去。所以，处于身体生长发育期的青少年、高体力消耗者需要大量食用红肉补充体力。

第 3 章 舌尖上的营养补给
——肉类

◇ 需要增加白肉食用量的人群

从营养学角度来说，白肉更好一些，因为红肉的脂肪含量高，尤其是猪肉，每 100 克猪肉中脂肪含量高达 30.3 克，而每 100 克白肉如鸡肉中脂肪的含量仅 10 克左右，是猪肉的 1/3。其次，红肉的脂肪中多为饱和脂肪酸，而其不饱和脂肪酸的含量却比较低，如牛肉中的不饱和脂肪酸仅占脂肪总量的 6.5%。在鸡肉的脂肪中，不饱和脂肪酸占 24.7%，等于牛肉的 4 倍之多。不饱和脂肪酸有亚油酸、亚麻酸、花生四烯酸等。不饱和脂肪酸可以调节血脂、清理血栓、免疫调节、维护视网膜提高视力、补脑健脑、改善关节炎症状减轻疼痛。因此，脑力劳动者适合多吃白肉。

腌、腊肉这样吃才健康

腌肉、腊肉是风味独特的肉类，在肉类食品中独占一席。虽然有研究表明，常吃腌腊制品会诱发癌症，但营养专家认为，只要合理搭配食物，就能既享受腌腊食品的独特风味，又不会对身体健康产生危害。

◇ 腊味制品的健康隐患

（1）含有并产生致癌物质。第一，腊味中加入了亚硝酸盐，主要是为了让腊味制品颜色鲜亮，但过量摄入有致癌风险；第二，水分超标不易保存，易发生霉变等现象；第三，腊制品在加工和贮藏过程中脂肪发生氧化，产生特有的风味物质，同时也会产生醛类和酮类等有害化学物质，长期食用对健康不利；第四，如果是熏制的腊味，烟熏过程中可能会产生致癌物苯丙芘。

（2）"两高一低"。一是脂肪和胆固醇含量高，从重量上看，腊肉中脂肪含量高达 50%，每 100 克腊肉含胆固醇 123 毫克，比普通猪肉要高 50%；二是营养素含量低，在制作过程中，肉中很多维生素和微量元素被消耗，如维生素 B_1、维生素 B_2、烟酸、维生素 C 等含量几乎为零。因此，腊肉是一种"营养失衡"的食物。

◇ 腊味适宜这样搭配烹饪

（1）含有亚硝酸盐的香肠、腊肉最适宜水煮。如果用煎、炸或烤的烹饪方式，会产生更多的亚硝胺。水煮可让一部分亚硝酸盐溶解到水里。做蒜苗炒腊肉时，也可以先把腊肉用水煮，这样既容易炒熟，又可减少油炒时间。

（2）不与含胺类食品同吃。含有亚硝酸盐的食物，如果和胺类食物混合吃，也很容易在胃肠道内产生亚硝胺。因此，腊味食品最好不与鱿鱼、虾米等食品同吃。

（3）适合与葱、蒜搭配。吃香肠配大蒜或用蒜苗炒腊肉，能抑制亚硝酸盐转变为亚硝胺。此外，大蒜所含的含硫化合物可抑制肠胃道细菌将硝酸盐转变为亚硝酸盐，进而阻断了后续的致癌过程。葱也具有防癌的作用。葱的黏液中含有多醣体，可以抑制癌细胞的生长。

（4）与蔬菜水果搭配。维生素C能抑制亚硝酸盐和胺类的结合，阻断亚硝胺形成。所以，在吃腌腊制品时，可同时吃深色绿叶蔬菜，饭后吃水果，以获得丰富的维生素C。

（5）多喝绿茶。研究发现，绿茶中的茶多酚可有效降低腌腊制品中亚硝酸盐的含量，抑制它转变为致癌物质。

猪 肉

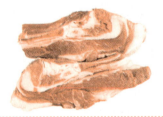

——最"物尽其用"的肉类

　　猪肉又名豚肉，是主要家畜之一。猪全身是宝，例如猪蹄可改善血液循环，大手术及重病恢复期的人可多吃；猪胆可辅助治疗百日咳、流行性乙型脑炎、肝炎、肠炎、胃炎等；猪心可辅助治疗惊悸、怔忡、心慌、失眠；猪肾可辅助治疗肾虚腰痛、遗精盗汗；猪肠可辅助治疗便血、痔疮等。因饲养简易，又具有骨细筋少肉多的特点，猪肉成为日常食用肉最多的一种。历代医家认为："猪，为用最多，惟肉不宜多食，令人暴肥，盖虚肌所致也。"日本琉球大学教授通过调查发现，猪肉如果调煮得宜，亦可成为"长寿之药"。

第 3 章 舌尖上的营养补给——肉类

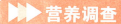

▶▶▶ 营养调查

猪肉的蛋白质为完全蛋白质，含有人体必需的各种氨基酸，并且必需氨基酸的构成比例接近人体需要，因此易被人体充分利用，营养价值高，属于优质蛋白质。猪肉的蛋白质含量平均在13.2%左右，不同部位的肉，因肥瘦程度不同，其蛋白质含量的差异就会比较大。例如：猪里脊肉蛋白质的含量约为21%，后臀尖约为15%，肋条肉约为10%，胸脯仅为8%。

猪的皮肤和筋腱主要由结缔组织构成。结缔组织的蛋白质含量为35%~40%，而其中绝大部分为胶原蛋白和弹性蛋白。由于胶原蛋白和弹性蛋白缺乏色氨酸和蛋氨酸等人体必需氨基酸，因此，以猪皮和筋腱为主要原料的食品的营养价值较低。但是，也正因为富含胶原蛋白和弹性蛋白，使得这类原料又成为女士美容的佳品。

猪肉中的脂类主要是中性脂肪和胆固醇。在畜肉中，猪肉的脂肪含量最高，脂肪的组成以饱和脂肪酸为主，熔点较高。这也是猪油在较低温度下呈固态的原因。猪肉中胆固醇含量在瘦肉中较低，肥肉比瘦肉高，内脏中更高，一般约为瘦肉的3~5倍，脑中胆固醇含量最高，每100克可达2000毫克。

除了蛋白质、脂肪等主要营养成分外，还含有钙、磷、铁、硫胺素、核黄素和尼克酸等。猪瘦肉中还含有血红蛋白，可以起到补铁的作用，能够预防贫血。肉中的血红蛋白比植物中的更好吸收，因此，吃瘦肉补铁的效果要比吃蔬菜好。

▶▶▶ 养生功效

猪肉味甘咸性平，含有丰富的蛋白质及脂肪、碳水化合物、钙、磷、铁等成分。猪肉是日常生活的主要副食品，具有补虚强身、滋阴润燥、丰肌泽肤的作用。

补充蛋白质和脂肪酸。猪肉为人类提供优质蛋白质和必需的脂肪酸。猪肉可提供血红素（有机铁）和促进铁吸收的半胱氨酸，能改善缺铁性贫血。

补肾滋阴。猪肉性平味甘，有润肠胃、生津液、补肾气、解热毒的功效，主治热病伤津、消渴羸瘦、肾虚体弱、产后血虚、燥咳、便秘等症，可补虚、

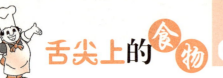

——吃对了,全家健康

滋阴、润燥、滋肝阴、润肌肤、利小便和止消渴。

猪肉煮汤饮下可急补由于津液不足引起的烦躁、干咳、便秘和难产。

▶▶ 营养翻倍的食用方法

猪肉适合斜切。猪肉的肉质比较细、筋少,如横切,炒熟后变得凌乱散碎,如斜切,既可使其不破碎,吃起来又不塞牙;猪肉不宜长时间泡水。

猪肉烹调前别用热水清洗。猪肉中含有一种肌溶蛋白的物质,在15℃以上的水中易溶解,若用热水浸泡就会散失很多营养,同时口味也欠佳。

猪肉应煮熟。猪肉中有时会有寄生虫,如果生吃或调理不完全时,可能会在肝脏或脑部寄生有钩绦虫。

食用猪肉后不宜大量饮茶。茶叶的鞣酸会与蛋白质合成具有收敛性的鞣酸蛋白质,使肠蠕动减慢,延长粪便在肠道中的滞留时间,不但易造成便秘,而且还增加了有毒物质和致癌物质的吸收,影响健康。

▶▶ 食用宜忌

忌 湿热痰滞内蕴者、外感病人忌食;肥胖、血脂较高、高血压者慎食。

宜 一般人都可食用。适宜阴虚不足、头晕、贫血、老人燥咳无痰、大便干结以及营养不良者食用。

▶▶ 营养食谱

猪肉骨头汤

● 食 材 猪扇子骨、尾脊骨、碎骨各500克,直通骨1000克,料酒50克,清水5000克,盐3克,大葱、姜各2克。

● 做 法 将扇子骨、直通骨、尾脊骨、碎骨洗净,然后放入沸水锅,再次烧沸后转小火煮10分钟;将骨头取出,放入温热水中,用抹布将骨头逐根洗清爽,尤其是骨头缝里的血沫、杂质,都要抹掉;将直通骨劈断,劈开两片,出尽骨髓,放在钢精锅中,用细网筛过滤原汤,加入葱、姜、料酒、盐,用大火烧沸,再一次撇去浮沫,转小火炖3小时后出汤即好。

● 特 点 凡病后体弱、产后血虚、面黄肌瘦者,皆可用之做营养滋补之品。

第 3 章 舌尖上的营养补给
——肉类

板栗烧猪肉

◎**食 材** 猪瘦肉 500 克，板栗 250 克，盐、姜、豆豉各少许。

◎**做 法** 将猪瘦肉切块，板栗去皮备用；然后将切块猪肉加水炖煮至五成熟，加入去皮板栗、豆豉炖烂至熟，再加入盐、姜适量即可。

◎**特 点** 适宜阴虚不足、头晕、贫血、老人燥咳无痰、大便干结以及营养不良者食用。

羊 肉
——火锅里的温补上品

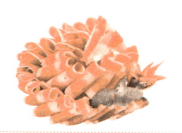

羊肉在古时称为羖肉、羝肉、羯肉，为全世界普遍食用的肉品之一，有山羊肉、绵羊肉、野羊肉之分。羊肉肉质与牛肉相似，但肉味较浓；较猪肉的肉质要细嫩；比猪肉和牛肉的脂肪、胆固醇含量少。它既能御风寒，又可补身体，对一般风寒咳嗽、慢性气管炎、虚寒哮喘、病后或产后身体虚亏等一切虚状均有治疗和补益效果，最适宜于冬季食用，故被称为冬令补品。羊肉脂肪中含有一种叫 4-甲基辛酸的脂肪酸，这种脂肪酸挥发后会产生一种特殊的膻味。

▶▶ **营养调查**

羊肉肉质细嫩，含有非常高的蛋白质和丰富的维生素。比有些猪肉和牛肉的脂肪、胆固醇含量都要少。蛋白质含量有些高，含氮物达 20% 以上，钙、磷等矿物质含量比较丰富。其所含的赖氨酸、精氨酸、组氨酸、丝氨酸等必需氨基酸均高于牛肉、猪肉和鸡肉。

羊肉的胆固醇含量低。在多种肉类中羊肉的胆固醇含量最低。羊肉的脂肪不易被人吸收，吃羊肉不容易发胖。羊肉肉质细嫩，容易被消化，多吃羊

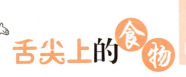
——吃对了,全家健康

肉可以增强身体素质,增强抗疾病能力。羊肉具有抗癌的功效。据报道,瑞士科学家发现在牛和羊的体内存在着一种抗癌物质,这种被称为 CLA 的脂肪酸对治疗癌症有明显效果。

▶▶ 养生功效

羊肉可保护胃壁,增加消化酶的分泌,帮助消化。中医认为,羊肉还有补肾壮阳的作用,适合男士经常食用。羊全身是宝。羊肉是绝佳的食疗保健品,羊肉、羊血、羊骨、羊肝、羊奶、羊胆等都可用于多种疾病的治疗,具有较高的药用价值。

羊肉有益血、补肝、明目之功效,对治疗产后贫血、肺结核、夜盲、白内障、青光眼等症有很好的效果。羊奶与牛奶相比,富含更多脂肪和蛋白质,是肾病病人理想的食品之一,也是体虚者的天然补品。

羊肉历来被当作冬季进补的重要食品。寒冬常吃羊肉可益气补虚,促进血液循环,增强御寒能力。

▶▶ 营养翻倍的食用方法

羊肉有很大的膻味,祛除膻味有以下小窍门:

①将萝卜块和羊肉一起下锅,半小时后取出萝卜块,如放几块橘子皮更佳。

②每 1 千克羊肉放绿豆 5 克,煮沸 10 分钟后,将水和绿豆一起倒出。

③每 1 千克羊肉中加入剖开的甘蔗 200 克。

▶▶ 食用宜忌

忌 发热、牙痛、口舌生疮、咳吐黄痰等上火症状者不宜食用;肝病、高血压、急性肠炎或其他感染性疾病及发热期间不宜食用。

宜 一般人群均可食用。适宜体虚胃寒者。

第 3 章 舌尖上的营养补给
——肉类

▶▶▶ 营养食谱

孜然羊肉

● **食材** 羊肉300克，孜然、白糖各15克，笋片、水淀粉各50克，油1500克（约耗75克），料酒20克，盐1克，鸡蛋、辣糊各30克，味精7克，香油10克，汤、面各少许。

● **做法** 羊肉切片放碗里，加鸡蛋、淀粉、面，抓匀糊。坐油锅，待油五成熟，下肉片划开后，放笋片，一起倒出。原勺留油，加辣糊、盐、糖、味精、料酒、孜然、汤，倒入肉片、笋，颠勺，拢点芡，淋香油即成。

● **特点** 质地软嫩，鲜辣咸香，孜然味浓。

板栗红枣烧羊肉

● **食材** 羊肉200克，红枣、板栗各100克，糖、番茄酱、醋、淀粉各适量。

● **做法** 将羊肉用清水洗净，切块。起锅加入适量色拉油烧热，将切好的羊肉块裹淀粉投入油中炸熟，捞出，控油待用。红枣去核，同板栗焯水待用。锅入底油，放入羊肉、红枣、板栗、调料及鲜汤烧至入味，淋明油，出锅盛盘即成。

● **特点** 补中益气，增加身体抵抗力。

鸡 肉
——百搭的肉中珍品

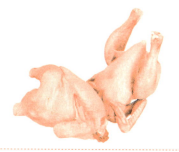

鸡肉肉质细嫩，滋味鲜美，适合多种烹调方法，历来是人们餐桌上的常见食品。身体虚弱，吃鸡补养；产后调养，更是非鸡莫属。鸡肉的食用方法很多，蒸煮、炖汤、腌制、风干、冷食凉拌，均各具风味。其中鸡汤的营养无疑是最好的，也是人们进补的最佳烹饪方式。

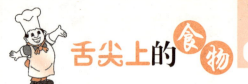
——吃对了，全家健康

▶▶ 营养调查

鸡肉含有维生素C、维生素E等，蛋白质的含量比例较高，种类多，而且消化率高，很容易被人体吸收利用，有增强体力、强壮身体的作用。另外含有对人体生长发育有重要作用的磷脂类，是中国人膳食结构中脂肪和磷脂的重要来源之一。

鸡性味甘温，含有蛋白质、脂肪、硫胺素、核黄素、尼克酸、维生素A，维生素C、胆甾醇、钙、磷、铁等多种成分。

鸡肉和牛肉、猪肉比较，其蛋白质的质量较高，脂肪含量较低。此外，鸡肉蛋白质中富含全部必需氨基酸，其含量与蛋、乳中的氨基酸谱式极为相似，因此为优质的蛋白质来源。鸡肉含有较多的不饱和脂肪酸——油酸（单不饱和脂肪酸）和亚油酸（多不饱和脂肪酸），能够降低对人体健康不利的低密度脂蛋白胆固醇。

鸡的肉质内含有谷氨酸钠，可以说是"自带味精"。烹调鲜鸡时只需放油、精盐、葱、姜等，味道就很鲜美。如果再放入花椒、大料等厚味的调料，反而会把鸡肉的鲜味驱走或掩盖。

▶▶ 养生功效

中医认为，鸡肉性平、温，味甘，入脾、胃经；可益气、补精、添髓；用于虚劳瘦弱、中虚食少、泄泻、头晕心悸、月经不调、产后乳少、消渴、水肿、小便数频、遗精、耳聋耳鸣等。

鸡胸肉的脂肪和卡路里含量要比鸡腿肉低，但是只要把鸡皮去掉，鸡腿肉的脂肪含量也相对较低，且鸡腿肉含铁量比鸡胸肉多，味道也要比鸡胸肉好。

鸡肉中蛋白质的含量较高，氨基酸种类多，而且消化率高，很容易被人体吸收利用，有增强体力、强壮身体的作用。鸡肉含有对人体生长发育有重要作用的磷脂类，是中国人膳食结构中脂肪和磷脂的重要来源之一。

鸡胸脯肉中含有较多的B族维生素，具有恢复疲劳、维护皮肤的作用；大腿肉中含有较多的铁质，可改善缺铁性贫血；翅膀肉中含有丰富的骨胶原蛋白，具有强化血管、肌肉、肌腱的功能。

第 3 章 舌尖上的营养补给——肉类

▶▶ 营养翻倍的食用方法

烹制好的鸡肉，鸡骨周围有时会发黑，这并不是熟鸡肉变质，只是在烹饪鸡肉时，黑色的营养色素会从骨头中渗出，而且富含铁，可以安全食用。

炖鸡汤时，经过长时间的煲汤过程，鸡汤里只含有从鸡油、鸡皮、肉与骨中溶解出来的水溶性小分子物质，除此之外就是油和热量，营养并没有想象的多，而此时的鸡肉已经被炖得很烂，容易消化也利于营养被吸收。吃鸡肉时适当喝一些汤当作调味，这才是科学有效的滋补。

▶▶ 食用宜忌

忌 鸡肉性温，感冒发热、内火偏旺、感冒伴有头痛的人忌食鸡肉、鸡汤；服用铁制剂时不宜食用；鸡肉中丰富的蛋白质会加重肾脏负担，因此有肾病的人应尽量少吃，尤其是尿毒症患者，应该禁食。

宜 一般人群均可食用。老人、病人、体弱者更宜食用。

▶▶ 营养食谱

香菇蒸鸡

● **食材** 净鸡肉250克，水发香菇100克，盐、料酒、鸡精、酱油、葱丝、姜丝、水淀粉、清汤各适量，香油4克。

● **做法** 将鸡肉洗净，切成长片；水发香菇洗净，切成丝。将鸡肉、香菇放入碗内，加入酱油、盐、鸡精、葱丝、姜丝、料酒、清汤、水淀粉抓匀，上笼蒸至熟时取出，用筷子拨开推入平盘，淋上香油即可。

● **特点** 利尿消炎，养肾明目。

鸡肉番茄羹

● **食材** 鸡脯肉25克，番茄1个，盐、水淀粉、香油各适量。

● **做法** 鸡脯肉洗净，切末；番茄洗净，去蒂和皮，切碎。锅置火上，放入鸡肉末、番茄和适量清水煮开，转小火煮10分钟，加适量盐调味，用水淀粉勾芡，淋上香油即可。

● **特点** 含有多种有益于大脑健康的营养物质，如蛋白质、卵磷脂，常食可增强记忆力。

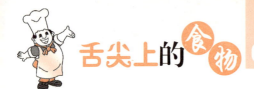

鸭 肉
——滋补的上乘佳肴

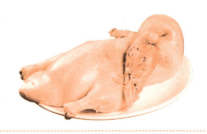

鸭属脊椎动物门，鸟纲雁形目，鸭科动物，是由野生绿头鸭和斑嘴鸭驯化而来。鸭肉是一种美味佳肴，适于滋补，是各种美味名菜的主要原料。"烤鸭"早在明朝时就已成为北京官府人家中的席上珍品。朱元璋建都南京后，明宫御厨便取用南京肥厚多肉的湖鸭制作菜肴。为了增加鸭菜的风味，厨师采用炭火烘烤，成菜后鸭子吃起来满口酥香，肥而不腻，受到人们称赞，即被宫廷取名为"烤鸭"。明朝迁都北京，烤鸭技术也带到北京，并被进一步发展。由于制作时取用玉泉山所产的填鸭，皮薄肉嫩，口味更佳，烤鸭很快就成为全国风味名菜。北京两家有名的烤鸭店"便宜坊""全聚德"，便是明朝时开业的。

▶▶▶ 营养调查

鸭肉中含有较为丰富的烟酸，它是构成人体内两种重要辅酶的成分之一，对心肌梗死等心脏疾病患者有保护作用。

鸭肉蛋白质含量比畜肉含量高得多，鸭肉蛋白质主要是肌浆蛋白和肌凝蛋白。另一部分是间质蛋白，其中含有溶于水的胶原蛋白和弹性蛋白，此外还有少量的明胶，其余为非蛋白氮。肉食含氮浸出物越多，味道越鲜美。鸭肉中含氮浸出物比畜肉多，所以鸭肉味美。

鸭肉中的脂肪适中，大概是 7.5%，比鸡肉高，比猪肉低，而且还均匀地分布在全身组织中。脂肪酸主要是不饱和脂肪酸和低碳饱和脂肪酸，所以，它的熔点低，约为 35℃，利于人体吸收和消化。

鸭肉是含 B 族维生素和维生素 E 比较多的肉类。每 100 克可食鸭肉中含有 B 族水溶性维生素约 10 毫克，其中 6~8 毫克是尼克酸，其次是核黄素和

第 3 章 舌尖上的营养补给
——肉类

硫胺素；含维生素 E 90~400 微克。尼克酸作为人体内两种重要辅酶的组成成分，在细胞呼吸中起重要作用。

▶▶ 养生功效

鸭肉性味甘、咸、平，微寒，可滋阴补血、益气利水消肿，有大补虚劳、滋五脏之阴、清虚劳之热、补血行水、养胃生津、止咳镇惊、消螺蛳积、清热健脾等功效；治身体虚弱、病后体虚、营养不良性水肿。

公鸭肉性微寒，母鸭肉性微温。入药以老而白、白而骨乌者为佳。用老而肥大之鸭同海参炖食，具有很大的滋补功效，炖出的鸭汁，善补五脏之阴和虚痨之热。

▶▶ 营养翻倍的食用方法

鸭肉与海带共炖食，可软化血管，降低血压，对老年性动脉硬化和高血压、心脏病有较好的疗效。

鸭肉与竹笋共炖食，可治疗老年人痔疮下血。因此，民间认为鸭是"补虚劳的圣药"。肥鸭还治老年性肺结核、糖尿病、脾虚水肿、慢性支气管炎、大便燥结、慢性肾炎、浮肿；雄鸭治肺结核、糖尿病。

▶▶ 食用宜忌

忌 素体虚寒，受凉引起不思饮食、胃部冷痛、腹泻清稀、腰痛及寒性痛经以及肥胖、动脉硬化、慢性肠炎者应少食。感冒患者不宜食用。

宜 适宜体内有热、上火的人食用。发低热、体质虚弱、食欲不振、大便干燥和水肿的人，食之更佳；适宜营养不良、产后病后体虚、盗汗、遗精、妇女月经少、咽干口渴者食用。

▶▶ 营养食谱

虫草补肾鸭

● **食材** 冬虫夏草 10 克，老雄鸭 1 只，料酒、生姜、葱白、胡椒粉、盐、味精各适量。

● **做法** 先将鸭去毛和内脏，清洗干净后剁去脚爪，在开水中氽一下，捞出备用；冬虫夏草用温水洗净。然后将鸭头顺颈劈开，取冬虫夏草 8~10 枚，装入鸭头内，再用棉线缠紧，余下的冬虫夏草和生姜、葱白一起装入鸭腹内，然后入碗，注入清汤，用盐、胡椒粉、料酒调好味，用湿棉纸密封碗口，上笼蒸 2 小时，出笼后去棉线，拣去生姜、葱白，加味精即可。

● **特点** 填精益髓，培补肝肾，滋补强壮，止咳平喘。

芝麻鸭

● **食材** 鸭肉 1500 克，黑芝麻 50 克，面包末 150 克，鸡蛋 2 个，葱丝、砂仁、生姜丝、肉豆蔻、丁香、白芷、桂皮、盐、面粉、植物油皆适量。

● **做法** 把鸭洗净后剁掉头、脖、翅尖、爪，然后用盐内外搓匀鸭身，装进大盘。把各调料放在鸭上。蒸烂后去掉作料。将鸭的骨头全剔掉，置于盘中，肉面向上，撒一层薄面粉。再将鸡蛋加面粉搅成糊状。抹在鸭肉上，背面撒上黑芝麻，腹面撒上面包末。放油入锅，烧至七成热时放入鸭肉，炸完背面，再炸腹面，待黄色时捞出；将鸭肉切成菱形块，把有黑芝麻的一面向上，码入盘中即可食用。

● **特点** 益智补脑，补虚养身。

牛 肉

——全世界都爱的肉

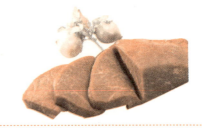

牛肉是全世界人都爱吃的食品。牛肉蛋白质含量高，而脂肪含量低，所以味道鲜美，受人喜爱，享有"肉中骄子"的美称。《本草纲目》中记载，牛肉能"安中益气、养脾胃，补虚壮健，强筋骨，消水肿、除湿气"。这是由于其含有丰富的蛋白质、B 族维生素、脂肪、烟酸、钙、磷、铁、胆甾醇等成分，具有强筋壮骨、补虚养血、化痰熄风的作用。古有"牛肉补气，功同黄芪"的说法，中医也认为，牛肉有补中益气、滋养脾胃、强健筋骨、化痰熄风、止渴止涎的功效。

第 3 章 舌尖上的营养补给 ——肉类

▶▶▶ 营养调查

牛肉中的肌氨酸含量比任何其他食品都高，这使它对增长肌肉、增强力量特别有效。在进行训练的头几秒钟里，肌氨酸是肌肉燃料之源，它可以有效补充三磷酸腺苷，从而使训练能坚持得更久。

蛋白质需求量越大，饮食中所应该增加的维生素 B_6 就越多。牛肉含有足够的维生素 B_6，可帮你增强免疫力，促进蛋白质的新陈代谢和合成，从而有助于紧张训练后身体的恢复。

鸡肉、鱼肉中肉毒碱和肌氨酸的含量很低，牛肉却含量很高。肉毒碱主要用于支持脂肪的新陈代谢，产生支链氨基酸，是对健美运动员增长肌肉起重要作用的一种氨基酸。

牛肉是亚油酸的低脂肪来源：牛肉中脂肪含量很低，但却富含结合亚油酸，这些潜在的抗氧化剂可以有效对抗举重等运动中造成的组织损伤。另外，亚油酸还可以作为抗氧化剂保持肌肉块。

丙胺酸的作用是从饮食的蛋白质中产生糖分。当人体对碳水化合物的摄取量不足的时候，丙胺酸能够供给肌肉所需的能量以缓解不足，从而维持人体的正常活动。

▶▶▶ 养生功效

增长肌肉。它对增长肌肉、增强力量特别有效。在进行训练的头几秒钟里，肌氨酸是肌肉燃料之源，它可以有效补充三磷酸腺苷，从而使训练能坚持得更久。

增加免疫力。可增强免疫力，促进蛋白质的新陈代谢和合成，从而有助于紧张训练后身体的恢复。

能提高机体抗病能力，对生长发育及手术后、病后调养的人在补充失血、修复组织等方面特别适宜。

牛肉中含有的锌是一种有助于合成蛋白质、能促进肌肉生长的抗氧化剂，对防衰防癌具有积极意义；牛肉中含有的钾对心脑血管系统、泌尿系统有着防病作用；含有的镁则可提高胰岛素合成代谢的效率，有助于糖尿病的治疗。

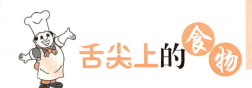

——吃对了,全家健康

▶▶▶ 营养翻倍的食用方法

烹饪牛肉时放一个山楂、一块橘皮或一点茶叶,牛肉易烂。

煮老牛肉的前一天晚上把牛肉涂上一层芥末,第二天用冷水冲洗干净后下锅煮,煮时再放点酒、醋,这样处理之后老牛肉容易煮烂,而且肉质变嫩,色佳味美,香气扑鼻。

牛肉的纤维组织较粗,结缔组织又较多,应横切,将长纤维切断,不能顺着纤维组织切,否则不仅没法入味,还嚼不烂。

烹饪牛肉时,可先将牛肉用热水加热,记住不要用冷水,这是由于热水能使牛肉表面的蛋白质瞬间凝固,防止肉中的氨基酸外浸流失。

▶▶▶ 食用宜忌

忌 患有感染性疾病、肝病、肾病的人应慎食。黄牛肉为发物,患疮疥湿疹、痘疹、瘙痒者慎用。高胆固醇、高血脂者及老年人、儿童、消化力弱的人不宜多吃。

宜 一般人群均可,更宜久病体虚、中气下陷、面色萎黄、筋骨酸软、气虚自汗者食用。

▶▶▶ 营养食谱

土豆牛肉汤

食材 土豆150克,牛腿肉50克,香菜末、葱花、姜末、盐、味精、植物油各适量。

做法 土豆去皮,洗净,切块;牛腿肉去净筋膜,洗净,切块,放入沸水中焯去血水。锅置火上,倒入适量植物油,待油烧至七成热,下葱花和姜末炒香,放入牛肉块煸熟。倒入土豆块翻炒均匀,加入适量清水煮至土豆块熟透,用盐和味精调味,撒上香菜末即可。

特点 补血,助消化。

番茄牛肉

食材 番茄250克,牛瘦肉50克,葱花、姜末、盐、黄酒、酱油、花椒粉、鸡精、植物油各适量。

做法 番茄洗净,去蒂,切块;牛肉洗净,切块,用黄酒和酱油抓匀,腌渍20分钟。锅置火上,倒入适量植

第 3 章 舌尖上的营养补给——肉类

物油烧至七成热,加葱花、姜末和花椒粉炒香,放入牛肉块翻炒均匀,加入适量清水煮至牛肉九成熟,倒入番茄块煮熟,用盐和鸡精调味即可。

◉ **特 点** 抗衰老,强身健体。

鹅 肉
——益气补虚易消化

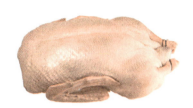

鹅浑身是宝。鹅翅、鹅蹼、鹅舌、鹅肠、鹅胗是餐桌上的美味佳肴;鹅油、鹅胆、鹅血是食品工业、医药工业的主要原料;鹅肝营养丰富,鲜嫩味美,可促进食欲,是世界三大美味营养食品之一,被称为"人体软黄金"。据现代药理研究证明,鹅血中含有较高浓度的免疫球蛋白,对艾氏腹水癌的抑制率达40%以上,可增强机体的免疫功能,升高白血球,促进淋巴细胞的吞噬功能。

▶▶▶ 营养调查

鹅肉含蛋白质、脂肪、维生素A、B族维生素、烟酸、糖。鹅肉蛋白质的含量很高,富含人体必需的多种氨基酸、多种维生素、微量元素,鹅肉蛋白质含量比鸭肉、鸡肉、牛肉、猪肉都高,赖氨酸含量比肉仔鸡高。

鹅肉不仅脂肪含量低,而且品质好,不饱和脂肪酸的含量高,特别是亚麻酸含量均超过其他肉类,对人体健康有利。鹅肉脂肪的熔点很低,质地柔软,容易被人体消化吸收。

▶▶▶ 养生功效

鹅肉性平,味甘,归脾、肺经。具有益气补虚、和胃止渴、止咳化痰、解铅毒等作用。

鹅肉具有补虚益气,暖胃生津的功效。凡经常口渴、乏力、气短、食欲不振者，可常喝鹅汤，吃鹅肉，这样既可补充老年糖尿病患者的营养，又可控制病情发展。

鹅肉可治疗和预防咳嗽病症，尤其对治疗感冒和急慢性气管炎、慢性肾炎、老年浮肿、肺气肿、哮喘痰壅有良效。特别适合在冬季进补。

▶▶ 营养翻倍的食用方法

鹅肉鲜嫩松软，清香不腻，以煨汤居多，也可熏、蒸、烤、烧、酱、糟等。其中鹅肉炖萝卜、鹅肉炖冬瓜等，都是"秋冬养阴"的良菜佳肴。

▶▶ 食用宜忌

忌 温热内蕴者、皮肤疮毒、瘙痒症者、痼疾者忌食。

宜 尤其适宜身体虚弱、气血不足、营养不良之人食用。

▶▶ 营养食谱

红烧鹅肉

食材 熟鹅肉300克，花生油200克（实耗50克），葱、姜、蒜各少许，酱油、红糖、湿淀粉、精盐各适量。

做法 将熟鹅肉切成1厘米见方的肉丁，用花生油炸一下捞出来，待用。把酱油、红糖、湿淀粉、精盐放在一块，加适量水调成稀糊状备用。锅内放少许花生油，油热后放入葱、姜、蒜末，烹出香味后加入炸好的鹅肉，翻炒一下后勾上用红糖、湿淀粉调好的稀糊，再翻炒一下，等稀糊变稠均匀地粘在鹅肉上，即可盛盘食用。

特点 营养丰富，能增强体质。

白鹅健脾汤

食材 鹅肉500克，薏米、茯苓各50克，姜、盐各5克，料酒15克，小葱10克，味精1克。

做法 将白鹅肉洗净切块，在热水中氽一下捞起。将茯苓、薏米快速洗净。将鹅肉放入砂锅内，加入姜、盐、料酒各适量，上放薏米、茯苓，加水适量盖上锅盖。先用旺火烧开，再用文火慢炖，直至肉烂为止；再加入盐、味精、葱即成。

特点 健脾和胃，补血养血，滋阴补肾。

第 3 章 舌尖上的营养补给——肉类

猪 肝
——补铁"集中营"

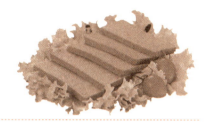

猪肝,为猪科动物猪的肝脏。肝脏是动物体内贮存养料和解毒的重要器官,含有丰富的营养物质,具有营养保健的功能,是理想的补血佳品之一。猪肝可分为:黄沙肝、油肝、猪母肝、血肝。黄沙肝:肝身柔软带微黄。油肝(绵肝):肝身特柔软,带光泽。猪母肝:肝身粗糙较硬,多带网纹,颜色带微蓝。血肝:肝身充血,常有血水渗出,颜色带微蓝,有腥味。

▶▶▶ 营养调查

猪肝含有丰富的铁、磷,它是造血不可缺少的原料,猪肝中富含蛋白质、卵磷脂和微量元素,有利于儿童的智力发育和身体发育。猪肝中含有丰富的维生素 A,常吃猪肝,可逐渐消除眼科病症。

猪肝中铁质丰富,是补血食品中最常用的食物,食用猪肝可调节和改善贫血病人造血系统的生理功能。

猪肝中含有丰富的维生素 A,具有维持正常生长和生殖机能的作用;能保护眼睛,维持正常视力,防止眼睛干涩、疲劳,维持健康的肤色,对皮肤的健美具有重要意义。

经常食用动物肝还能补充维生素 B_2,这对补充机体重要的辅酶,完成机体对一些有毒成分的去毒有重要作用。

▶▶▶ 养生功效

猪肝为补肝养血、明目的佳品。用于贫血萎黄,或肝血不足,目昏眼干,夜盲。前者,可配菠菜煮汤食;后者,可配鸡蛋、葱白煮汤食。此外,猪肝可单用炒食、煮食,作辅助治疗。

猪肝中还具有一般肉类食品不含的维生素 C 和微量元素硒,能增强人体的免疫反应,抗氧化,防衰老,并能抑制肿瘤细胞的产生,也可治急性传染性肝炎。

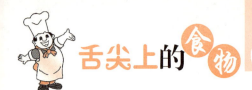

营养翻倍的食用方法

由于猪肝中有毒的血液是分散存留在数以万计的肝血窦中，因此，买回猪肝后要在自来水龙头下冲洗一下，然后置于盆内浸泡1~2小时，以消除残血。注意水要完全浸没猪肝。若猪肝急烹饪，则可视其大小切成4~6块，置盆中轻轻抓洗一下，然后盛入网篮中在自来水下冲洗干净即可。

食用猪肝时，不要一味求嫩，否则，既不能有效去毒，又不能杀死病菌、寄生虫卵。

食用宜忌

忌 患有高血压、冠心病、肥胖症及血脂高的人忌食猪肝，因为肝中胆固醇含量较高。有病而变色或有结节的猪肝忌食。

宜 适宜气血虚弱、面色萎黄、缺铁性贫血者食用；适宜肝血不足所致的视物模糊不清、夜盲、眼干燥症、小儿麻疹病后角膜软化症、内外翳障等眼病患者食用。

营养食谱

爆炒猪肝

食材 猪肝300克，胡萝卜100克，黄瓜50克，料酒、酱油等调料各适量。

做法 清水加几滴白醋把猪肝泡2个小时，切片，用料酒、酱油腌15分钟左右。胡萝卜、葱姜蒜切片，黄瓜切条。炒葱姜蒜和胡萝卜，至胡萝卜变软变金黄，放入猪肝大火不停地翻炒3分钟左右，放入黄瓜条，加鸡精调味即可出锅。

特点 开胃，补肝养血。

猪肝泥

食材 猪肝50克，香油1克，酱油、精盐各少许。

做法 将猪肝洗净，横剖开，去掉筋膜和脂肪，放在菜板上，用刀轻轻剁成泥状。将肝放入碗内，加入香油、酱油及精盐调匀，上笼蒸20~30分钟即成。

特点 制作简单，易消化。

第 4 章 舌尖上的珍宝

——水产品

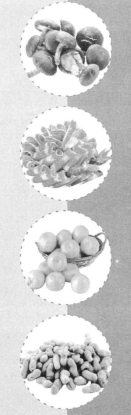

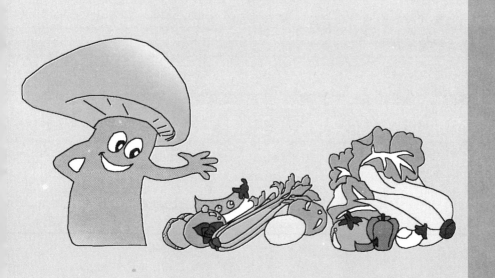

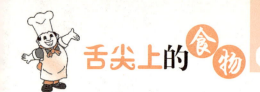

——吃对了,全家健康

三文鱼刺身这样做

在所有鱼类中,三文鱼所含的Ω-3不饱和脂肪酸最多(每100克三文鱼约含27克),营养学研究证明,Ω-3不饱和脂肪酸能有效降低高血压和心脏病的发病率,还对关节炎、乳腺癌等慢性病有益处,对胎儿和儿童的生长发育有促进作用。

过去,三文鱼是高档餐厅的"座上客",凭借其肉质细嫩、颜色鲜艳、口感爽滑的特点,俘获不少"吃货"的心。近年来,这种高蛋白、低热量的健康食品开始走进普通人的家庭,成了餐桌上的一道家常美味。不过,三文鱼并不适合我们传统的烹饪方法,它适合生吃,也就是刺身。

那么,如何选三文鱼,如何在家做刺身,如何吃更美味呢?

◇ **选食材**

想在家里吃到美味刺身,最重要的是选对食材。通常来说,大型的连锁超市更值得放心。因此,买三文鱼时,最好选择在大超市购买。还要记得检查包装上的生产厂家及卖方信息,注意每条三文鱼都具有可追溯性,可向销售人员核实产品的原产地信息。新鲜的三文鱼鱼肉呈橙红色且色泽鲜明,肉质坚挺、鱼皮光滑,脂肪分布俨如大理石并具有清晰可见的白色条纹,经指尖挤压后会迅速反弹。

◇ **清理三文鱼**

新鲜的三文鱼最好不要用水清洗,由于三文鱼生长的温度较低,鱼油含量非常丰富,越用水清洗油脂会分泌得越多。正确的处理方法应用厨房吸油纸轻轻吸附三文鱼表面。

◇ **选对刀具**

在做刺身时,推荐使用专门的刺身刀,如果没有的话也可以选择家里常用的切肉刀。刀越薄、越锋利越好,这样在切割时才会保护好原有的形态和纤维组织和原料本身的风味。

第 4 章 舌尖上的珍宝——水产品

◇ 注意切法

从超市购买的三文鱼，一般都是已经经过处理的条形三文鱼块。将三文鱼放置在砧板上，用刀将三文鱼鱼皮去除，用手轻抚去皮的三文鱼竖断面，如果有鱼刺的话可以用镊子或小剪刀将鱼刺轻轻拔出。余下的鱼块要根据不同的部位选择不同刀法，背部肉质略微坚实，要垂直切下，腹部柔软，刀要倾斜地切入。在切的过程中应注意一定要一刀切下。

◇ 装盘

三文鱼刺身的装盘方法有平面拼摆、四角形拼摆、薄片拼摆和花色拼摆等多种。原料的数量用三、五、七奇数的方法盛放，这是做刺身最有特色的装盘方法。供刺身菜肴时，原料要求有冰凉的感觉，可以先以碎冰打底，铺上保鲜膜后再放生鱼片。

◇ 搭配柠檬汁更健康

吃三文鱼刺身的时候一定不要忘记加入新鲜的柠檬汁，因为生的海鲜都属于高危食品。当三文鱼摆盘之后，因为室温作用，鱼肉的表面已经开始繁殖细菌了，而这些细菌光凭肉眼是很难察觉的。鉴于细菌的生存条件需要pH值的支持，所以在吃三文鱼刺身的时候，一定别忘记加入新鲜的柠檬汁，以达到强酸的效果来抑制细菌的生长和繁殖。

◇ 三文鱼的价格

据悉，市场上三文鱼刺身的正常价格大约在100元/斤左右，而价格偏低的三文鱼，有可能是冰冻而非冰鲜三文鱼，也有可能是别的产地的三文鱼，冒充挪威三文鱼。

超市中，三文鱼刺身的价格每斤在120~140元不等，有的超市甚至卖到了每斤180元的价格。

鱼肉对人体健康的贡献

鱼历来是人们喜爱的食品。古人对鱼也有极高的评价，"鱼之味，乃百味之味，吃了鱼，百味无味"。现代医学研究表明，鱼不但味道鲜美，还对人体有多种保健功能。

◇ 吃鱼能使人开心

研究发现，鱼体内有一种特殊的脂肪酸，它与人体大脑中的"开心激素"有关。它有缓解精神紧张、平衡情绪等作用。不吃鱼或少吃鱼的人，"开心激素"水平往往较低，美国人不常吃鱼，因而患忧郁症的人就多。

◇ 吃鱼能缓解哮喘

新鲜鱼肉中所含的不饱和脂肪酸可阻止或减少人体内炎症介质的产生，而哮喘病的发作正是与炎症介质释放密切相关的。此外，不饱和脂肪酸还具有一定的减轻气管炎症的作用，从而有助于预防哮喘病的发生、复发或减轻哮喘病的症状程度。

◇ 鱼肉含有丰富的 DHA

加拿大科学家通过对患有老年痴呆症患者和健康老人的研究发现，健康老人血液中 DHA 脂肪酸的成分远高于痴呆症的老人，表现有痴呆症状者的血液中 DHA 的含量平均比健康老人少 30%～40%。科学家认为，DHA 是大脑细胞活动和保持活力必需的营养物质，它有助于改善神经的信息传递，增强思维和记忆能力。因此，老年人多吃鱼，可减少痴呆症的发生。

鱼肉对人类的健康有非常积极的意义，但健康在于营养的均衡，任何偏食都会造成健康受损，即使对于鱼类这样的高营养食物也是如此。鲍鱼捞饭吃多了也会造成血脂升高，所以，饮食健康的关键是杂食、均衡、合理。因此，吃鱼要注意这些事项。

（1）没有经验的人，绝不要吃河豚。河豚毒素及河豚酸均可使人中毒致死。

（2）不要吃腐败变质的鱼。腐鱼中含有大量致病菌及毒素，食后会引起肠胃病或食物中毒。

（3）凡青皮红肉的鱼，如鲤鱼、金枪鱼等，必须食用新鲜的，稍有陈滞（尽管还未腐败发味），食之可能引起组胺过敏，轻则皮肤潮红发痒，重则头痛、哮喘，甚至危及生命。

第 4 章 舌尖上的珍宝——水产品

（4）食鱼必须炸熟、炖透，以免感染疾病。

（5）如果鱼新鲜，最好清蒸，这样营养破坏少，味道也鲜美，如果鲜度差，则宜红烧。在烹调时可加适量醋，以保证维生素的稳定性，而且还可促进钙的溶出，有利于人体对鱼钙的吸收。

海鲜虽美味，生吃要谨慎

一到夏天，很多生冷海鲜都出现在大排档上，深受大家的欢迎，海鲜市场的人气也很旺。有的人喜欢生吃海鲜，这就要注意了，很多污染过的生冷海鲜极易让人染病，甚至感染戊肝。因此，生吃海鲜一定要"有讲究"。

海鱼：吃前一定要洗净，去净鳞、腮及内脏，无鳞鱼可用刀刮去表皮上的污腻部分，因为这些部位往往是海鱼中污染成分的聚集地。

贝类：煮食前，应用清水将外壳洗擦干净，并浸养在清水中7~8小时，这样，贝类体内的泥、沙及其他脏东西就会吐出来。

虾蟹：清洗并挑去虾线等脏物，或用盐渍法，即用饱和盐水浸泡数小时后晾晒，用清水浸泡清洗后烹制。

鲜海蜇：新鲜的海蜇含水多，皮体较厚，还含有毒素，需用食盐加明矾盐渍3次，使鲜海蜇脱水3次，才能让毒素随水排尽。经以上处理后可食用。或者清洗干净，用醋浸15分钟，然后用热水焯（100℃沸水中焯数分钟）。

干货：海鲜产品在干制的加工过程中容易产生一些致癌物，食用虾米、虾皮、鱼干前最好用水煮15~20分钟再捞出烹调食用，将汤倒掉不喝。

◇ **海鲜的最佳吃法**

高温加热：细菌大都很怕加热，所以烹制海鲜时，一般用急火熘炒几分钟即可安全，螃蟹、贝类等有硬壳的，则必须加热彻底，一般需煮、蒸30分钟才可食用（加热温度至少100℃）。

与姜、醋、蒜同食：海产品性味寒凉，姜性热，与海产品同食可中和寒性，以防身体不适。而生蒜、食醋本身有着很好的杀菌作用，对于海产品中的一些残留的有害细菌也起到了一定杀除作用。

　　海鲜不宜与啤酒一起食用：食用海鲜时最好不要饮用大量啤酒，否则会产生过多的尿酸，从而引发痛风。吃海鲜应配以干白葡萄酒，因为其中的果酸具有杀菌和去腥的作用。

　　关节炎患者少吃海鲜：因海参、海龟、海带、海菜等含有较多的尿酸，被人体吸收后可在关节中形成尿酸结晶，使关节炎症状加重。

◇ 海鲜一定要够新鲜

　　为了减少吃海鲜引发的食物中毒，应尽量选购活的，尤其是死蟹最好不要买来吃，因为死蟹含有一定的毒素。买新鲜鲍鱼、蛏子或象拔蚌等，可用手碰一碰，会收缩的就是活的。有甲壳的海鲜，在烹调之前要用清水将其外壳刷洗干净。贝壳类海鲜烹煮前，要在淡盐水中浸泡约 1 小时，让它自动吐出泥沙。浸泡时间不宜过长，否则原来新鲜的海鲜反会被其中部分腐烂了的所污染。

金枪鱼
——低脂低热高蛋白

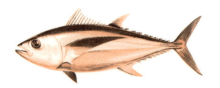

　　金枪鱼是一种大型远洋性重要商品食用鱼。分布在太平洋、大西洋和印度洋的热带、亚热带和温带广阔水域，属大洋性高度洄游鱼类。见于世界暖水海域，与鲭、鲐、马鲛等近缘，同隶鲭科。科内和种间都有很大变异，分类也很不相同。金枪鱼肉色暗红，肉质坚实，无小刺，口感特别，和一般鱼肉大不相同。其中蓝鳍金枪鱼是最名贵的品种。

　　金枪鱼的体温较高，达33℃左右。体温高和新陈代谢旺盛使金枪鱼的反应矫捷迅速，成为超级猎手。金枪鱼的食性较杂，乌贼、螃蟹、鳗鱼、虾及诸如此类的海洋动物都是它的佳肴。

第 4 章 舌尖上的珍宝 ——水产品

▶▶▶ 营养调查

鱼肉中脂肪酸大多为不饱和脂肪酸，所含氨基酸齐全，人体所需 8 种氨基酸均有，还含有维生素及丰富的铁、钾、钙、碘等多种矿物质和微量元素，是现代人不可多得的健康食品。

金枪鱼还含有大量的 EPA，可抑制胆固醇增加和防止动脉硬化，对预防和治疗心脑血管疾病有着特殊的作用。

▶▶▶ 养生功效

金枪鱼是女性美容、减肥的健康食品。鱼肉低脂肪、低热量，还有优质的蛋白质和其他营养素。食用金枪鱼，不但可以保持苗条的身材，而且可以平衡身体所需要的营养，是现代女性轻松减肥的理想选择。

保护肝脏，强化肝脏功能。现代人因紧张的生活节奏、巨大的工作压力、过度疲劳造成的一系列肝病发病率日渐提高。金枪鱼中含有丰富的 DHA、EPA、牛磺酸，能减少血分中的脂肪，利于肝细胞再生。经常食用金枪鱼食品，能够保护肝脏，提高肝脏的排泄功能，降低肝脏疾病的发病率。

有效降低胆固醇含量。金枪鱼中的 EPA、蛋白质、牛磺酸均有降低胆固醇的作用，经常食用，能有效地减少血液中的恶性胆固醇，增加良性胆固醇，从而预防因胆固醇含量高所引起的疾病。

能够激活脑细胞，促进大脑内部活动。DHA 是人类自身无法产生的一种不饱和脂肪酸，它是大脑正常活动所必需的营养素之一。金枪鱼中含有丰富的 DHA，经常食用，有利于脑细胞的再生，提高记忆力。

经常食用金枪鱼能够清除体内多余的盐分，平衡体内水分含量，保持正常的水分指标。

▶▶▶ 营养翻倍的食用方法

用拇指、食指压住鱼块，斜向切入，可以成较大断面，并防止鱼肉碎裂。金枪鱼可以与绿色蔬菜一起食用，味道更佳。

舌尖上的食物 ——吃对了，全家健康

金枪鱼在烤之前，应先将调味料除去（但不要用水洗），以免烤时容易烤焦。

金枪鱼肉质鲜滑柔嫩，入口即化，被称为"大脂肉"。食用方法很多，如生吃、油爆、红烧等。其中生吃被认为是最好的，鱼头、鱼尾烤着吃是经典吃法，制成罐头的油浸金枪鱼也十分可口。

金枪鱼的针骨粗大，熬汤的效果特别好。用金枪鱼制作成的生鱼片，是同类产品中的最高级珍品，在生鱼片中也是价格最高的。

▶▶▶ 食用宜忌

忌 脾胃虚寒等消化系统疾病患者忌食金枪鱼。

宜 健康体质、平和体质、气虚体质、湿热体质、痰湿体质、阴虚体质的人群适合食用金枪鱼。

▶▶▶ 营养食谱

味噌金枪鱼排

● 食材 金枪鱼排2片，味噌3汤匙，酒、糖各2汤匙，水4汤匙。

● 做法 金枪鱼排洗净擦干。将味噌等调味料及水在碗中调匀，放入金枪鱼腌制。烤盘上先铺好铝箔纸，纸上涂少许沙拉油，将金枪鱼排放于纸上移入烤箱。大火烤8分钟后将鱼排翻面，再烤5分钟，至鱼排表面有少许焦黄即可（金枪鱼排在烤之前，应先将味噌等调味料除去，但不要用水洗，以免烤时容易烤焦）。

● 特点 鱼肉鲜嫩多汁，营养丰富。

香酥金枪鱼排

● 食材 金枪鱼排4片，油2杯。

● 做法 冷冻金枪鱼排不需解冻，取出便可直接油炸。锅中将2杯油烧至八分热，放入金枪鱼排，用小火炸。金枪鱼排放入后不要翻动，约炸3分钟后，便可翻面再炸。约炸4分钟后，可开大火再炸半分钟，见金枪鱼已呈金黄色，便可捞出。

● 特点 香脆酥嫩，补充蛋白质。

第 4 章 舌尖上的珍宝——水产品

三文鱼
——健脾胃的水中珍品

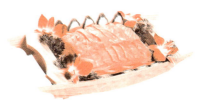

三文鱼又称鲑鱼、大马哈鱼,是一种生长在加拿大、挪威、日本、俄罗斯、中国黑龙江等高纬度地区的冷水鱼类。鱼肉呈橘红色,鲜嫩刺少,含丰富的虾青素和不饱和脂肪酸。鲑鱼肉质紧密鲜美,肉色为粉红色并具有弹性。鲑鱼以挪威产量最大,名气也很大。但质量最好的三文鱼产自美国的阿拉斯加海域和英国的英格兰海域。三文鱼是西餐较常用的鱼类原料之一。

▶▶▶ 营养调查

三文鱼中含有丰富的不饱和脂肪酸,能有效提升高密度脂蛋白胆固醇,降低血脂和低密度脂蛋白胆固醇,防治心血管疾病。

所含的 Ω-3 脂肪酸更是脑部、视网膜及神经系统所必不可少的物质,在鱼肝油中该物质的含量更高。

三文鱼肝油中还富含维生素 D 等,能促进机体对钙的吸收利用,有助于生长发育。

▶▶▶ 养生功效

预防老年痴呆。可以降低血脂和血清胆固醇,防治心血管疾病,所含的 Ω-3 脂肪酸更是脑部、视网膜及神经系统所必不可少的物质,有增强脑功能、防治老年痴呆和预防视力减退的功效。

预防慢性病。三文鱼能有效地预防诸如糖尿病等慢性疾病的发生、发展,具有很高的营养价值,享有"水中珍品"的美誉。

健脾胃。三文鱼肉有补虚劳、健脾胃、暖胃和中的功能。

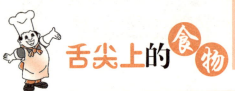

——吃对了，全家健康

▶▶ 营养翻倍的食用方法

切勿把三文鱼烧得过烂，只需把鱼做成八成熟，这样既保存三文鱼的鲜嫩，也可祛除鱼腥味。

最好不要生吃。实验证明，将1毫米厚的生鱼片放入水温为90℃的热水当中，肝吸虫囊蚴一秒钟即能死亡；水温为70℃的时候能够存活5~6分钟；在酱油、醋中，可以存活2~5小时，并且鱼片越厚，杀灭其中染有的寄生虫的时间就越长。

三文鱼在烹调中主要用于烧、炖、蒸、酱、熏或腌；烟熏三文鱼（半生）是西方常用的烹调与保存方法。

三文鱼也是西餐常用鱼之一。其鱼子营养价值很高，可以用来制作红鱼子。

▶▶ 食用宜忌

忌 过敏体质、痛风、高血压患者慎食。孕妇忌食生三文鱼。

宜 一般人群均可食用。适宜心血管疾病、贫血、感冒患者食用。

▶▶ 营养食谱

香煎三文鱼

食材 三文鱼200克，柠檬汁、蜂蜜、老抽各适量。

做法 三文鱼切成0.5厘米厚度的片，加入柠檬汁、蜂蜜和老抽腌制半小时。热锅，倒入橄榄油，三文鱼小火稍微煎下，去生即可，切忌过老。出锅后摆好。热油，加入白糖，起泡后加入老抽，稍微熬制一下。出锅，淋在摆好的三文鱼上。

特点 酸甜可口，补充蛋白质。

烟熏三文鱼

食材 鲑鱼200克，生菜、水瓜柳各25克，吐司100克，橄榄、柠檬汁各15克，油、醋各50克。

做法 将三文鱼片对折后卷拢成花朵状，置于盆中；挤上柠檬汁，旁边放上混合生菜；橄榄横切成片，与水瓜柳一起放在盆内；吐司面包切成薄片，切去四边硬皮，改刀成三角

第 4 章 舌尖上的珍宝
——水产品

形；放入烤箱，烘干后竖放于三文鱼上；用小茶匙舀入少许辣根，放在三文鱼上，并在盆子外侧淋入少许油、醋汁即可。

○ **特点** 烟熏三文鱼成品色泽红润，保持了新鲜三文鱼原有的色彩。加上柠檬汁，清爽可口。

秋刀鱼
——"东洋"的传统料理

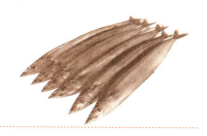

秋刀鱼又叫竹刀鱼，秋刀鱼是颌针鱼目竹刀鱼科秋刀鱼属的唯一一种。其学名取自日本纪伊半岛当地对此鱼种的名称。中文与日文的汉字都是"秋刀鱼"，可能是源自于其体形脩长如刀，同时生产季节在秋天的缘故。秋刀鱼在部分东亚地区的食物料理中是一种很常见的鱼种。秋刀鱼是日本料理中最具代表性的秋季食材之一，最常见的烹制方式是将整条鱼盐烤，搭配白饭、味噌汤、萝卜泥一同食用。秋刀鱼的鱼肠有苦味，但是大多数食客并不把鱼肠去除，而是用酱油或柠檬汁来给盐烤秋刀鱼调味。他们认为酱油的咸鲜味或柠檬的酸味与鱼本身的苦味相结合，才是秋刀鱼的最佳风味。

▶▶ **营养调查**

秋刀鱼体内含有丰富的蛋白质、脂肪酸，据分析，秋刀鱼含有人体不可缺少的甘碳五烯酸（EPA）、廿二碳六烯酸（DHA）等不饱和脂肪酸，EPA、DHA 有抑制高血压、心肌梗死、动脉硬化的作用。DHA 被人们称之为脑黄金，是人类大脑和中枢神经系统发育必需的营养素，有利于婴幼儿的脑部发育。

秋刀鱼体内含有丰富的蛋白质、不饱和脂肪酸和维生素等营养元素，它

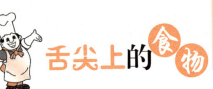
——吃对了,全家健康

的蛋白质含量是所有鱼中的第一名。

秋刀鱼富含维生素 B_{12} 与维生素 E。常吃秋刀鱼即可治疗贫血,有防止衰老的功效。患有胃弱、食欲不振、虚弱体质的人适宜常吃秋刀鱼。

平均每 100 克秋刀鱼的可食用部分的热量大约为 125 大卡,并不是很高,减肥的时候也可以适量食用秋刀鱼,但在减肥时要注意对于热量的消耗,每吃 100 克秋刀鱼,我们可以逛街 65 分钟,或跳绳 17 分钟,或跳舞 25 分钟,或游泳 8 分钟,这样可以将这些热量都消耗掉。

▶▶▶ 养生功效

秋刀鱼含有 EPA 和 DHA,可降低血胆固醇、三醇肝油脂,且降低血压,避免血凝块,有益于高血压或冠状动脉硬化者;含有的丰富的维生素 B 可以延缓衰老;秋刀鱼背上肉色发黑的部分,含有很多防治贫血的维生素 B_{12}。

秋刀鱼属于高脂肪、高蛋白的海水鱼类。据报道,在一定范围内,风味随肌肉脂肪含量的增加而增加,当肌肉脂肪含量达到 3.5%～4.5% 才会有良好的适口性。秋刀鱼的粗脂肪含量很高,故具有很好的口感。

秋刀鱼能抗衰老,这是因为秋刀鱼中含有丰富的维生素 E,同时蛋白质含量也非常丰富,维生素 E 能减缓细胞衰老,能减少皱纹,蛋白质则是构成人体细胞的主要物质之一,滋润与滋补同时进行,防衰老的效果就得以体现了。

▶▶▶ 营养翻倍的食用方法

秋刀鱼等青皮红肉鱼类在适度环境中会产生组胺,引起组胺中毒(过敏性中毒),选购时,要特别注意鲜度质量,尽量加醋烧煮或油炸。建议秋刀鱼装碟时,可洒上炒过的白芝麻,或者挤点新鲜的柠檬汁提味。

煎秋刀鱼时,最好只煎鱼肉那一面,如果煎鱼皮那一面,鱼皮会容易因粘锅而破掉,不太美观。

焖煮秋刀鱼时,中途要揭盖铲松秋刀鱼,避免它粘锅烧糊。

▶▶▶ 食用宜忌

忌 肝硬化患者忌食。

宜 一般人群均可食用。

第 4 章 舌尖上的珍宝 ——水产品

▶▶ 营养食谱

香煎秋刀鱼

食材 秋刀鱼2条,清鸡汤半碗,姜4片,油5汤匙,鲍鱼汁2汤匙,酱油、料酒各1汤匙,白糖1/2汤匙。

做法 洗净秋刀鱼,切除头尾,剖开鱼腹去除鱼的脊梁骨,使鱼背仍相连。姜切成丝待用。秋刀鱼放入碗里,加1汤匙酱油、1汤匙料酒、1/2汤匙白糖和少许姜丝拌匀,让秋刀鱼浸泡其中腌20分钟。倒5汤匙油进锅烧热,将秋刀鱼和腌汁都倒进锅,转小火煎5分钟,不时地铲铲秋刀鱼,避免粘锅。倒入半碗清鸡汤、2汤匙鲍鱼汁,加盖中火焖煮5分钟,再开大火收干汤汁,即可起锅了。

特点 热量低,营养高。

盐烤秋刀鱼

食材 秋刀鱼200克,盐、黑胡椒碎粒、大蒜粉、生姜粉、柠檬汁各适量。

做法 秋刀鱼去除内脏、鱼鳃,洗净沥干。用盐抹秋刀鱼,并洒上黑胡椒粒、生姜粉和大蒜粉(两面都抹盐洒香料),腌15分钟左右。烤箱预热200℃。烤架涂一层油,将腌制好的秋刀鱼排放在烤架上。烤20分钟后,取出,将鱼翻个面,放入烤箱再烤15分钟。滴几滴柠檬汁食用。

特点 制作简单,营养丰富。

鲫鱼

——健脾利湿可通乳

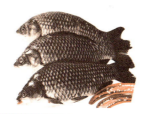

鲫鱼又称鲫瓜子、月鲫仔、土鲫、细头、鲋鱼、寒鲋。鲫鱼体侧扁而高,体较小,背部发暗,腹部色浅,体色因产地而异,多为黑色带金属光泽,嘴上无须,鳞较小,鳍的形状同鲤鱼。鲫鱼肉嫩味美,营养价值较高,但刺细小且多。

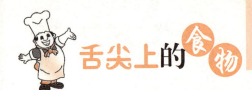
——吃对了,全家健康

营养调查

鲫鱼含大量的铁、钙、磷等矿物质,其营养成分也很丰富,含蛋白质、脂肪、维生素A、B族维生素等。另外,每百克黑鲫鱼中,蛋白质含量高达20克,仅次于对虾。

鲫鱼含有丰富的营养成分,如常食,益体补人。它含有蛋白质、脂肪、糖类、无机盐、维生素A、B族维生素、尼克酸等。

鲫鱼所含的蛋白质质优,氨基酸种类较全面、易于消化吸收。鲫鱼含有少量的脂肪,多由不饱和脂肪酸组成。鲫鱼和其他淡水鱼比较,含糖量较高,多由多糖组成。鲫鱼含有丰富的微量元素,尤其钙、磷、钾、镁含量较高。鲫鱼的头含有丰富的卵磷脂。

养生功效

通乳汁。自古以来鲫鱼就是产妇的催乳补品,吃鲫鱼可以让产妇乳汁充盈。

鲫鱼含有全面而优质的蛋白质,对肌肤的弹力纤维构成起到了良好的强化作用,尤其对压力、睡眠不足等精神因素导致的早期皱纹,有奇特的缓解功效。

鲫鱼所含的蛋白质质优、齐全、易于消化吸收,是肝肾疾病、心脑血管疾病患者的良好蛋白质来源,常食可增强抗病能力。肝炎、肾炎、高血压、心脏病、慢性支气管炎等疾病患者也可经常食用。

中医认为,鲫鱼有健脾利湿、和中开胃、活血通络、温中下气之功效,对脾胃虚弱、水肿、溃疡、气管炎、哮喘、糖尿病有很好的滋补食疗作用;产后妇女炖食鲫鱼汤,可补虚通乳。

营养翻倍的食用方法

在熬鲫鱼汤时,可以先用油煎一下,再用开水小火慢熬,鱼肉中的嘌呤就会逐渐溶解到汤里,整个汤呈现出乳白色,味道更鲜美。煎鱼时,先要在鱼身上抹一些干淀粉,这样既可以使鱼保持完整,又可以防止鱼被煎糊。

第 4 章 舌尖上的珍宝
——水产品

巧去鱼腥味。将鱼去鳞剖腹洗净后,放入盆中倒一些黄酒,就能除去鱼的腥味,并能使鱼滋味鲜美;鲜鱼剖开洗净,在牛奶中泡一会儿既可除腥,又能增加鲜味;吃过鱼后,口里有味时,嚼上三五片茶叶,立刻口气清新。

食用宜忌

忌 感冒发热者不宜多吃。

宜 一般人群均可食用。适宜慢性肾炎水肿、肝硬化腹水、营养不良性浮肿之人食用;适宜孕妇产后乳汁缺少之人食用;适宜脾胃虚弱、饮食不香之人食用;适宜小儿麻疹初期,或麻疹透发不快者食用;适宜痔疮出血、慢性久痢者食用。

营养食谱

鲫鱼豆腐汤

食材 鲫鱼 4 条,豆腐 100 克,金针菇 50 克,胡萝卜 30 克,油、盐、胡椒粉、香油、葱姜各适量,白酒 3 毫升,蒜苗花适量。

做法 小鲫鱼洗净去鳞和内脏,放入锅中煎至两面微黄捞出备用;把煎过的鲫鱼放入砂锅,加入葱姜;加入适量的开水,再加入白酒,加盖大火熬制;豆腐切小块用淡盐水浸泡备用。鱼汤熬至奶白,把葱姜捞出,加入豆腐,再加入金针菇和胡萝卜,加适量的盐继续煮至 10 分钟,加胡椒粉调味。最后撒上一些蒜苗花、淋少许香油关火。

特点 鲫鱼油煎至两面微黄,这样鱼汤不会有腥味。熬制鱼汤要用开水大火熬制,这样鱼汤才会奶白鲜美。

鲫鱼炖豆腐

食材 豆腐 250 克,鲫鱼 500 克,猪肉(肥瘦)、猪油(炼制)各 75 克,韭菜 50 克,大葱 15 克,姜、大蒜(白皮)、盐各 5 克,料酒 20 克,味精 2 克。

做法 将豆腐洗净,切成三四厘米大小的长方块,用开水浸烫一下;韭菜洗净,切成 1 厘米长的段;葱洗净,5 克切末,10 克切段;姜洗净,2 克切末,3 克切片;鲫鱼去鳞

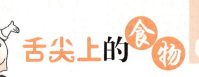

舌尖上的食物 ——吃对了，全家健康

和内脏，洗净，两面都刳上花刀；将猪肉剁成馅和葱末、姜末、盐1克、料酒5克搅匀后，填入鱼肚内；锅架火上，放油烧至六七成热，下入鲫鱼，煎至两面发挺，微黄，烹入料酒，放入鲜汤、葱段、姜片、蒜片，用旺火烧开约5分钟，放入豆腐块，改用中火炖，见鱼肉嫩熟后加入盐、味精和韭菜段，汤汁开后即可出锅食用。

○**特 点** 鲫鱼营养价值很高，可以起到滋阴调理、补虚、养身调理、消除身体水肿以及调理肾脏的功能。

鲤鱼
——明目消肿皆有益

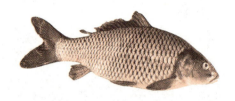

鲤鱼别名龙门鱼、鲤拐子、赤鲤、黄鲤、白鲤、赖鲤。我国古代有崇尚鲤鱼的风俗，常以鲤鱼作为赠礼和祭品。《论语》中记载，孔子的妻子生了儿子，"鲁昭公以鲤鱼赐孔子，孔子荣君之赐，因名子曰鲤，而字伯鱼"。我国人民偏爱鲤鱼，把它视为灵物，称鲤为"樨龙"。据传说鲤鱼跃过龙门而身价百倍，故又把儿子光耀门庭称为"光闾"，把儿子超过父亲叫"跨灶"。这个风俗在日本也很流行，每年男孩节（5月5日）前夕，许多家庭里挂着鲤鱼旗，象征着男孩要像鲤鱼那样勇敢、有出息。由此可见，鲤鱼和人们结下了不解之缘。

▶▶▶ 营养调查

鲤鱼的蛋白质不但含量高，而且质量也佳，人体消化吸收率可达96%，并能供给人体必需的氨基酸、矿物质、维生素A和维生素D。

鲤鱼的脂肪多为不饱和脂肪酸（如EPA和DHA组成），是人体必需的脂

第 4 章 舌尖上的珍宝——水产品

肪酸,有重要的生理作用。

鲤鱼的钾含量较高,可防治低钾血症,增加肌肉强度,与中医的"脾主肌肉四肢"的健脾作用一致。

▶▶▶ 养生功效

消水肿,通乳汁。有补脾健胃、利水消肿、通乳、清热解毒、止嗽下气的功效,对各种水肿、腹胀、少尿、黄疸、乳汁不通皆有益。

鲤鱼的脂肪多为不饱和脂肪酸,能很好地降低胆固醇,可以防治动脉硬化、冠心病,因此,多吃鱼可以健康长寿。

中医学认为,鲤鱼各部位均可入药。鲤鱼皮可治疗鱼鲠;鲤鱼血可治疗口眼歪斜;鲤鱼汤可治疗小儿身疮;用鲤鱼治疗怀孕妇女的水肿、胎动不安有特别疗效。

▶▶▶ 营养翻倍的食用方法

快速去腥法:用 250 克盐溶于 2500 毫升水中,把活鱼放在盐水里,1 小时后泥味即可消失;如是死鱼,则将其放在盐水中泡 2 小时,也可去掉泥味。

鱼腹两侧各有一条同细线一样的白筋,去掉可以除腥味;抽筋时,应在鱼的一边靠鳃后处和离尾部约 3 厘米处各横切一刀至脊骨,再用刀从尾向头平拍,使鳃后刀口内的筋头冒出,用手指尖捏住筋头一拉便可抽出白筋。

▶▶▶ 食用宜忌

忌 凡患有恶性肿瘤、淋巴结核、红斑性狼疮、支气管哮喘、小儿痄腮、血栓闭塞性脉管炎、痈疖疔疮、荨麻疹、皮肤湿疹等疾病之人均忌食;同时鲤鱼是发物,素体阳亢及疮疡者慎食。

宜 一般人群均可食用。适宜肾炎水肿、黄疸肝炎、肝硬化腹水、心脏性水肿、营养不良性水肿、脚气浮肿、咳喘之人食用;适宜妇女妊娠水肿、胎动不安、产后乳汁缺少之人食用。

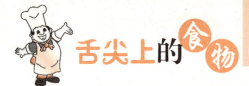

——吃对了,全家健康

营养食谱

回锅鱼片

食材 鲤鱼500克,蒜薹50克,鸡蛋液80克,豆豉、豆瓣酱各10克,葱末、姜末、料酒、酱油、甜面酱、淀粉各5克,白糖8克,盐3克。

做法 蒜薹洗净,切段;把鸡蛋液和淀粉搅拌成糊;将鲤鱼收拾干净,取鱼肉,片成鱼片,用盐、料酒、葱末、姜末腌渍15分钟;将鱼片放入鸡蛋糊中,挂匀。锅置火上,放油烧热,放鱼片炸至金黄色,捞出沥油。留油烧热,煸香豆豉、豆瓣酱、甜面酱。放鱼片和蒜薹炒熟,加盐、酱油、白糖调味即可。

特点 补脾健胃。

红豆鲤鱼汤

食材 鲤鱼1条(约500克),红豆50克,陈皮10克,草果1个,姜片、盐各适量。

做法 先将鲤鱼宰杀,去鳞、腮及内脏,洗净;红豆洗净,浸泡30分钟;陈皮、草果洗净备用。将鲤鱼放入锅中,加入适量水,烧沸后加入红豆及陈皮、草果、姜片,继续熬煮至豆熟时,加入盐调味即可。

特点 利水消肿,能补充蛋白质。

带　鱼
——增强记忆兼抗氧化

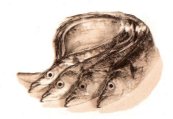

带鱼又叫刀鱼、裙带、肥带、油带、牙带鱼等,属于脊索动物门下脊椎动物亚门中的硬骨鱼纲鲈形目带鱼科,性凶猛,因身体扁长似带而得名,以舟山所产为最佳。青岛、日照黄海沿岸城市称鲙鱼。带鱼主要以毛

第 4 章 舌尖上的珍宝——水产品

虾、乌贼为食，主要分布于西太平洋和印度洋，在中国的黄海、东海、渤海一直到南海都有分布，和大黄鱼、小黄鱼及乌贼并称为中国的"四大海产"。带鱼肉肥刺少，味道鲜美，营养丰富，鲜食、腌制、冷冻均可。

▶▶▶ 营养调查

带鱼含有丰富的微量元素，尤其是硒、钙、磷、镁含量较高。另外，带鱼所含碘、锰等微量元素及维生素A、维生素D的含量也高于淡水鱼。

带鱼全身的鳞和银白色油脂层中还含有一种抗癌成分6-硫代鸟嘌呤，对辅助治疗白血病、胃癌、淋巴肿瘤等有益。

带鱼含有丰富的镁元素，对心血管系统有很好的保护作用，有利于预防高血压、心肌梗死等心血管疾病。

带鱼富含维生素B_1、维生素B_2、烟酸、维生素A等成分。带鱼油脂中含有较多的卵磷脂和多种不饱和脂肪酸。

▶▶▶ 养生功效

中医认为，带鱼有和中开胃、补虚、润肤、祛风、杀虫的作用，对于脾胃虚弱、消化不良、肝炎、皮肤干燥等症，有很好的食疗功效。药理研究证实，带鱼的脂肪含量高于一般鱼类，且多为不饱和脂肪酸，这种脂肪酸的碳链较长，具有降低胆固醇的作用。

降低癌症发生概率。带鱼含有丰富的硒，这种矿物质有抗氧化能力，并且对于预防肝病意义重大，足够量的硒摄入可以极大地降低肝癌的发病率。

提高智力。带鱼有一定的脂肪含量，但不高。这些脂肪绝大部分是Ω-3系列多不饱和脂肪，其中包括DHA和EPA，对于脑部发育、提高智力有很好的帮助。

可以降低血压和血脂，对心血管系统有很好的保护作用，有利于预防高血压、心肌梗死等心血管疾病。常吃带鱼还有养肝补血、泽肤养发健美的功效。

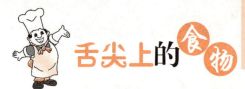

——吃对了，全家健康

▶▶ 营养翻倍的食用方法

带鱼腥气较重，宜红烧、糖醋，不适合清蒸。

吃带鱼时，不要将鱼身表面的银白色油脂去除。因为其具有抗癌、防癌的药用价值。

▶▶ 食用宜忌

忌 过敏性皮肤病、淋巴结核、支气管哮喘患者忌食。

宜 一般人群均可食用，更宜久病体虚、气短乏力、营养不良者食用。

▶▶ 营养食谱

清蒸带鱼

食材 带鱼段150克，腐竹干30克，笋片10克，姜丝15克，葱花5克，盐1克，食用油45克，酱油40克。

做法 将带鱼段去骨，加入笋片备用。将腐竹干用60℃温水浸泡发开；将发好的腐竹铺底，备好的带鱼放上盐1克、食用油10克上蒸笼蒸6分钟；放上姜丝、葱花，淋酱油即可。

特点 肝炎患者食后可改善其症状，也适合营养不良、毛发枯黄者食用。

家常焖带鱼

食材 鲜带鱼1条（约750克），猪油、醋、甜面酱、盐、味精、花椒、大料、葱段、姜片、香菜段、香油各适量。

做法 将带鱼剖腹去掉内脏、杂物，洗净，剁去鱼头及尾尖、鱼鳍，切成长约5厘米的段，撒上盐、醋，腌渍一会儿。将锅洗净，加入猪油，烧至五成热时，投入葱段、姜片、花椒、大料，炸出香味；随即放入甜面酱炒散，烹入醋，注入清水，倒入带鱼段，用大火烧沸；撇去浮沫，改用小火焖约20分钟。待汤汁浓稠后，加味精，撒入香菜段，淋入香油拌匀，盛入盘中。

特点 此菜不但具有暖胃、补虚、泽肤、黑发等功能，而且味道鲜香，肉烂脱骨，食之方便可口。

第 4 章 舌尖上的珍宝——水产品

草 鱼
——血液循环"加速器"

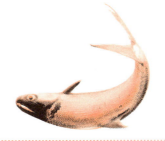

草鱼又称鲩、鲩鱼、油鲩、草鲩、白鲩、草根（东北）、厚子鱼（鲁南）、海鲩（南方）、混子、黑青鱼等。它与青鱼是比较相近的鱼种，体色则近于鲫鱼的体色，有灰白、草黄和金黄等色。

草鱼与青鱼、鳙鱼、鲢鱼并称中国"四大淡水鱼"。草鱼以草为食，故北方饲养草鱼也较多。草鱼背部的颜色为黑褐色，鳞片边缘为深褐色，胸、腹鳍为灰黄色，侧线平直，肉白嫩，骨刺少，适合切做刀作菊花鱼等造型菜。

▶▶▶ 营养调查

草鱼含有丰富的不饱和脂肪酸，对血液循环有利，是心血管病人的良好食物。

草鱼含有丰富的硒元素，经常食用有抗衰老、养颜的功效，而且对肿瘤也有一定的防治作用。

▶▶▶ 养生功效

草鱼味甘、性温、无毒，入肝、胃经；具有暖胃和中、平降肝阳、祛风、治痹、截疟、益肠、明眼目之功效；主治虚劳、风虚头痛、肝阳上亢、高血压、头痛、久疟。

草鱼含有丰富的不饱和脂肪酸，对血液循环有利，是心血管病人的良好食物。

草鱼含有丰富的硒元素，经常食用有抗衰老、养颜的功效，而且对肿瘤也有一定的防治作用。

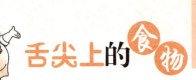

——吃对了，全家健康

对于身体瘦弱、食欲不振的人来说，草鱼肉嫩而不腻，可以开胃、滋补。

▶▶ 营养翻倍的食用方法

烹调时不用放味精就很鲜美。

草鱼要新鲜，煮时火候不能太大，以免把鱼肉煮散。

切鱼方法：鱼肉质细，纤维短，极易破碎，切鱼时应将鱼皮朝下，刀口斜入，最好顺着鱼刺，切起来更干净利落；鱼的表皮有一层黏液非常滑，所以切起来不太容易，若在切鱼时，将手放在盐水中浸泡一会儿，切起来就不会打滑了。

▶▶ 食用宜忌

忌 动脉硬化患者忌食。

宜 一般人群均可食用。冠心病、血脂高患者，小儿发育不良者，水肿、肺结核患者，产后乳少等患者适宜食用（草鱼不宜大量食用，吃得太多，容易诱发各种疮疥）。

▶▶ 营养食谱

红烧草鱼

● **食材** 草鱼1条，猪里脊、香菇各适量，葱、姜、蒜、盐、鸡精、白糖、白酒、胡椒粉、生抽、湿淀粉、香油、食用油各适量。

● **做法** 将草鱼去内脏清洗干净，在鱼的身上切成"井"字，涂上盐稍腌制一会儿；葱、姜、蒜洗净切成末，香菇洗净切成丝，猪里脊肉切成丝；坐锅点火放入大量油，油至六成热时，将整条鱼放入锅中炸至两面金黄色捞出沥干油；坐锅点火，锅内留余油，倒入葱末、姜末、蒜末、香菇丝、肉丝翻炒，加入盐、鸡精、白酒、白糖、草鱼、生抽、胡椒粉、香油，稍焖一会儿，勾薄芡出锅即可。

● **特点** 色鲜味浓。在烧鱼的过程中，尽量减少翻动，为防糊锅可以将锅端起轻轻晃动，这样鱼不易碎。

第 4 章 舌尖上的珍宝
——水产品

糖醋草鱼

🔸**食材** 草鱼1条，鸡蛋1个，料酒45毫升，干淀粉、番茄酱各30毫升，姜丝15克，绵白糖50克，米醋45毫升，盐5克，湿淀粉1汤匙。

🔸**做法** 草鱼去掉鱼头、鳞片和内脏，清洗干净，沿背骨从中间片开，将两侧的鱼肉剔下，再斜刀片成薄块。调入料酒腌制20分钟。鸡蛋磕入碗中，加入干淀粉，搅打成蛋糊。锅中入油，中火烧至七成热时，将鱼片均匀地裹上蛋糊，入油炸至金黄色捞出，沥去油分。摆入盘中。锅内留少许油，放入姜丝煸炒几下，依次加入米醋、绵白糖、番茄酱、盐和40毫升清水，搅动几下，再调入湿淀粉，用铲子沿一个方向搅动，调成糖醋汁。将调好的糖醋汁迅速淋在炸好的鱼片上即可。

🔸**特点** 酸甜适中，开胃。

黄 鱼
——益气填精最适合

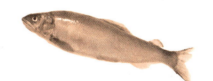

　　黄鱼，又名黄花鱼，属鱼纲、石首鱼科。鱼头中有两颗坚硬的石头，叫鱼脑石，故又名"石首鱼"，是有鳞的海鱼。它的形状像鲆鱼，色灰白，它的背部有三行骨甲，鼻上长有胡须，它的嘴靠近颌下，尾部有分叉。它生长在深水处。黄鱼有大小之分，它们和带鱼一起被称为我国三大海产。端阳节前后是大黄鱼的上市季节，其肉质肥厚略粗老，刺少，一般餐馆卖的多是大黄鱼；清明至谷雨则是小黄鱼的上市季节，其肉嫩味鲜，但刺稍多。黄鱼的做法很多，清蒸、红烧均可，备受人们喜爱。

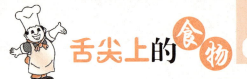

——吃对了,全家健康

▶▶ 营养调查

黄鱼含有丰富的蛋白质、矿物质和维生素,对人体有很好的补益作用,对体质虚弱者和中老年人来说,食用黄鱼会收到很好的食疗效果。

黄鱼含有丰富的微量元素硒,能清除人体代谢产生的自由基,能延缓衰老。

食用黄鱼不必过多担心肥胖的问题,同时它的脂肪类型也是属于我们营养学推荐摄入的Ω-6型脂肪酸,是我们日常饮食中所缺少的,适量的摄入对缓解中老年人的心脑血管疾病大有好处;海鱼里富含DHA,有助于孩子大脑的发育,经常摄入可以让孩子变得更加聪明伶俐。

黄花鱼含有丰富的维生素A、B族维生素以及磷、钙、铁等,无机盐含量高,且鱼肉组织柔软,宜于消化吸收。最妙的在于它的"蒜瓣肉"没有碎刺,最适合老人、儿童和久病体弱者食用。

▶▶ 养生功效

黄鱼味甘咸、性平,入肝、肾二经,有健脾升胃、安神止痢、益气填精之功效。中医认为,黄鱼对贫血、失眠、头晕、食欲不振及妇女产后体虚有良好疗效。

黄鱼具有抗菌效果,相对其他鱼类来说保持新鲜的时间会更长,有渔民曾把黄鱼的生肉贴在墙上跟其他鱼同时贴,发现其他鱼肉先腐烂,而黄鱼却相对新鲜。

▶▶ 营养翻倍的食用方法

黄鱼(小黄花鱼)肉质鲜嫩,适合清蒸,如果用油煎的话,油量需多一些,以免将小黄花鱼肉煎散,煎的时间也不宜过长。

黄鱼(小黄花鱼)的头皮很薄,内有腥味很大的黏液,因此烧小黄花鱼前,揭去头皮,洗净黏液,可防止异味。

黄鱼(小黄花鱼)适合与苹果一起食用。由于黄鱼(小黄花鱼)中含有

第 4 章 舌尖上的珍宝——水产品

丰富的蛋白质、维生素和多种微量元素，而苹果中维生素、微量元素的含量也较为丰富，两者同食，有助于营养的全面补充。

▶▶ 食用宜忌

忌 黄鱼（小黄花鱼）是发物，过敏体质的人应慎食。急慢性皮肤病患者忌食；支气管哮喘、癌症、淋巴结核、红斑狼疮、肾炎、血栓闭塞性脉管炎患者忌食。

宜 一般人群均可食用。黄鱼（小黄花鱼）适宜贫血、失眠、头晕、食欲不振者及妇女产后体虚者食用。

▶▶ 营养食谱

酥炸小黄鱼

食材 小黄鱼、面粉、淀粉、泡打粉、盐各适量。

做法 小黄鱼内脏去掉，洗干净，撒盐，腌制一段时间；面粉和淀粉按照2∶1的比例，放适量泡打粉，用水调成稀糊；把腌制入味的小黄鱼沾匀稀糊，入油锅炸，炸成金黄色捞出来即可。

特点 香酥可口，营养丰富。

黄鱼炖豆腐

食材 黄鱼200克，豆腐、葱、姜、蒜、干红辣椒、淀粉、料酒、酱油、醋、盐、白糖各少许。

做法 黄鱼处理干净，豆腐切块，葱姜切末，蒜切小块，干辣椒掰小段；洗净的黄鱼沥干水；在鱼身上涂一层淀粉；锅烧热，先用姜片在锅壁上擦一遍，再倒入油；油稍热即可将鱼放入煎鱼，2分钟后翻面，再煎2分钟；锅内放入干辣椒、葱、姜、蒜略炒；加入酱油、料酒、盐，接着倒入豆腐块；锅中加热水，没过鱼和豆腐，大火煮开，转中小火，加醋煮约15分钟；出锅前点少许白糖，煮开锅即可。

特点 汤汁浓郁，适合各类人群食用。

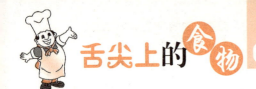

——吃对了,全家健康

鲈 鱼

——月子里的明星食材

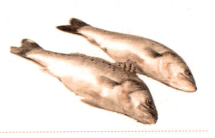

鲈鱼又称花鲈、寨花、鲈板、四肋鱼等,俗称鲈鲛,与长江鲥鱼、黄河鲤鱼和太湖银鱼并称为"四大名鱼"。鲈鱼肉质白嫩、清香,没有腥味,肉为蒜瓣形,最宜清蒸、红烧或炖汤。尤其是秋末冬初,成熟的鲈鱼特别肥美,鱼体内的营养物质也最丰富。古人就专门有对鲈鱼赞美的诗,"江上往来人,但爱鲈鱼美"。鲈鱼以其鲜嫩的肉质、香溢的味道成为众人的最爱,同时还有"淡水石斑"的称号。

▶▶▶ 营养调查

鲈鱼富含蛋白质、维生素A、B族维生素、钙、镁、锌、硒等营养元素;具有补肝肾、益脾胃、化痰止咳之效,对肝肾不足的人有很好的补益作用。

鲈鱼血中还有较多的铜元素,铜能维持神经系统的正常功能并参与数种物质代谢的关键酶的功能发挥,铜元素缺乏的人可食用鲈鱼来补充。

鲈鱼肉所含的蛋白质(包括各种营养成分)容易消化,适合慢性肠炎、慢性肾炎、习惯性流产者食用。

鲈鱼含有大量的不饱和脂肪酸,对高血压、冠心病、动脉硬化和老年性痴呆、记忆力减退、健忘等症有良好的预防和治疗作用。

鲈鱼所含的胶原蛋白有美容养颜的作用,能够滋润皮肤,延缓衰老。

▶▶▶ 养生功效

中医认为,鲈鱼具有补肝肾、益脾胃、化痰止咳之效,对肝肾不足的人有很好的补益作用,还可辅助治疗胎动不安、乳汁分泌少等症。准妈妈和产妇最适合吃鲈鱼,因为它是一种既补身又不会因营养过剩而导致肥胖的营养

第 4 章 舌尖上的珍宝——水产品

食物,还是健身补血、健脾益气、益体安康的佳品。

治百日咳。民间验方有用鲈鱼与葱、生姜煎汤,治小儿消化不良;将鳃研末或煮汤,可用以治疗小儿百日咳,也可治疗妇女妊娠水肿、胎动不安。

益于术后伤口。若手术后食用鲈鱼亦能促进伤口生肌愈合。

▶▶ 营养翻倍的食用方法

鲈鱼剖洗干净后,最好使用厨房纸巾擦干水分后再烹调。烹调鲈鱼时,可适当添加一些富含维生素C的醋或柠檬水,这样可提高铁的吸收率。

为了保证鲈鱼的肉质洁白,宰杀时应把鲈鱼的鳃夹骨斩断,倒吊放血,待血污流尽后,放在砧板上,从鱼尾部跟着脊骨逆刀上,剖断胸骨,将鲈鱼分成软、硬两边,取出内脏,洗净血污即可。

▶▶ 食用宜忌

忌 皮肤病患者、长肿疮的人忌食。

宜 一般人群均可食用。尤其适宜贫血、头晕、水肿患者,胎动不安的孕妇食用。

▶▶ 营养食谱

香烹鲈鱼

食材 豆豉半匙,鲈鱼1条,葱末、姜末、芽菜末、肉末、青椒末、红椒末、盐、酱油、食用油、料酒各适量。

做法 豆豉切碎末;鲈鱼洗净,鱼身两面斜划一字花刀,入热食用油锅中过油,捞出沥干油分,摆入盘中。锅内放油烧热,炒香豆豉,加葱末、姜末、芽菜末、肉末、青椒末、红椒末炒香,加盐、酱油、料酒调味,浇在鱼身上即可。

特点 此菜有补肝肾、益脾胃的效果。

清蒸鲈鱼

食材 鲈鱼1条,葱、姜、红辣椒以及米酒、香油、素蚝油、黑胡椒、盐各适量。

做法 先将鲈鱼剖洗干净,并在鱼身两侧各划上一刀,备用。再将

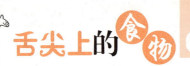

——吃对了,全家健康

葱、姜、红辣椒洗净,切成丝状,备用。把鲈鱼放在蒸盘内,再把葱、姜、辣椒丝的一部分放在鱼腹内,另一部分放在鱼体表面,然后加入米酒、香油、素蚝油、黑胡椒、盐,放在蒸锅内,约15分钟取出即可食用。

特 点 对肝肾功能不足的人有较好的补益作用。

鳝 鱼

——补血消炎的"无鳞公子"

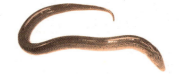

鳝鱼又名长鱼、无鳞公子。黄鳝属合鳃鱼目,合鳃鱼科,黄鳝属。我国分布两种,一种即为常见的黄鳝,还有一种为山黄鳝,在川、云、贵、渝、湘、鄂、皖、豫等地都有分布。除西北外,我国各地江河、湖塘、稻田中均有分布。获得后,除去内脏和头、尾,或剔去骨,洗净鲜用。黄鳝一年四季均产,但以小暑前后者最为肥美,民间有"小暑黄鳝赛人参"的说法。

▶▶▶ 营养调查

鳝鱼中含有丰富的DHA和卵磷脂,经常摄取卵磷脂,记忆力可以提高20%。故食用鳝鱼肉有补脑健身的功效。

鳝鱼中所含的特种物质"鳝鱼素",能降血糖和调节血糖,对糖尿病有较好的治疗作用,加之所含脂肪极少,因而是糖尿病患者的理想食品。

鳝鱼富含DHA和卵磷脂,是构成人体各器官组织细胞膜的主要成分,而且是脑细胞不可缺少的营养成分。

鳝鱼含丰富的维生素A,能增进视力,促进皮膜的新陈代谢。

第 4 章 舌尖上的珍宝——水产品

▶▶▶ 养生功效

据《本草纲目》记载，黄鳝有补血、补气、消炎、消毒、除风湿等功效。黄鳝肉性味甘、温，有补中益血、治虚损之功效，民间用以入药，可治疗虚劳咳嗽、湿热身痒、肠风痔漏、耳聋等症。黄鳝头煅灰，空腹温酒送服，能治妇女乳核硬痛。其骨入药，兼治臁疮，疗效非常显著。其血滴入耳中，能治慢性化脓性中耳炎。

吃鳝鱼有很强的补益功能，特别对身体虚弱、病后以及产后之人更为明显。它的血还可以治疗口眼歪斜。祖国医学认为，它有补气养血、温阳健脾、滋补肝肾、祛风通络等医疗保健功能。

历代名医常用以治病补身，在夏季食用功效更为显著，不仅可以预防夏季食物不消化引起的腹泻，还可以保护心血管。

▶▶▶ 营养翻倍的食用方法

将鳝鱼背朝下铺在砧板上，用刀背从头至尾拍打一遍，这样可使烹调时受热均匀，更易入味。鳝鱼肉紧，拍打时可用力大些。鳝鱼最好是在宰后即刻烹煮食用，因为鳝鱼死后容易产生组胺，易引发中毒现象，不利于人体健康。

▶▶▶ 食用宜忌

忌 瘙痒性皮肤病、红斑狼疮、肠胃不佳者忌食。

宜 一般人群均可食用。尤适宜糖尿病、贫血、子宫下垂、内痔出血患者。

▶▶▶ 营养食谱

紫龙脱袍

食材 鳝鱼500克，冬笋丝、红椒丝、香菇丝各适量，葱、姜丝、香菜各少许，鸡蛋2个（取蛋清），盐、味精各少许，水淀粉、料酒、胡椒粉、香油各适量。

做法 将鳝鱼洗净切丝，用鸡蛋清、水淀粉上浆。起锅放油烧热，下入鳝鱼丝滑散，捞出控油；冬笋丝、红椒丝、香菇丝过油。锅留底油,爆香葱、姜丝,放入鳝鱼、冬笋丝、香菇丝、红椒丝、盐、味精及料酒,翻炒均匀,撒入胡椒粉,淋香油,放香菜即可。

◎ 特点 补气养血,适合身体虚弱者食用。

鳝鱼强筋健骨汤

◎ 食材 鳝鱼1条(重约250克),党参、牛蹄筋各15克,当归10克,料酒、葱段、姜片、盐、肉汤各适量。

◎ 做法 将牛蹄筋温水泡发,然后撕去筋膜,切段;党参、当归洗净切片,装入纱布袋后扎口。鳝鱼宰杀,去内脏,洗去血水,去骨和头,鳝鱼肉切成条,入油锅中炸至金黄色捞出。锅中注入适量肉汤,加入牛蹄筋、鳝鱼肉、盐、药包、料酒、葱、姜,煮至肉和蹄筋熟烂,拣去药包、葱、姜即成。

◎ 特点 消炎,除风湿。

鱿 鱼

——路边摊里的高蛋白美食

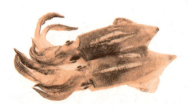

鱿鱼又名枪乌贼、柔鱼、小管仔。鱿鱼属软体动物类,是乌贼的一种,体圆锥形,体色苍白,有淡褐色斑,头大,前方生有触足10条,尾端的肉鳍呈三角形,常成群游弋于深约20米的海洋中。目前市场上看到的鱿鱼有两种:一种是躯干部较肥大的鱿鱼,它的名称叫"枪乌贼";一种是躯干部细长的鱿鱼,它的名称叫"柔鱼"。

▶▶▶ **营养调查**

鱿鱼富含钙、磷、铁元素,利于骨骼发育和造血,能有效治疗贫血。含有的多肽和硒等微量元素有抗病毒、防辐射的作用。

第 4 章 舌尖上的珍宝——水产品

鱿鱼除富含蛋白质和人体所需的氨基酸外，还含有大量的牛磺酸，可抑制血液中的胆固醇含量，缓解疲劳，恢复视力，改善肝脏功能。

每百克干鱿鱼含有蛋白质66.7克、脂肪7.4克，并含有大量的碳水化合物和钙、磷、铁等无机盐。鲜活鱿鱼中蛋白质含量也高达16%～20%，脂肪含量极低，仅为一般肉类的4%左右，因此热量也远远低于肉类食品，对怕胖的人来说，吃鱿鱼是一种好的选择。

鱿鱼不但富含蛋白质、钙、磷、铁，以及硒、碘、锰等微量元素，还含有丰富的DHA（俗称脑黄金）、EPA等高度不饱和脂肪酸，还有较高含量的牛磺酸。食用鱿鱼可有效减少血管壁内所累积的胆固醇，对于预防血管硬化、胆结石的形成都有不错的效果。

养生功效

降低血液中的胆固醇，缓解疲劳，恢复视力。

促进胰岛素的分泌，对糖尿病有预防的作用，促进肝脏的解毒作用，预防由酒精肝引起的肝脏功能损害，所以鱿鱼作为下酒菜是再合适不过的了。

现代医学通过研究发现，鱿鱼中虽然胆固醇含量较高，但鱿鱼中同时含有一种物质——牛磺酸，而牛磺酸有抑制胆固醇在血液中蓄积的作用。只要摄入的食物中牛磺酸与胆固醇的比值在2以上，血液中的胆固醇就不会升高。而鱿鱼中牛磺酸含量较高，因此，食用鱿鱼时，胆固醇只是正常地被人体所利用，而不会在血液中积蓄。

营养翻倍的食用方法

干鱿鱼发好后可以在炭火上烤后直接食用，也可氽汤、炒食和烩食。

干鱿鱼以身干，坚实，肉肥厚，呈鲜艳的浅粉色，体表略现白霜者为上品。

鱿鱼须煮熟透后再食，因鲜鱿鱼中含有一种多肽成分，若未煮透就食用，会导致肠运动失调。

食用宜忌

忌 脾胃虚寒的人应少吃。鱿鱼含胆固醇较多，故高血脂、高胆固醇血症、动脉硬化等心血管病及肝病患者应慎食。鱿鱼是发物，患有湿疹、荨麻疹等疾病的人忌食。

宜 一般人群皆可食用。

营养食谱

干锅鱿鱼

食材 鲜鱿鱼 300 克，洋葱、西芹各 50 克，红椒 1 个，酥花生米、油炸蒜仔各 20 克，干辣椒节 10 克，海鲜酱、叉烧酱、花生酱、辣椒酱、蚝油、精盐、黄酒、胡椒粉、白糖、味精、红油、香油各适量，精炼油 1000 克（约耗 50 克）。

做法 鲜鱿鱼洗净，横切成圈，纳盆，加入精盐、味精稍腌；洋葱、西芹、红椒洗净，均切成菱形块；海鲜酱、叉烧酱、花生酱、辣椒酱、蚝油纳碗，加入白糖、胡椒粉对成干锅调味料。净锅上火，注入精炼油烧至四成热，下入鱿鱼圈、洋葱、西芹、红椒滑熟，倒出沥油。

锅留底油，放入干锅调味料、干辣椒节、油炸蒜仔稍炒，然后倒入滑熟后的鱿鱼圈等原料，烹入黄酒，用大火快速煸炒，最后淋入香油、红油，撒入酥花生米，起锅装入锅仔内，随配酒精炉上桌，即成。

特点 营养丰富，色香味俱全。

香菇鱿鱼汤

食材 水发香菇 50 克，水发鱿鱼 100 克，虾仁、肉末各 20 克，冬笋片 30 克，精盐、白糖、黄酒、胡椒粉、味精、猪油、湿淀粉、葱末、麻油各适量。

做法 先将水发鱿鱼洗净切成斜方块，放在开水中焯一下，捞起沥干。香菇去蒂，洗净成片。炒锅上火，放入猪油烧热，加葱末、肉末、冬笋片、香菇片煸炒。注入清水，然后加入浸泡过的虾仁及黄酒、精盐、白糖，煮开后放入鱿鱼片，片刻后用水淀粉勾芡，加味精、胡椒粉，淋上麻油即成。

特点 有降低胆固醇、保护心血管的功效。

第 4 章 舌尖上的珍宝
——水产品

海 参
——海中的"精氨酸大富翁"

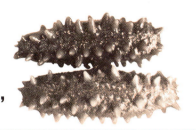

  海参又名刺参、海鼠、海瓜,是一种名贵的海产动物,因补益作用类似人参而得名。海参肉质软嫩,营养丰富,是典型的高蛋白、低脂肪食物,滋味腴美,风味高雅,是久负盛名的名馔佳肴,是海味"八珍"之一,与燕窝、鲍鱼、鱼翅齐名,在大雅之堂上往往扮演着"压台轴"的角色。海参体呈圆柱形,口在前端,口周围有触手,肛门在后端。海参的生长区域很广阔,遍布世界各海洋。我国所产的海参中以刺参、乌参、乌元参、梅花参等经济价值较高。

▶▶ 营养调查

  海参所含胆固醇低,脂肪含量相对少,是典型的高蛋白、低脂肪、低胆固醇食物。

  海参含有硫酸软骨素,有助于人体生长发育,能够延缓肌肉衰老,增强机体的免疫力。

  海参微量元素钒的含量居各种食物之首,可以参与血液中铁的输送,增强造血功能。

  海参号称"精氨酸大富翁",含有 8 种人体自身不能合成的必需氨基酸,其中精氨酸、赖氨酸含量最为丰富。

  海参含有丰富的微量元素,尤其是钙、钒、钠、硒、镁含量较高。

  最近美国的研究学者从海参中萃取出一种特殊物质——海参毒素,这种化合物能够有效抑制多种霉菌及某些人类癌细胞的生长和转移。

▶▶ 养生功效

  促进发育,增强免疫力。赖氨酸被荣称为人体的"生长素"和"脑灵

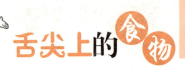

——吃对了,全家健康

素",它也是精子形成的必要成分,能促进人体发育,增强免疫功能,并有提高中枢神经组织功能的作用,故有恢复大脑疲劳、增强记忆力等功效。

美容养颜,消除疲劳;对阳痿、肾虚、神经衰弱等有治疗作用。还有预防皮肤衰老,清除体内过量的自由基,调节女性内分泌,推迟更年期等功效。

抑制血栓的形成,可对抗多种肿瘤的生长和自然转移。调节机体免疫功能;降低血液黏度,抑制栓塞形成。还能促进机体造血功能的恢复,具有强大的抗炎作用。

▶▶ 营养翻倍的食用方法

泡参法:将海参置于冷水中,浸泡30小时左右(海参泡软为止),然后将参剖开,刮掉参内白筋和白皮,洗净后添水上锅加盖煮沸,开锅后用文火煮30分钟左右(视质量掌握时间),待水凉后,换凉水泡3天,每天换1次凉水,春夏秋季一定要置于冰箱保鲜层内,保持较低水温,水以不结冰最好,3天后捞出单独冷冻,以后可以随吃随取。

泡发海参时,切莫沾染油脂、碱、盐,否则会妨碍海参吸水膨胀。

▶▶ 食用宜忌

忌 患急性肠炎、菌痢、感冒、咳痰及大便溏薄、出血兼有瘀滞及湿邪阻滞的患者忌食。

宜 一般人群均可食用。尤其适宜高血压、冠心病、肝炎、肾炎、糖尿病患者食用。

▶▶ 营养食谱

葱油海参

食材 海参100克,葱白、葱姜末、精盐、料酒、酱油、白糖、淀粉各适量。

做法 海参去除内脏,煮透后控去水分,切丝。葱白切段。起油锅烧至六成熟时放入葱段,炸至金黄色时捞出。锅里放入一点葱油,爆香葱姜末,加入海参,加入一点清汤,依次加入精盐、料酒、酱油和一点白糖。烧开后微火煨2分钟,用稀淀粉

第 4 章 舌尖上的珍宝
——水产品

水勾芡，用中火烧透收汁，淋入葱油，盛入盘中即可。

● 特 点 口味清淡，能帮助人体消除疲劳。

清汤海参

● 食 材 水发海参250克，水发玉兰片、水发冬菇、香菜（用叶）、熟猪油各25克，料酒15克，味精3克，盐4克，香油10克，胡椒粉2克，鲜汤适量。

● 做 法 将发好的海参洗净，顺长向切成抹刀片，大的片成3片，小的片成2片；玉兰片洗净，切成片；冬菇洗净，去蒂，破开；香菜洗净。锅内加水，浇沸后下入海参片、玉兰片和冬菇片焯烫一下捞出，控净水，盛在汤碗内。将锅架在火上，放入熟猪油烧至六七成热，加鲜汤、料酒、味精、盐，汤烧开后调好口味，撇去浮沫；将少许沸汤冲在大汤碗内，烫一下海参片，然后把汤滗回锅内，烧开后再将锅内汤盛于汤碗内，撒上胡椒粉，淋入香油，放上洗净的香菜叶即成。

● 特 点 柔软鲜嫩，汤清味醇，滑润爽口。

虾
——勤动脑，多吃虾

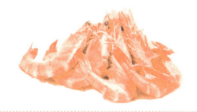

虾也叫海米、开洋，主要分为淡水虾和海水虾。我们常见的青虾、河虾、草虾、小龙虾等都是淡水虾；对虾、明虾、基围虾、琵琶虾、龙虾等都是海水虾。虾的肉质肥嫩鲜美，食之既无鱼腥味，又没有骨刺，老幼皆宜，备受青睐。虾的吃法多样，可制成多种美味佳肴。虾肉历来被认为既美味，又是滋补壮阳之妙品。

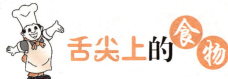 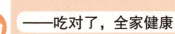——吃对了,全家健康

▶▶ 营养调查

虾的营养极为丰富,蛋白质含量是鱼、蛋、奶的几倍到几十倍。虾含有丰富的钙、铁等矿物质,可以促进骨骼、牙齿的生长发育,预防缺铁性贫血。

虾、小龙虾、对虾,含大量的维生素 B_{12}。同时富含锌、碘和硒,热量和脂肪较低。

日本大阪大学的科学家发现,虾体内的虾青素有助于消除因时差反应而产生的"时差症"。

不管何种虾,都含有丰富的蛋白质,营养价值很高,其肉质和鱼一样松软,易消化,而且无腥味和骨刺,同时含有丰富的矿物质(如钙、磷、铁等),海虾还富含碘质,对人类的健康大有裨益。根据科学的分析,虾可食部分蛋白质占 16%～20%。

▶▶ 养生功效

常吃鲜虾(炒、烧、炖皆可),温酒送服,可医治肾虚阳痿、畏寒、体倦、腰膝酸痛等病症。海虾是可以为大脑提供营养的美味食品。海虾中含有3种重要的脂肪酸,能使人长时间保持精力集中。

虾营养丰富,且其肉质松软,易消化,对身体虚弱以及病后需要调养的人是极好的食物。

虾中含有丰富的镁,镁对心脏活动具有重要的调节作用,能很好地保护心血管系统,它可减少血液中胆固醇的含量,防止动脉硬化,同时还能扩张冠状动脉,有利于预防高血压及心肌梗死。

能增强人体的免疫力和性功能,补肾壮阳,抗早衰。

▶▶ 营养翻倍的食用方法

快速去虾线:虾买回来后,先清洗一下;将虾的长须以及多余的部分剪去;在虾的第二指节处,用牙签抽出虾肠;处理好的虾再清洗一下待用。

烹调虾之前,先用加了桂皮的沸水把虾冲烫一下,味道会更鲜美。海虾属于寒凉阴性类食品,最好与姜、醋等佐料共同食用,既能杀菌,又可以防

第 4 章 舌尖上的珍宝——水产品

止身体不适。

▶▶ 食用宜忌

忌 宿疾者、正值上火之时不宜食虾;体质过敏,如患过敏性鼻炎、支气管炎、反复发作性过敏性皮炎的老年人不宜吃虾;另外虾为动风发物,患有皮肤疥癣者忌食虾。

宜 中老年人、孕妇、心血管病患者及肾虚阳痿、男性不育症、腰脚无力之人更适合食用虾;同时适宜中老年人缺钙所致的小腿抽筋者食用虾。

▶▶ 营养食谱

蒜蓉粉丝虾

◎ 食材 鲜虾10只,龙口粉丝50克,葱、蒜、生抽、黄酒、盐、白糖、油各适量。

◎ 做法 鲜虾洗净,开背挑去虾线,并用刀背将虾肉拍松;处理好的虾加入黄酒和生抽腌制;姜蒜切粒备用,龙口粉丝提前泡好备用。锅里放油,油热后放入蒜蓉煸香;加入生抽、黄酒、盐、白糖调成的酱汁烧开;将浸泡好的粉丝铺在盘子里,码上大虾,浇上蒜蓉酱汁。锅里水烧开,放入蒸8分钟即可,取出撒上葱花,锅里油烧开,淋在表面即可。

◎ 特点 调酱汁的时候可以先尝味道,以免太咸或太淡。

白灼虾

◎ 食材 鲜虾(基尾虾比较常见)1斤,葱段1条,姜2片,芫荽少许,酒1汤匙,芥末酱2汤匙。

◎ 做法 鲜虾剪去须足,挑肠洗净,放入滚水中并加入葱、姜及酒,虾烫熟后捞出,以芫荽装饰。将芥末酱放于小碟内,用来蘸虾吃。烫虾时要留意,只要虾壳变红就可以捞出,以免虾肉灼得太久,肉质不够爽脆。

◎ 特点 做法简单,有补肾壮阳的功能。

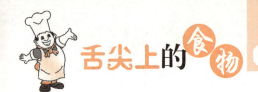

甲 鱼

——清热消瘀五味肉

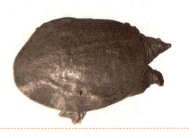

甲鱼又称水鱼、团鱼、鼋鱼,卵生两栖爬行动物。鳖肉味鲜美、营养丰富,有清热养阴、平肝熄风、软坚散结的效果。不仅是餐桌上的美味佳肴,而且是一种用途很广的滋补药品和中药材料。鳖肉具有鸡、鹿、牛、羊、猪5种肉的美味,故素有"美食五味肉"的美称。人们喜爱食用甲鱼,因为它是一种高蛋白、低脂肪的滋补品,尤以500多克重的母鳖为佳。母鳖体厚尾巴短,甲裙厚,肉肥,味美,公鳖则体薄尾巴长。《本草纲目》中就有"鳖可补痨伤,壮阳气,大补阴之不足"的记载。

▶▶▶ 营养调查

甲鱼富含维生素A、维生素E、胶原蛋白和多种氨基酸、不饱和脂肪酸、微量元素。

甲鱼的血含有动物胶、角蛋白、碘和维生素D等成分。

现代医学研究表明,甲鱼肉中含有一种抵抗人体血管衰老的重要物质,常食可以降低血胆固醇,对高血压、冠心病患者有益。吃适量甲鱼有利于产妇身体恢复及提高母乳质量。日本科学家实验还证实,甲鱼有一定的抗癌作用和提高机体免疫的功能。甲鱼中含铁质、叶酸等,能旺盛造血功能,有助于提高运动员的耐力和恢复疲劳。

▶▶▶ 养生功效

甲鱼浑身都是宝,头、甲、骨、肉、卵、胆、脂肪均可入药。《名医别录》中称甲鱼有补中益气之功效。据《本草纲目》记载,甲鱼肉有滋阴补肾、清热消瘀、健脾健胃等多种功效,可治虚劳盗汗、阴虚阳亢、腰酸腿疼、久病泄泻、小儿惊痫、妇女闭经、难产等症。

第 4 章 舌尖上的珍宝——水产品

甲鱼肉及其提取物能有效地预防和抑制肝癌、胃癌、急性淋巴性白血病，并用于防治因放疗、化疗引起的虚弱、贫血、白细胞减少等症。

甲鱼亦有较好的净血作用，常食者可降低血胆固醇，因而对高血压、冠心病患者有益。

甲鱼还能"补劳伤，壮阳气，大补阴之不足"，食甲鱼对肺结核、贫血、体质虚弱等多种病患亦有一定的辅助疗效。

▶▶▶ 营养翻倍的食用方法

杀甲鱼时，要将胆囊取出，将胆汁与水混合，再涂于甲鱼全身，稍等片刻，用清水把胆汁洗掉，然后烹调就可以去除腥味。

甲鱼一定要选用鲜活的，现吃现宰，不要用死甲鱼，否则对身体有害。不论是清蒸还是清炖，甲鱼都应用沸水烫一下，以将表面黑皮去净。

▶▶▶ 食用宜忌

忌 肝炎患者及患有肠胃炎、胃溃疡、胆囊炎等消化系统疾病患者忌食；失眠、孕妇及产后泄泻者忌食；肠胃功能虚弱、消化不良的人慎吃。

宜 一般人群均可食用。尤适宜肝肾阴虚、营养不良、糖尿病、冠心病患者。

▶▶▶ 营养食谱

豆豉烧甲鱼

● **食材** 芋头、蒜苗、葱、姜、豆瓣酱、豆豉、甲鱼、盐、酱油、鸡精、淀粉、食用油各适量。

● **做法** 芋头洗净，切滚刀块；蒜苗择洗干净，切段；姜拍破；豆瓣酱、豆豉剁细拌匀。甲鱼宰杀后，放沸水中氽烫一下，捞出，洗净，剁成小块。锅内放食用油烧热，放入剁好的豆豉、豆瓣酱炒香，甲鱼煸炒至水分干，加入高汤、酱油、盐、姜、葱、芋头，小火慢烧至熟。去掉姜、葱，加入蒜苗节、鸡精略烧，用水淀粉勾薄芡即成。

● **特点** 本品别具风味，是一种营养价值极高的滋补强身佳食。

洋葱炒甲鱼

● **食材** 甲鱼肉 200 克，洋葱

250 克，红萝卜 50 克，花生油、蚝油、海鲜酱、盐、鸡精、酱油、料酒、白糖、生粉、胡椒粉、葱、姜、蒜各适量。

◎ 做法　甲鱼肉切块入盆加酱油、料酒、生粉拌匀腌 10 分钟；洋葱切块，红萝卜切片焯水；姜、蒜切碎，葱切段。炒锅烧热放油，放姜、蒜炒出香味，鳖肉下锅炒干水分，放蚝油、水煮 15 分钟，放洋葱、红萝卜、海鲜酱炒 2 分钟，放盐、白糖、鸡精调味，撒胡椒粉、葱即成。

◎ 特点　增强身体抵抗能力，有养颜美容的功效。

蛤　蜊
——高钙少脂第一鲜

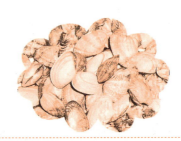

蛤蜊又叫花蛤、文蛤、蚶仔、西施舌、嘎啦。蛤蜊不仅味道鲜美，而且营养也比较全面，实属物美价廉的海产品。其肉质鲜美无比，被称为"天下第一鲜""百味之冠"，江苏民间还有"吃了蛤蜊肉，百味都失灵"之说。它含有蛋白质、脂肪、碳水化合物、铁、钙、磷、碘、维生素、氨基酸和牛磺酸等多种成分，是一种低热能、高蛋白，能防治中老年人慢性病的理想食品。

▶▶▶ 营养调查

蛤肉含糖类、蛋白质、脂肪、菸酸、无机盐、维生素 A、维生素 B_1、维生素 B_2。蛤壳含碳酸钙、磷酸钙、矽酸镁、碘及溴盐等。

蛤蜊的钙质含量在海鲜中颇为凸出。以 100 克重的蛤蜊为例，钙质含量就有 130 毫克，虽然不能跟奶制品相提并论，但也算是不错的钙质源。

蛤蜊的维生素 B_{12} 含量也很丰富。维生素 B_{12} 关系到血液代谢，缺乏者可能出现恶性贫血，尤其是胃部手术后的患者，维生素 B_{12} 吸收率较差，可以多

第4章 舌尖上的珍宝——水产品

摄取一些蛤蜊。

蛤蜊里的牛磺酸,可以帮助胆汁合成,有助于胆固醇代谢,还能维持神经细胞膜的电位平衡,能抗痉挛、抑制焦虑。

▶▶▶ 养生功效

蛤蜊肉含一种具有降低血清胆固醇作用的代尔太7-胆固醇和24-亚甲基胆固醇,它们兼有抑制胆固醇在肝脏合成和加速排泄胆固醇的独特作用,从而使体内胆固醇下降。

人们在食用蛤蜊和贝类食物后,常有一种清爽宜人的感觉,这对解除一些烦恼症状无疑是有益的。

蛤蜊味咸、性凉,含蛋白质、脂肪、糖类和多种矿物质,可以滋阴润燥、化痰明目,对于干咳、失眠等病症有调理作用,对淋巴结肿大、甲状腺肿大也有疗效。

▶▶▶ 营养翻倍的食用方法

蛤蜊等贝类本身极富鲜味,烹制时不要再加味精,也不宜多放盐,以免鲜味反失。另外,要在冷水中放入蛤蜊,以中小火煮至汤汁略为泛白,蛤蜊的鲜味就完全出来了。

蛤蜊最好提前一天用水浸泡才能吐干净泥土。

不要食用未熟透的贝类,以免传染上肝炎等疾病。

贝类中的泥肠不宜食用。

▶▶▶ 食用宜忌

忌 脾胃虚寒、腹泻便溏者,寒性胃痛腹痛者,女子月经来潮及妇人产后,受凉感冒者忌食。

宜 一般人群均可食用。尤适宜高胆固醇、高血脂体质、肺结核咳嗽咯血、阴虚盗汗者和体质虚弱、营养不良者,瘿瘤瘰疬、淋巴结肿大、甲状腺肿大者,癌症患者及放疗、化疗后者,糖尿病、红斑狼疮、干燥综合征患者,黄疸者,尿路感染者,醉酒之人食用。

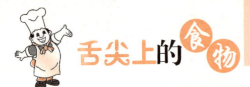

——吃对了,全家健康

▶▶ 营养食谱

蛤蜊豆腐汤

● 食 材 蛤蜊250克,豆腐200克,培根肉1大片,葱1根,姜2片,高汤1碗(500毫升左右),盐1小勺,白胡椒粉适量。

● 做 法 蛤蜊用冷水淘洗几次,放入清水中静置2小时吐净泥沙备用(水中放少许麻油能够促使蛤蜊尽快吐沙)。热锅,把培根肉切小块放入锅中煸出香味,再放入葱姜一起爆香。倒入1碗高汤大火煮开,放入切块的豆腐煮开,再放入蛤蜊,中火加盖煮5分钟,最后调入盐和白胡椒粉即可。

● 特 点 滋阴润燥,宜多食。

蛤蜊肉拌黄瓜

● 食 材 嫩黄瓜3根,沙蛤蜊1斤,蒜泥、香菜碎、盐、糖、陈醋、凉拌酱油、香油、味精各适量。

● 做 法 沙蛤蜊洗净,加没过的凉水,大火煮开,取出蛤蜊肉;把煮蛤蜊的原汤汁倒入蛤蜊肉中,用笊篱旋洗蛤蜊肉,捞出备用。用擀面杖拍碎黄瓜,用手把黄瓜掰成小块。把洗好的蛤蜊肉和黄瓜块混合,加入捣好的蒜泥和切碎的香菜碎,调入适量盐、糖、陈醋、凉拌酱油、味精、香油拌匀装盘即可。

● 特 点 口味鲜香,适合夏季食用。

螃 蟹
——清热散瘀的横行将军

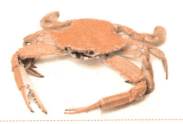

《抱朴子》称蟹为"无肠公子"。螃蟹乃食中珍味,素有"一盘蟹,顶桌菜"的民谚。螃蟹不但味美,且营养丰富,是一种高蛋白的补品。螃蟹属甲壳类动物。我国沿海均产,以渤海湾产的最著名。各地产季不同,

第 4 章 舌尖上的珍宝
——水产品

大多集中在 4~5 月和 9~10 月。螃蟹分头胸部和腹部两部分。头胸部盖以棱形头胸甲，青灰色，前端有一对发达的螯足，后端有四对步足；腹部扁平，肌肉退化，紧贴在头胸甲的腹面，雄蟹腹部呈三角形，俗称"尖脐"，雌蟹腹部呈圆形，俗称"圆脐"。

▶▶▶ 营养调查

螃蟹营养丰富，含有多种维生素，其中维生素 A 高于其他陆生及水生动物，维生素 B_2 是肉类的 5~6 倍，比鱼类高出 6~10 倍，比蛋类高出 2~3 倍。

维生素 B_1 及磷的含量比一般鱼类高出 6~10 倍。每 100 克螃蟹可食部分含蛋白质 17.5 克。螃蟹壳除含丰富的钙外，还含有蟹红素、蟹黄素等。

通过多种研究表明，螃蟹的壳中含有一种叫做甲壳质的物质，从它里面可以提炼一种物质，叫做 ACOS-6，它的性质是低毒免疫激活，这种物质能够起到抑制癌症的作用。

平均每 100 克螃蟹的可食用部分的热量是 95 大卡左右，热量比较低，但在减肥时仍要注意不要吃太多，每吃 100 克螃蟹所吸收的热量相当于游泳约 5 分钟、跳绳 13 分钟或者慢跑 9 分钟。

▶▶▶ 养生功效

中医认为，螃蟹性咸寒，属于食腐动物，食用螃蟹时应该蘸姜末醋汁以祛寒杀菌，不适合单独食用。

蟹肉有清热、散血结、续断伤、理经脉和滋阴等功用；其壳可清热解毒、破瘀清积止痛。

有清热解毒、补骨添髓、养筋接骨、活血祛痰、利湿退黄、利肢节、滋肝阴、充胃液之功效；对于瘀血、黄疸、腰腿酸痛和风湿性关节炎等有一定的食疗效果。

▶▶▶ 营养翻倍的食用方法

螃蟹的鳃、沙包、内脏都积存了数量极高的细菌和毒素，所以在进食时应该拿掉，避免摄入过多毒物。

舌尖上的食物 ——吃对了，全家健康

不应食用醉蟹和腌蟹这些并未完全熟透的螃蟹，应该待蒸熟或煮透后再进食。

中医认为，螃蟹易动风，所以不适宜冷食。

不宜食用死蟹。

食用宜忌

忌 脾胃虚寒、大便溏薄、腹痛隐隐之人忌食螃蟹；风寒感冒未愈者，或宿患风疾，包括顽固性皮肤瘙痒疾患之人忌食；月经过多、痛经、怀孕妇女忌食螃蟹，尤忌食蟹爪。

宜 一般人群均可食用螃蟹。螃蟹适宜跌打损伤、筋断骨碎、瘀血肿痛之人食用。

营养食谱

螃蟹瘦肉汤

食材 螃蟹150克，山药100克，猪瘦肉80克，鲜贝、熟青豆各50克，盐适量。

做法 猪瘦肉洗净，切块，放入沸水中焯烫捞出；螃蟹洗净，放沸水中略焯后捞出备用。山药去皮洗净，切块；鲜贝洗净。煲锅置火上，倒入适量清水煮沸，放入猪瘦肉块、螃蟹、鲜贝、山药，大火煲8分钟。加入熟青豆，加盐调味即可。

特点 清淡、易消化。

香辣蟹

食材 螃蟹300克，葱段、姜片、花椒、干红辣椒、盐、白糖、白酒、料酒、醋、植物油各适量。

做法 将螃蟹放入器皿中，加入适量白酒，螃蟹"醉"后去除鳃、胃、肠，切成块。锅内放植物油烧至三成热时，放入花椒、干红辣椒炒出麻辣香味，加入姜片、葱段、蟹块，倒入料酒、醋、白糖、盐，翻炒均匀，捞出调料，出锅即可。

特点 口味香辣，热量低。

第5章 舌尖上的最佳配角

——蔬菜

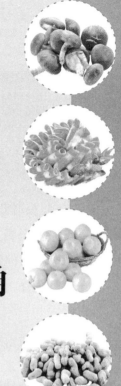
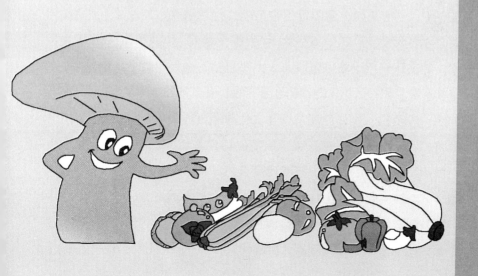

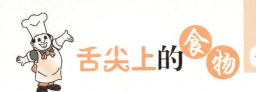
——吃对了,全家健康

蔬菜让身体更健康

菜市场里品种最多的要数蔬菜了,不同种类的蔬菜营养价值也各不相同。营养学家分析了各种蔬菜的营养成分后发现,蔬菜中的蛋白质含量很少,仅2%左右,脂肪则更少,除根、茎类的薯、芋以淀粉为主外,一般蔬菜中碳水化合物含量也不多。因此,蔬菜无法为人体提供大量的热能,尽管如此,它仍然是人体保持健康不可或缺的食物,因为蔬菜含有多种维生素和某些无机盐以及丰富的食物纤维。

◇ **蔬菜含有丰富的维生素**

一切新鲜蔬菜中都含有维生素C,尤其是绿叶蔬菜中含量更高。每天补充一定量的维生素C,可以预防感冒,增强机体对各种疾病的抵抗力。带有橙红色的蔬菜如番茄、胡萝卜、南瓜等都含有较多的维生素A。维生素A可以增强抗病能力,防止出现夜盲症,尤其是胡萝卜,含有极丰富的胡萝卜素。蔬菜的颜色与蔬菜营养价值的高低有一定关系。一般的规律是:颜色越深,所含的胡萝卜素和维生素越多,营养价值越高。

◇ **绿叶蔬菜营养丰富**

在蔬菜中,一般来说,营养价值最高的是绿色蔬菜,如菠菜、芹菜、韭菜、油菜。主要含维生素B_1、维生素B_2和维生素C,以及丰富的胡萝卜素、微量元素。其次是红色或黄橙色蔬菜,主要包括番茄、胡萝卜、南瓜等,含有β-胡萝卜素。如番茄中含有番茄红素,并含有丰富的维生素C,对防癌有积极的作用。浅橙色、浅黄色蔬菜以及白色蔬菜营养价值最低,如菜花、马铃薯、莴笋、茭白等。同一种蔬菜,也是颜色深者比颜色浅者营养价值高,如紫红色的胡萝卜所含的胡萝卜素就比橙黄色的多。胡萝卜在人体内可转变为维生素A,对维持眼睛的正常视力和维持血管弹性都有益,并有预防肿瘤的作用。同一棵菜,也是深色部分比浅色部分营养价值高,如芹菜的叶子含的胡萝卜素和维生素C都比茎部高,所以我们在吃芹菜时不要扔掉叶子。

第 5 章 舌尖上的最佳配角
——蔬菜

◇ 蔬菜还含有矿物质

蔬菜中含有人体必需的矿物质：含钙多的有油菜、香菜、扁豆、小萝卜、芹菜等；含磷多的有蚕豆、香椿、马铃薯、芋头、葱头等；含铁多的有芹菜、香菜、青椒、姜等。蔬菜中的矿物质不仅和人体骨骼、牙齿、神经的健全发育有关，而且由于它含有较多的钙、镁、钠、钾等成分，使蔬菜成为碱性食物，可以中和蛋白质、脂肪产生的酸性，因此可以起到调节人体酸碱平衡的作用。

◇ 蔬菜的膳食纤维

蔬菜含有较多的纤维素。纤维素虽不能被人体吸收，但能把进入肠胃的营养食物加以松动，有助于消化，同时刺激新陈代谢，特别是对过胖的人减肥有利，对活动少的老年人可以降低胆固醇，防止高血压和冠心病。

蔬菜的颜色不但为餐桌上的食物增添了色彩，也蕴含着与人类健康息息相关的营养元素。很多人面对常见的蔬菜却并不了解其所含的营养与特点，那么，尽可能多地了解蔬菜吧，因为这对健康有益。

蔬菜不要这样吃

◇ 吃久存蔬菜

新鲜的蔬菜存放几天后，便会慢慢损失一些维生素。菠菜在20℃的自然条件下时放置1天，维生素C损失达84%。若要保存蔬菜，应在避光、通风、干燥的地方贮存。

◇ 烧好的菜不马上吃

有人为节省时间，喜欢提前把菜烧好，然后在锅里温着等人来齐再吃或下顿热着吃。其实蔬菜中的维生素B_1在烧好后温热的过程中，可损失25%。烧好的白菜若温热15分钟可损失维生素C 20%，保温30分钟会再损失10%，若长达1小时，就会再损失20%。假如青菜中的维生素C在烹调过程中损失20%，溶解在菜汤中损失25%，如果再在火上温热15分钟会再损失20%，共计65%。那么我们从青菜中得到的维生素C就所剩不多了。

◇ 丢弃蔬菜营养最丰富的部分

有人在吃豆芽时只吃上面的芽而将豆瓣丢掉。事实上，豆瓣中含维生素C比芽的部分多2~3倍。再就是做蔬菜饺子馅时把菜汁挤掉，维生素会损失70%以上。正确的方法是，切好菜后用油拌好，再加盐和调料，这样油包菜，馅就不会出汤。

◇ 用小火炒菜

维生素C、维生素B_1都怕热。据测定，大火快炒的菜，维生素C损失仅17%，若炒后再焖，菜里的维生素C将损失59%。所以炒菜要用旺火，这样炒出来的菜，不仅色美味好，而且菜里的营养损失也少。烧菜时加少许醋，也有利于维生素的保存。还有些蔬菜如黄瓜、西红柿等，最好凉拌吃。

◇ 先切菜再冲洗

在洗切青菜时，若将菜切了再冲洗，大量维生素就会流失到水中。

◇ 蔬菜与肉一起炒

有些人为了减肥不食脂肪而偏爱和肉一起炒的蔬菜。最近据研究人员发现，凡是含水分丰富的蔬菜，其细胞之间充满空气，而肉类的细胞之间却充满了水，所以蔬菜更容易吸收油脂，一碟炒菜所含的油脂往往比一碟炸鱼或炸排骨所含的油脂还多。

◇ 喜欢生吃而不洗净

蔬菜的污染多为农药或霉菌。进食蔬菜发生农药中毒的事时有发生。蔬菜亦是霉菌的寄生体，霉菌大都不溶于水，甚至有的在沸水中都安然无恙。它们能进入蔬菜的表面几毫米深。因此食蔬菜时必须用清水多洗多泡，去皮，多丢掉一些老黄腐叶，切勿吝惜，特别是生吃更应该如此，不然，会给你的身体健康带来危害。

新鲜的蔬菜里含有丰富的维生素和无机盐，这些物质对健康都是不可缺少的成分。但如果贮存和加工方法不当，这些营养成分就很容易丢失。所以食用蔬菜时应注意贮存和加工的方法，以减少其营养成分的丢失。

第 5 章 舌尖上的最佳配角
——蔬菜

别用维生素片代替蔬菜

人类对维生素的认识已有300多年历史，它是由波兰科学家命名，称它为"维持生命的营养素"。尽管人体对维生素的需要量比蛋白质、脂肪和碳水化合物等其他营养要小很多，但缺乏任何一种维生素都可能危及生命。维生素通过促使酶的工作，进而使人体的各个功能进入工作状态，以维持人体的正常运行。大部分维生素在人体内不能合成，所以必须靠外源性摄入补充。

蔬菜类食物是人体获取维生素的主要来源。它们不仅可以增加人膳食的品种、滋味、兴趣，调节胃口，更重要的是它们含有人体需要的维生素、膳食纤维、有机酸、碳水化合物、蛋白质、矿物质和脂类等等。维生素片虽然也是用于为人体补充维生素等营养物质，但始终无法完全替代蔬菜。

◇ 蔬菜比维生素片更健康

蔬菜中还含有一些其他营养物质，它们对人体的作用与维生素类似，如生物类黄酮、叶绿素等。蔬菜还含有大量水分，同时也是人体无机盐的重要来源，它能使机体保持酸碱平衡。有的蔬菜中含有膳食纤维，可以促进人体胃肠蠕动，起到清洁肠道促进粪便排泄的作用；还能延缓或减少碳水化合物和脂肪的吸收。研究表明，蔬菜对于疾病具有预防作用。大蒜、胡萝卜、柿子椒、柑橘等具有抗氧化作用，能提高体内超氧化物歧化酶（SOD）的活性，发挥抗癌及延缓衰老的作用。成人每日吃足量的蔬菜水果，不仅可以防癌，同时也能减少心血管疾病、痛风、高血压、动脉硬化、肥胖、便秘等疾病的患病风险。

因此，如果只吃一种或几种维生素片来代替食用蔬菜水果，那么就失去了补充膳食纤维、矿物质等其他营养素的机会，这种结果往往使人体的营养状况失衡，而且使疾病有机可乘。维生素是一个完整的体系，是缺一不可的；如果你只补充一种或者几种，那么就会造成其他种维生素的缺乏。蔬菜中所含的天然维生素并不是单独起作用，而是与其他维生素和营养素相互联合，一起工作。一种维生素补充得过多或不足，都会影响和削弱其他营养素或维生素的作用。

由于化学合成的维生素是与其他维生素的营养素分离的,复方的维生素片各成分间的比例也与天然的不尽相同,所以它们不能产生与天然物质中所含的维生素一样的功效。有些专家将这种现象称为"人造的不如神造的"。与天然维生素相比,维生素片由人工合成,不容易吸收。所以,就获得全面均衡充足的营养而言,吃蔬菜水果远比吃维生素片重要得多。

◎ 摄入足量混搭蔬果

那么如何吃蔬菜水果才能保证人体的维生素所需呢?

一般来说,健康均衡的饮食就足以提供人体充分的维生素与矿物质,避免因缺乏维生素和矿物质而患病。世界卫生组织提出了"天天五蔬果"的宣传口号。其含义是,为保障健康,最好每天吃够5种蔬菜和5种水果。中国营养学会所制定的中国居民平衡膳食宝塔建议:每天应摄入300~500克新鲜蔬菜,其中深色蔬菜最好占一半以上。深色蔬菜是指深绿色、深黄色、紫色、红色等颜色深的蔬菜。每天应摄入200~400克新鲜水果。由于每种蔬菜和水果所含的营养成分各有所异、各有优势,还须均衡搭配,不宜偏爱或偏弃某种水果蔬菜,避免由于挑食造成营养缺乏。

白萝卜

—— 药食同源,生熟亦可

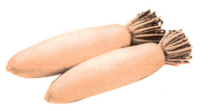

白萝卜又称莱菔、罗服。白萝卜是萝卜的一种,为十字花科植物莱菔的新鲜根。萝卜的品种多,有白、红、青色的,但以白萝卜最为普遍。在我国民间萝卜有"小人参"之美称,也有"萝卜上市、医生没事","萝卜进城,医生关门","冬吃萝卜夏吃姜,不要医生开药方","萝卜一味,气煞太医"之说,还有一个俗语表现了萝卜的益处:"吃着萝卜喝着茶,气得大夫满街爬。"

第 5 章 舌尖上的最佳配角——蔬菜

▶▶ 营养调查

萝卜的含水量较高，约94%，热量较低，膳食纤维、钙、磷、铁、钾、维生素C和叶酸的含量均较高。

萝卜中含有丰富的消化酶，萝卜中的淀粉酶能分解食物中的淀粉、脂肪，使之得到充分的吸收。该消化酶不耐加热，所以萝卜适宜生吃。

萝卜中的芥子油能促进胃肠蠕动，增加食欲，帮助消化。

萝卜含有木质素，能提高巨噬细胞的活力，吞噬癌细胞。

▶▶ 养生功效

萝卜味甘、辛，性凉，入肺、胃、肺、大肠经；可清热生津、凉血止血、下气宽中、消食化滞、开胃健脾、顺气化痰；主要用于腹胀停食、腹痛、咳嗽、痰多等症。

萝卜有特殊的辣味，生食可助消化、健胃消食、增加食欲，吃肉类等油腻食物后吃生萝卜可解腻爽口，过食红薯胃酸胀满烧心时吃生萝卜或嚼咸萝卜可消食顺气。萝卜含较多膳食纤维，可增加粪便体积，促进肠胃蠕动，保持大便畅通，使人体减少吸收废弃物中的有毒和致癌物质，预防肠癌的发生。

萝卜含有的维生素C是抗氧化剂，能抑制黑色素的合成，阻止脂肪氧化和沉积。萝卜还能诱导人体产生干扰素，增加机体免疫力，并能抑制癌细胞的生长，有防癌抗癌的功效。常吃萝卜可降低血脂、软化血管、稳定血压，预防冠心病、动脉硬化、胆石症等疾病。

▶▶ 营养翻倍的食用方法

萝卜不但可以生食、煮汤、炒食、蒸、煎或作为汤料，也可腌制酱菜、黄萝卜、晒制萝卜干（菜脯）等；生长在萝卜上的嫩叶可炒食或腌制成咸菜食用。

▶▶ 食用宜忌

忌 胃及十二指肠溃疡、慢性胃炎、单纯甲状腺肿、先兆流产、子宫脱垂等患者忌食。

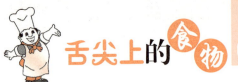

——吃对了，全家健康

宜 一般人群均可食用，特别适宜气管炎、痢疾、便秘、小儿百日咳、糖尿病、高血压、高血脂以及癌症患者食用。

营养食谱

萝卜排骨煲

● **食材** 白萝卜250克，排骨300克，香菜末、胡椒粉、葱花、料酒、盐各适量。

● **做法** 排骨洗净，剁成块；白萝卜洗净切块；两者分别放入沸水中焯透，沥干水分。煲内放入排骨和萝卜块，加适量清水大火煮沸后，转小火继续焖煮45分钟，加盐、料酒、胡椒粉调味，撒上葱花和香菜末即可。

● **特点** 消食化积，排除胀气。适宜消化不良、胃胀者食用。

白萝卜酸梅汤

● **食材** 鲜白萝卜250克，酸梅2颗，盐适量。

● **做法** 把鲜白萝卜洗净，切成薄片。白萝卜与酸梅同放锅内，添加适量的清水，用小火煮1~2小时至熟，加盐调味即可。

● **特点** 宽中行气，生津护肝，适宜病毒性肝炎、慢性胃炎、胃酸缺乏症患者食用。

莴笋

——脆嫩爽口有点苦

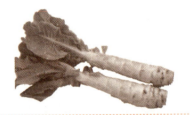

> 莴笋又名莴苣、春菜、生笋、千金菜、茎用莴苣、青笋、莴菜、香马笋。莴笋为菊科，属一年生或两年生草本植物，原产地中海沿岸，约在7世纪初，经西亚传入我国，各地普遍栽培。莴苣分茎用和叶用两种，前者各地都有栽培，后者南方栽培较多，是春季及秋、冬季重要的蔬菜之一。

第 5 章 舌尖上的最佳配角——蔬菜

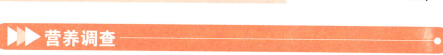

▶▶▶ 营养调查

莴笋含钾量较高，有利于促进排尿，减少对心房的压力，对高血压和心脏病患者有益。莴笋含有少量的碘元素，经常食用有助于消除紧张，帮助睡眠。

莴笋含有非常丰富的氟元素，可参与牙和骨的生长。能改善消化系统和肝脏功能。刺激消化液的分泌，促进食欲。

莴笋的叶富含维生素 A、维生素 B_1、维生素 B_2、维生素 C 和维生素 P，含有相当丰富的铁盐、钙盐和磷盐，作生菜用，有较高的营养价值。儿童多吃莴笋对生长发育很有益处，每天吃 200 克的莴笋叶，即可满足胡萝卜素的需要；吃 500 克的莴笋叶，即可满足维生素 C 的需要。

现代医学研究表明，莴笋中还含有莴苣素、乳酸、苹果酸、天门冬碱、琥珀酸、甘露醇等。莴笋的浆液十分丰富，味道清新，略带苦味，能刺激消化，增加胆汁分泌量，刺激消化道各器官蠕动，有助于增进食欲。

▶▶▶ 养生功效

莴苣味道清新且略带苦味，可刺激消化酶分泌，增进食欲。其乳状浆液，可增强胃液、消化腺和胆汁的分泌，从而促进各消化器官的功能，对消化功能减弱、消化道中酸性降低和便秘的病人尤其有利。

莴苣钾含量大大高于钠含量，有利于体内的水电解质平衡，促进排尿和乳汁的分泌。对高血压、水肿、心脏病人有一定的食疗作用。

莴苣含有多种维生素和矿物质，具有调节神经系统功能的作用，其所含有机化合物中富含人体可吸收的铁元素，对缺铁性贫血病人十分有利。

莴笋中含有较为丰富的尼克酸，被认为是胰岛素的激活剂，糖尿病人适当食用，有助于改善糖代谢功能。莴笋中含钾丰富而钠含量低，适于高血压、心脏病等患者食用，有助于降低血压。另外，对肾炎水肿病人亦有好处。莴笋叶中含较多的菊糖类物质，有镇静、安眠的功效。

▶▶▶ 营养翻倍的食用方法

莴笋怕咸，盐要少放才好吃。

舌尖上的食物——吃对了，全家健康

焯莴笋时一定要注意时间和温度，焯的时间过长、温度过高会使莴苣绵软，失去清脆口感。

莴笋适用于烧、拌、炝、炒等烹调方法，也可用它做汤等。以它为原料的菜肴有"青笋炒肉片""烧笋尖""炝辣青笋"等。

食用宜忌

忌 莴笋中的某种物质对视神经有刺激作用，古书记载莴苣多食使人目糊，停食数天，则能自行恢复，故视力弱者不宜多食，有眼疾特别是夜盲症的人也应少食。

宜 老人、儿童适合食用。

营养食谱

莴笋炖排骨

食材 新鲜莴笋1根，排骨半斤，生姜半块，油、盐各适量。

做法 排骨洗净，用开水焯过；莴笋去皮，切成长方块；生姜切丝。炒锅烧热，倒入清油，油热后倒入生姜，爆香；接着倒入排骨翻炒。约炒5~8分钟，当排骨表面炒得略为焦黄时，加入大碗清水（水量没过排骨表面），用大火煮开，再转为中小火，加盖焖煮。约半个钟点后，锅中汤汁只剩下小半，此时加入切好的莴笋块以及适量食盐，与排骨一起翻炒均匀。把炒锅内的莴笋排骨换入砂锅，加盖，中火炖煮约15~20分钟，让莴笋充分吃透肉汤，入味即可。

特点 帮助调节体内的水电解质平衡。

凉拌莴笋

食材 莴笋2根，麻油、味精、盐、鸡精、辣椒油各适量。

做法 把莴笋切成丝，加少许盐腌，等出水后，把水挤净，放入盘中。往盘中加入麻油、盐、味精、鸡精、辣椒油，如果喜欢的话，可以按个人口味加入一点醋和大蒜。拌匀即可。

特点 凉拌莴笋简单易做，清口宜人。

第 5 章 舌尖上的最佳配角
——蔬菜

胡萝卜
——胡萝卜素数它最多

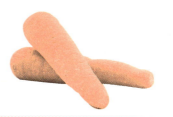

胡萝卜又称黄萝卜、红萝卜。胡萝卜原产于亚洲的西南部,阿富汗为最早演化中心,栽培历史在2000年以上。公元10世纪从伊朗引入欧洲大陆,15世纪见于英国,发展成欧洲生态型,尤以地中海沿岸最多种植。16世纪传入美国。约在13世纪,胡萝卜从伊朗引入中国,发展成中国生态型,以山东、河南、浙江、云南等省种植最多。胡萝卜于16世纪从中国传入日本。

▶▶▶ 营养调查

胡萝卜素转变成维生素A,在预防上皮细胞癌变的过程中具有重要作用,胡萝卜中的木质素也能提高。作为一种抗氧化剂,具有抑制氧化及保护机体正常细胞免受氧化损害的防癌作用。

胡萝卜含有植物纤维,吸水性强,在肠道中体积容易膨胀,是肠道中的"充盈物质"。胡萝卜素既有造血功能,可补充人体所需的血液,从而改善贫血或冷血症,同时含有丰富的钾。

胡萝卜中的维生素A是骨骼正常发育的必需物质,有利于细胞的生殖与增长。

▶▶▶ 养生功效

胡萝卜能降低人的血脂,促进肾上腺素的合成,还有降压、强心作用,是高血压、冠心病患者的食疗佳品。

胡萝卜含有大量胡萝卜素,进入机体后,在肝脏及小肠黏膜内经过酶的作用,其中50%变成维生素A,有补肝明目的作用,可治疗夜盲症。

舌尖上的食物 ——吃对了，全家健康

传统医学认为，胡萝卜有健胃消食、宽肠通便、养肝明目、促进骨骼生长、降血糖、降血脂、美肤、抗衰老、增强免疫力的功效，常食能防止维生素A缺乏引起的疾病。它也是抗氧化剂，有抑制氧化及保护机体正常细胞免受氧化损害的防癌作用。种子为驱蛔虫药，也可做肾脏病的利尿剂。

▶▶ 营养翻倍的食用方法

熟吃胡萝卜比生吃更有营养。因为胡萝卜中的类胡萝卜素为脂溶性物质，只有与食用油或肉类（猪肉、牛肉、羊肉）等脂类结合后才能发挥其营养价值。而生吃的话，类胡萝卜素无法与脂类结合，营养物质不易被消化吸收。

烹制时最好不要放醋，否则会使维生素A原遭到破坏。

不要过量食用。大量摄入胡萝卜素会令皮肤的色素产生变化，变成橙黄色。

▶▶ 食用宜忌

忌 脾胃虚寒者忌食。

宜 一般人群均可食用。更适宜癌症、高血压、夜盲症、干眼症、营养不良、食欲不振、皮肤粗糙者食用。

▶▶ 营养食谱

胡萝卜生鱼汤

食材 生鱼、猪瘦肉各100克，胡萝卜500克，大枣（去核）10枚，陈皮1小片，植物油、盐、鸡精各适量。

做法 胡萝卜去皮、洗净，切厚片；陈皮（浸软、去白）洗净；猪瘦肉洗净，切块；生鱼去鳞、鳃、肠脏，洗净，抹干水，下油锅稍煎黄。把全部材料放入开水锅内，大水煮沸后，小火煲2小时，加少许盐、鸡精即可。

特点 能健胃消食，补充维生素A。

胡萝卜汁

食材 胡萝卜150克，鸡蛋50克，蜂蜜5克，香油3克。

做法 将胡萝卜切成适量大

第 5 章 舌尖上的最佳配角——蔬菜

小，置于研钵中捣碎成泥状取汁。将水烧开，将鸡蛋磕开搅匀，倒入沸水中，再加入胡萝卜汁、蜂蜜、香油即可。

● **特点** 补充植物纤维，减少便秘。

竹 笋
——纯天然低脂低热食物

竹笋又称毛笋、春笋、笋子。竹笋为禾本科植物毛竹等多种竹的幼苗，去竹箨后的可食部分。主要生长于湖南、湖北、江西、浙江等省。竹的种类很多，毛竹是其中之一。它的地下茎称为"竹鞭"，粗壮横行于土中，鞭有节，节侧生芽即为竹笋。笋体肥壮，呈圆筒状宝塔形，上尖下圆，中间有节；笋外壳的脉线和壳毛为黄色；笋肉色白或淡黄，质细嫩，味清香。鲜笋有冬笋和春笋之分，冬笋是在冬天笋尚未出土时挖掘的，质量最好；春笋则是在春天笋已出土时挖掘的，质量较次。

▶▶ 营养调查

竹笋含有丰富的蛋白质、氨基酸、脂肪、糖类、钙、磷、铁、胡萝卜素、维生素 B_1、维生素 B_2、维生素 C。每 100 克鲜竹笋含干物质 9.79 克、蛋白质 3.28 克、碳水化合物 4.47 克、纤维素 0.9 克、脂肪 0.13 克、钙 22 毫克、磷 56 毫克、铁 0.1 毫克，多种维生素和胡萝卜素含量比大白菜含量高 1 倍多。

竹笋的蛋白质比较丰富，人体必需的赖氨酸、色氨酸、苏氨酸、苯丙氨酸以及在蛋白质代谢过程中占有重要地位的谷氨酸和有维持蛋白质构型作用的胱氨酸，都有一定的含量，为优良的保健蔬菜。

▶▶ 养生功效

中医认为竹笋味甘、微寒、无毒。在药用上具有清热化痰、益气和胃、治消渴、利水道、利膈爽胃等功效。尤其是江浙民间以虫蛀之笋供药用，名"虫笋"，为有效之利尿药，适用于水肿、腹水、脚气足肿、急性肾炎水肿、喘咳、糖尿病、消渴烦热等症，嫩竹叶、竹茹、竹沥均可作药用。

竹笋独有的清香，具有开胃、促进消化、增强食欲的作用，可用于治疗消化不良、脘痞纳呆之病症。

竹笋甘寒通利，其所含有的植物纤维可以增加肠道水分的贮留量，促进胃肠蠕动，降低肠内压力，减少粪便黏度，使粪便变软利于排出，用于治疗便秘，预防肠癌。

竹笋具有低糖、低脂的特点，富含植物纤维，可降低体内多余脂肪，消痰、化瘀滞，治疗高血压、高血脂、高血糖症，且对消化道癌肿及乳腺癌有一定的预防作用。

竹笋中植物蛋白、维生素及微量元素的含量均很高，有助于增强机体的免疫功能，提高防病抗病能力。

▶▶ 营养翻倍的食用方法

食用时，一般将竹笋在沸水中煮 5~10 分钟，经高温分解去掉大部分草酸盐和涩味，捞出再配以其他食品烹饪。竹笋不能生吃，单独烹调有苦涩味，味道不好，但竹笋与肉同炒，则味道特别鲜美。鲜竹笋存放时不要剥壳，否则会失去清香味。

▶▶ 食用宜忌

忌 结石、严重胃溃疡、脾虚、肠滑、泄泻者忌食。

宜 一般人群均可，尤其适宜风热感冒或肺热咳嗽、动脉粥样硬化、冠心病、肥胖症患者食用。

▶▶ 营养食谱

竹笋凤爪汤

食材 鸡爪 3 只，竹笋 1 个，冬菇 1 朵，泡发竹荪段、陈皮、盐、鸡精各适量。

做法 竹笋去壳、洗净，切成

第 5 章 舌尖上的最佳配角——蔬菜

滚刀块；冬菇洗净，去蒂后切块；鸡爪洗净，剁去脚趾，用刀斩成两半，再用沸水焯烫后捞出。将鸡爪、竹笋、冬菇、竹荪、陈皮放入锅中，煮沸后加热 10 分钟，放入盐、鸡精调味即可。

◎ 特 点　降脂，美容。

油焖春笋

◎ 食 材　春笋 300 克，油、盐、糖、醋各适量。

◎ 做 法　将笋的外皮剥去，用刀背把笋拍开，切成小块；热锅倒油，油一定要多。油温升高后，改小火，放入笋块，翻搅一下，让每块笋都沾满油，慢火焖。然后，少放一点盐、糖，出锅前淋一点醋，调味，翻炒均匀后，即可出锅。

◎ 特 点　清热化痰，益气和胃。

牛 蒡
——血液的"清道夫"

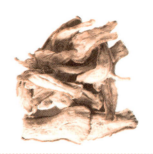

牛蒡又名大力子、黑萝卜、万把钩、牛菜，为菊科 2 年生草本植物。牛蒡原产于中国，以野生为主，公元 940 年前后传入日本，并被培育成优良品种。现日本人把牛蒡奉为营养和保健价值极佳的高档蔬菜。牛蒡凭借其独特的香气和纯正的口味，风靡日韩，走俏东南亚，并引起欧美有识之士的关注，可与人参媲美，有"东洋参"的美誉。牛蒡泡茶，色泽金黄、香味宜人、价比黄金，故在台南被称为"黄金牛蒡茶"。

▶▶ 营养调查

牛蒡根含牛蒡苷、蛋白质、生物碱、维生素 B_1、维生素 B_2 以及人体必需的 17 种氨基酸等，有明显的降低血压、血脂作用，并能有效地抑制癌细胞的滋生与扩散。

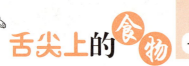
——吃对了,全家健康

每百克牛蒡中含钙量达91.79毫克,是芹菜的9倍;含铁量达50.3毫克,是菠菜的16倍,在日本有"东洋参"之称。

牛蒡根含有人体必需的各种氨基酸,且含量较高,尤其是具有特殊药理作用的氨基酸含量高,如具有健脑作用的天门冬氨酸占总氨基酸的25%~28%,精氨酸占18%~20%,且含有人体必需的宏量元素和微量元素。

牛蒡茎叶含挥发油、鞣质、黏液质、咖啡酸、绿原酸、异绿原酸等。牛蒡果实含牛蒡苷、脂肪油、甾醇、硫胺素、牛蒡酚等多种化学成分。

牛蒡根中含有丰富的膳食纤维,膳食纤维具有吸附钠的作用,并且能随粪便排出体外,使体内钠的含量降低,从而达到降血压的目的。

牛蒡根中钙的含量是根茎类蔬菜中最高的,钙具有将钠导入尿液并排出体外的作用,从而达到降低血压的目的。

▶▶ 养生功效

牛蒡根中含有丰富的膳食纤维,膳食纤维具有吸附钠的作用,并且能随粪便排出体外,使体内钠的含量降低,从而达到降血压的目的。

牛蒡富含食物纤维,能促进血液循环、清除肠胃垃圾、利于通便、降低体内胆固醇,减少毒素、废物在体内积存,从而达到减肥效果。

牛蒡能清理血液垃圾,促使体内细胞的新陈代谢,防止老化,使肌肤美丽细致,能消除色斑、黑褐斑。

牛蒡被誉为大自然的最佳清血剂,它能促进体内细胞的增殖,强化和增强白血球的功能,使T细胞以3倍的速度增长,强化免疫力,对癌症和尿毒症也有很好的预防和抑制作用。

可提升体内细胞活力,促进体内细胞的增殖,强化免疫力。促使体内磷、钙及维生素D在组合上的平衡,维持人体成长。

▶▶ 营养翻倍的食用方法

牛蒡含有大量的铁质,只要暴露在空气中就会氧化成黑褐色,为了避免变色,切好的牛蒡要立刻放入清水中浸泡才不会氧化(将牛蒡丝刨在水里当水变成铁锈色时,必须再换清水,否则不能保持牛蒡的原色),也可将处理好

第 5 章 舌尖上的最佳配角——蔬菜

的牛蒡泡入浓度为 3% 的醋水中 15 分钟，可使牛蒡的色泽更加洁白，也可保有牛蒡本身的特殊香气。

如果买回来的牛蒡还带有叶子，必须先将叶子切除再保存，否则叶子会继续吸收水分，让牛蒡可食用的部分变得干枯；如果真的保存过久，牛蒡已经风干枯萎了，不妨先放在水中浸泡一段时间后再行烹调。

▶▶ 食用宜忌

忌 脾虚便溏者禁服。

宜 一般人均群可食用。

▶▶ 营养食谱

炒牛蒡叶

食材 牛蒡叶 500 克，精盐、味精、葱花、猪油各适量。

做法 将牛蒡叶去杂洗净，入沸水锅焯一下，捞出洗净，挤干水切成块状。油锅烧热，下葱花煸香，投入牛蒡叶、精盐，炒至入味，点入味精，撒放葱花，出锅即成。

特点 食用此菜，可治疗头风痛、烦热、急性乳腺炎等病症。健康人食用能润泽皮肤，轻身延年。

牛蒡根炖鸡

食材 牛蒡根 500 克，鸡 1 只。料酒、精盐、味精、胡椒粉、葱段、姜末各适量。

做法 将牛蒡根洗净，削皮切厚片。将鸡宰杀，去毛、内脏、脚爪后洗净，入沸水锅焯一下，捞出洗去血污。锅内放适量水，放入鸡煮沸，加入料酒、精盐、味精、葱、姜炖烧至肉熟烂，投入牛蒡片烧至入味，加入胡椒粉，出锅即成。

特点 可为人体提供丰富的蛋白质、脂肪、碳水化合物等多种营养成分，具有温中益气、祛风消肿的功效。适用于体虚瘦弱、四肢乏力、消渴、水肿、咽喉肿毒、咳嗽等病症。

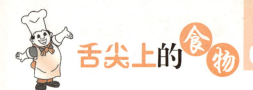

莲 藕
——清热凉血的水中佳品

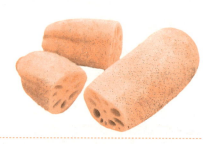

莲藕又称藕、玉玲珑、玉臂龙。藕是莲藕的地下茎的膨大部分，莲藕属睡莲科。藕原产于印度，后来引入中国。在南北朝时代，藕的种植就已相当普遍，迄今已有3000余年的栽培历史。藕在中国南方诸省均有栽培，藕的品种有2种，即七孔藕与九孔藕。江苏省、浙江省一带较多栽培七孔藕，该品种质地优良，它的根茎粗壮，肉质细嫩，鲜脆甘甜，洁白无瑕。莲的各部分名称不同，均可供药用，莲的柄名荷梗，叶名荷叶及荷叶蒂。荷花蕊名莲须，果壳名莲蓬，果实为莲肉或莲子，其中的胚芽名莲心，莲的地下根茎名藕。

▶▶▶ 营养调查

藕的营养价值很高，富含铁、钙等微量元素，植物蛋白质、维生素以及淀粉含量也很丰富，有明显的补益气血、增强人体免疫力作用。故中医称其"主补中养神，益气力"。

莲藕中含有黏液蛋白和膳食纤维，能与人体内的胆酸盐及食物中的胆固醇及甘油三酯结合，使其从粪便中排出，从而减少脂类的吸收。

莲藕含有淀粉、蛋白质、天门冬素、维生素C以及氧化酶成分，含糖量也很高，生吃鲜藕能清热解烦，解渴止呕；如将鲜藕压榨取汁，其功效更甚。

藕含有多种营养及天冬碱、蛋白氨基酸、葫芦巴碱、干酪基酸、蔗糖、葡萄糖等。鲜藕含有20%的糖类物质和丰富的钙、磷、铁及多种维生素。

▶▶▶ 养生功效

莲藕生用性寒，有清热凉血的作用，可用来治疗热性病症；莲藕味甘多

第 5 章 舌尖上的最佳配角
——蔬菜

液，对热病口渴、衄血、咯血、下血者尤为有益。

莲藕对血小板减少性紫癜有一定疗效，对血热引起的出血也有疗效。另外藕粉还可调补脾肾、滋肾养肝、补髓益血。

莲藕可散发出一种独特的清香，还含有鞣质，可健脾止泻，增进食欲，促进消化，有益于胃纳不佳、食欲不振者恢复健康。

莲藕中含有的单宁具有消炎和收敛的作用，可改善肠胃疲劳。还含有一种糖类蛋白质，能促进蛋白质和脂肪的消化，因此可以减轻肠胃负担。

▶▶▶ 营养翻倍的食用方法

在平时食用藕时，往往会将藕节去掉，其实藕节是一味著名的止血良药，其味甘、涩、性平，含丰富的鞣质、天门冬素，专治各种出血如吐血、咯血、尿血、便血、子宫出血等症。民间常用藕节六七个，捣碎加适量红糖煎服，用于止血，疗效甚佳。

煮藕时忌用铁器，以免引起食物发黑。

▶▶▶ 食用宜忌

忌 藕性偏凉，产妇不宜过早食用；藕性寒，生吃清脆爽口，但有碍脾胃功能，脾胃消化功能低下、大便溏泻者不宜生吃。

宜 一般人群均可食用。老幼妇孺、体弱多病者尤宜，特别适宜高热病人、吐血者、高血压、肝病、食欲不振、缺铁性贫血、营养不良者多食用。

▶▶▶ 营养食谱

清炒藕片

● **食材** 鲜藕500克，香油25毫升，辣椒油40毫升，花椒粉1克，醋20毫升，酱油15毫升，香菜、蒜、生姜、味精和盐各适量。

● **做法** 将莲藕去皮洗净后切成片；香菜与生姜洗净切细；蒜去皮后洗净剁成蓉。炒锅置火上，放入清水烧至将沸时，投入切好的藕片焯熟，捞出用凉开水过凉，加入香油、辣椒油、花椒粉、醋、酱油、香菜末、蒜蓉、姜末、味精和盐，拌匀装盘即成。

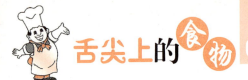

——吃对了,全家健康

◉ 特点 本菜香辣爽口,藕片清脆,可生津解渴。

清炖莲藕汤

◉ 食材 莲藕500克,盐4克,味精2克,胡椒粉2克,鲜汤适量。

◉ 做法 鲜藕去皮洗净,切滚刀块。取一铝锅,加入鲜汤,烧沸后入藕,炖至藕脆爽。下味精、盐、胡椒粉即成。炖的时间不宜过长,以保持藕的脆鲜嫩香。

◉ 特点 藕含水分、淀粉、维生素及多种对人体有益的物质,有益胃健康,还有养血补虚、止泻的功能。

土 豆

——煎炒煮炸样样行

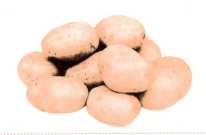

土豆又称马铃薯、地豆子,是茄科茄属植物,多年生草本,但作一年生或一年两季栽培。16世纪中期,土豆被一个西班牙殖者从南美洲带到欧洲,被当成观赏植物栽培。1586年英国人在加勒比海击败西班牙人,从南美搜集烟草等植物种子,把土豆带到英国,后来一位法国农学家——安·奥巴曼奇在长期的观察和亲身实践中,发现土豆不仅能吃,还可以做面包等。从此,法国农民便开始大面积种植,土豆由此走上了千家万户的餐桌。

▶▶▶ 营养调查

土豆是一种粮菜兼用型的蔬菜,在法国,土豆被称作"地下苹果"。土豆的营养素齐全,而且易为人体消化吸收,不仅含有丰富的维生素A和维生素C以及矿物质,还含有优质的淀粉和大量木质素等,被誉为人类的"第二面包"。

土豆所含的维生素是胡萝卜的2倍、大白菜的3倍、西红柿的4倍,维生素C的含量为蔬菜之最。专家们发现,在前苏联、保加利亚、厄瓜多尔等国

第 5 章 舌尖上的最佳配角 ——蔬菜

著名的长寿之乡里,人们的主食就是马铃薯。

土豆中的蛋白质比大豆还好,最接近动物蛋白。土豆还含丰富的赖氨酸和色氨酸,这是一般粮食所不可比的。

土豆还是富含钾、锌、铁的食物。所含的钾可预防脑血管破裂。它所含的蛋白质和维生素 C,均为苹果的 10 倍,维生素 B_1、维生素 B_2、铁和磷的含量也比苹果高得多。从营养角度看,它的营养价值相当于苹果的 3.5 倍。

▶▶ 养生功效

土豆对人体有很奇妙的作用。瘦人吃能变胖,胖人吃能变瘦,常吃身段会变得苗条起来。土豆具有减肥、保持血管弹性、排钠保钾等作用。

土豆有很好的呵护肌肤、保养容颜的功效。新鲜土豆汁液直接涂敷于面部,增白作用十分显著。土豆可以影响人的情绪,这是因为它里面含有的矿物质和营养元素能作用于人体,可改善精神状态。

传统医学认为,土豆有和胃、调中、健脾、益气的作用,对胃溃疡、习惯性便秘、热咳及皮肤湿疹也有治疗功效。土豆所含的纤维素细嫩,对胃肠黏膜无刺激作用,有解痛或减少胃酸分泌的作用。常食土豆已成为防治胃癌的辅助疗法。

▶▶ 营养翻倍的食用方法

已经长芽的土豆禁止食用,大量食用会引起急性中毒。

吃土豆一定要去皮,土豆皮中含有生物碱,大量食用会有恶心、腹泻等现象。

削皮后的土豆不能马上烧煮,应浸在凉水中,以免氧化发黑,但注意不要泡得太久而致使水溶性维生素等营养流失。

▶▶ 食用宜忌

忌 孕妇慎食。

宜 一般人群均可食用。尤宜低蛋白饮食的肾病患者、糖尿病患者食用。

舌尖上的食物 ——吃对了，全家健康

▶▶ 营养食谱

土豆泥

● 食材　土豆若干，盐、鸡精、豆粉、黑胡椒、甜面酱和白糖、猪肉碎各适量。

● 做法　土豆削皮切块，煮好用漏勺捞出，浸水；加入盐、鸡精、豆粉、黑胡椒、甜面酱和白糖、熟猪肉碎，搅拌成泥即可。

● 特点　简单易做，很适合水肿型肥胖者食用，有瘦腿的功效。

牛骨烧土豆

● 食材　牛骨200克，土豆150克，胡萝卜50克，姜片、八角、葱、干辣椒、牛肉酱、料酒、生抽、老抽、盐各适量。

● 做法　冷水加牛骨、姜块煮开，捞出温水洗净备用。锅里放油，小火炒姜片、八角、葱。放入牛骨，煸炒出水分，肉微黄时放入干辣椒、牛肉酱，煸炒均匀后，依次放料酒、生抽、老抽，翻炒均匀。兑入温水淹没食材，大火烧开后改小火炖40～60分钟，放入土豆和胡萝卜，调入盐，大火收汁即可。

● 特点　最家常的做法，香浓好味。

芋头
——主食不够芋头来凑

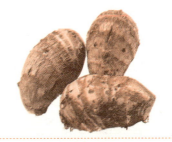

芋头又称芋、芋艿，是天南星科植物的地下球茎，形状、肉质因品种而异，通常食用的为小芋头。多年生块茎植物，常作一年生作物栽培。叶片盾形，叶柄长而肥大，绿色或紫红色；植株基部形成短缩茎，逐渐累积养分肥大成肉质球茎，称为"芋头"或"母芋"。

第 5 章 舌尖上的最佳配角——蔬菜

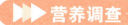

▶▶ 营养调查

芋头的营养价值很高，块茎中的淀粉含量达70%，既可当粮食，又可做蔬菜，是老幼皆宜的滋补品，秋补素食一宝。芋头还富含蛋白质、钙、磷、铁、钾、镁、钠、胡萝卜素、烟酸、维生素C、维生素B_1、维生素B_2、皂角苷等多种成分。

芋头含有一种黏液蛋白，被人体吸收后能产生免疫球蛋白，或称抗体球蛋白，可提高机体的抵抗力。故中医认为芋头能解毒，对人体的痈肿毒痛有抑制消解作用，可用来防治肿瘤及淋巴结核等病症。

芋头为碱性食品，能中和体内积存的酸性物质，调整人体的酸碱平衡。芋头含有丰富的黏液皂素及多种微量元素，可帮助机体纠正微量元素缺乏导致的生理异常，同时能增进食欲，帮助消化，故中医认为芋头可补中益气。

▶▶ 养生功效

祖国医学认为，芋头性味甘、辛，入肠、胃经。具有益胃、宽肠、通便散结、补中益肝肾、填精益髓等功效。对辅助治疗大便干结、甲状腺肿大、瘰疬、乳腺炎、虫咬蜂蜇、肠虫癖块、急性关节炎等病症有一定作用。

多吃芋头可防治癌瘤，同时，对于癌症手术或术后放疗、化疗及其康复过程中的病人，常吃芋头有辅助治疗的作用。芋头含有大量的淀粉、矿物质及维生素，既是蔬菜，又是粮食，可熟食、干制或制粉。由于芋头的淀粉颗粒小，仅为马铃薯淀粉的1/10，故其消化率很高。

▶▶ 营养翻倍的食用方法

芋头，是一种脾气固执的植物，可以说是"油盐不进"。烹煮时，在还没有烧透前不能调味，否则会使得芋头过早吸收了调味料而不易酥软，甚至变得更坚硬。

芋头的食用方法很多，煮、蒸、煨、烤、烧、炒、烩均可。最常见的做法是芋头烧肉或将芋头切成丁块，与玉米掺在一起煮粥。应该注意的是，芋头含较多淀粉，一次不能多食。

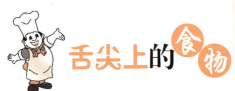

舌尖上的食物——吃对了，全家健康

▶▶▶ 食用宜忌

忌 有痰、过敏性体质（荨麻疹、湿疹、哮喘、过敏性鼻炎）、小儿食滞、胃纳欠佳以及糖尿病患者应少食；食滞胃痛、肠胃湿热者应忌食。

宜 特别适合身体虚弱者食用。

▶▶▶ 营养食谱

芋头扣肉

● **食材** 带皮五花肉200克，大芋头1/3个，八角1个，大蒜2瓣，盐1/2茶匙，蜂蜜1茶匙，老抽1汤匙（15毫升），腐乳汁2汤匙，油1汤匙，勾芡用水淀粉100毫升。

● **做法** 芋头去皮备用；五花肉洗净放入汤锅中，加入八角，将五花肉煮至七成熟后捞出。用牙签在煮好的肉上扎一些小孔，用5毫升左右老抽均匀地涂抹五花肉表面；涂好老抽的五花肉切片，芋头切稍厚的片，大蒜切碎备用。将盐、蜂蜜、5毫升老抽、腐乳汁、油和大蒜碎混合成调味汁备用；芋头片和肉片在调料中拌匀，使每片尽可能涂匀调料。涂好的芋头一层、肉片一层，整齐地码在碗里，上锅蒸30分钟，扣肉蒸好后，另起锅将水淀粉和5毫升水加热勾芡，浇至刚才蒸好的扣肉上即可。

● **特点** 有健脾、利湿、消痒的功效。

芋蓉西米露

● **食材** 芋头1个，西米100克，冰糖100克，椰奶100毫升，清水200毫升。

● **做法** 芋头去皮、洗净后切成丁，放入蒸锅内蒸20分钟至熟，然后取1/3熟芋头丁留起来备用，剩下的2/3放入搅拌机进一步加工成芋蓉。锅内烧一锅沸水，沸腾时倒入西米，煮10分钟至中间只剩一个小白点后熄火，盖上锅盖闷10分钟，西米就全熟透了（煮的过程中需要不时搅拌防止粘底）。把煮好的西米过冷水后捞出，锅里倒入清水放入冰糖煮溶，然后将芋蓉放入锅内搅拌均匀后放入之前的1/3份芋头丁一起煮，再倒入椰奶搅拌均匀，煮开后放入煮好的西米拌匀即可熄火。

● **特点** 香甜可口，制作简单。

第 5 章 舌尖上的最佳配角——蔬菜

山 药
——物美价廉治胃炎

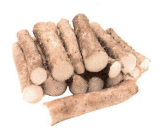

山药又称山芋、土薯、山薯，在人类出现以前就存在，由一种很古老的开花植物进化而来。山药营养丰富，自古以来就被视为物美价廉的补虚佳品，既可作主粮，又可作蔬菜，还可以制成糖葫芦之类的小吃。主产于我国河南省博爱、沁阳、武陟、温县等地，河北、山西、山东及中南、西南等地区也有栽培。

▶▶▶ 营养调查

山药所含的热量和碳水化合物只有红薯的一半左右，不含脂肪，蛋白质含量较红薯高。山药的主要成分是淀粉，其中的一部分可以转化为淀粉的分解产物糊精，糊精可以帮助消化，所以山药是可以生吃的芋类食品。

山药含有多种微量元素，尤其钾的含量较高；所含维生素的种类和数量较少，不含维生素 B_{12}、维生素 K、维生素 P、维生素 D，几乎不含胡萝卜素。

山药含有淀粉糖化酶、淀粉酶等多种消化酶。特别是它所含的能够分解淀粉的淀粉糖化酶，是萝卜中含量的 3 倍，胃胀时食用，有促进消化的作用，可以去除不适症状。

山药具有一种被称为黏蛋白的物质，这种物质可以防止黏膜损伤，并且可在胃蛋白酶的作用下保护胃壁，预防胃溃疡和胃炎。

▶▶▶ 养生功效

山药含有黏蛋白、淀粉酶、皂苷、游离氨基酸、多酚氧化酶等物质，且含量较为丰富，具有滋补作用，为病后康复食补之佳品。

山药不含脂肪，而且所含的黏蛋白能预防心血管系统的脂肪沉积，防止动脉过早地发生硬化。

山药可增加人体 T 淋巴细胞，增强免疫功能，延缓细胞衰老，有延年益寿之功效。所含的多糖物质与无机盐类相结合，可以形成骨质，使软骨具有一定弹性。

▶▶▶ 营养翻倍的食用方法

山药削皮后或者切开处与空气接触后会变成紫黑色，这是由山药中所含的一种酶所导致的。削皮后，将山药放入醋水中可以防止变色。

山药生吃比煮着吃更容易发挥所含的酶的作用。另外，把山药切碎比切成片食用更容易消化吸收其中的营养物质。

▶▶▶ 食用宜忌

忌 湿盛中满或有实邪、积滞者慎服。

宜 适合体质虚弱、乏力、肺虚久咳、痰多喘咳、腰膝酸软、糖尿病、食欲不振、久泻久痢之人常服。

▶▶▶ 营养食谱

番茄炒山药

● 食 材 山药 200 克，番茄 100 克，盐、味精、食用油、葱各适量。

● 做 法 将山药去皮、洗净、切片，番茄切块。锅内倒入适量食用油，油烧开后放入葱花爆锅。将切好的番茄倒入锅内煸炒，炒至番茄成为浆状，加入切好的山药片煸炒几下。然后加入适量的水，盖上锅盖稍煮片刻，开锅后放入盐、味精，炒匀后即可出锅。

● 特 点 此菜有生津益肺、补脾养胃的功效。

橘皮山药粥

● 食 材 大米 100 克，干橘皮 15 克（或鲜橘皮 30 克），淮山药 100 克。

● 做 法 将大米淘洗干净；山药洗净去皮，剁成米粒大小的碎末；橘皮冲洗干净放入锅中，水开后转小火，煎 15～20 分钟取汁；过滤后的橘

第 5 章 舌尖上的最佳配角
——蔬菜

皮汁倒入高压锅中,加入大米和山药,将锅盖盖好,按下煮粥键(10分钟)即可。

● **特点** 滋阴润燥,止咳。

洋 葱
——心脏的健康卫士

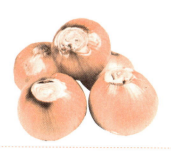

洋葱,又名葱头、圆葱,是一种很普通的廉价家常菜。国人常惧怕其特有的辛辣香气,而在国外它却被誉为"菜中皇后",营养价值不低。洋葱为百合科草本植物,2年生或多年生植物,原产亚洲西部,在我国各地均有栽培,四季都有供应。洋葱供食用的部位为地下的肥大鳞茎(即葱头)。根据其皮色可分为白皮、黄皮和红皮三种。其中白皮种鳞茎小,外表白色或略带绿色,肉质柔嫩,汁多辣味淡,品质佳,适于生食。

▶▶▶ 营养调查

洋葱营养丰富,且气味辛辣,能刺激胃、肠及消化腺分泌,增进食欲,促进消化。且洋葱不含脂肪,其精油中含有可降低胆固醇的含硫化合物的混合物,可用于治疗消化不良、食欲不振、食积内停等症。

洋葱是目前所知唯一含前列腺素A的。前列腺素A能扩张血管、降低血液黏度,因而会产生降血压、增加冠状动脉的血流量、预防血栓形成的效果。既能对抗人体内儿茶酚胺等升压物质的作用,又能促进钠盐的排泄,从而使血压下降,经常食用对高血压、高血脂和心脑血管病人都有保健作用。

洋葱中含有一种名为"栎皮黄素"的物质,这是目前所知最有效的天然抗癌物质之一,它能阻止体内的生物化学机制出现变异,控制癌细胞的生长。

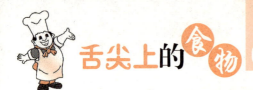

——吃对了，全家健康

▶▶ 养生功效

中医认为，洋葱具有润肠、理气和胃、健脾消食、发散风寒、温中通阳、化积、提神健体、散瘀解毒等功效，可用于外感风寒无汗、鼻塞、食积纳呆、宿食不消、高血压、高血脂、痢疾等。

洋葱具有发散风寒的作用，是因为洋葱鳞茎和叶子含有一种称为硫化丙烯的油脂性挥发物，具有辛辣味，这种物质能抗寒，抵御流感病毒，有较强的杀菌作用。

洋葱有一定的提神作用，它能帮助细胞更好地利用葡萄糖，同时降低血糖，供给脑细胞热能，是糖尿病、神志萎顿患者的食疗佳蔬。

洋葱所含的微量元素硒是一种很强的抗氧化剂，能消除体内的自由基，增强细胞的活力和代谢能力，具有防癌、抗衰老的功效。

洋葱中含有植物杀菌素如大蒜素等，因而有很强的杀菌能力。嚼生洋葱可以预防感冒。

▶▶ 营养翻倍的食用方法

感冒的时候，喝加了洋葱的热味噌汤，很快就可发汗退热。如果鼻塞，以一小片洋葱抵住鼻孔，洋葱的刺激气味会促使鼻子瞬间畅通起来。如果咳嗽，以纱布包裹切碎的洋葱，覆盖于喉咙到胸口，也可以很快抑制咳嗽。

▶▶ 食用宜忌

忌 皮肤病患者忌食。

宜 一般人群均可食用，尤其适宜高血压、肠道疾病的患者食用。

▶▶ 营养食谱

炝洋葱

食材 洋葱、干辣椒、盐、白糖、醋、酱油、味精、花椒、水淀粉、食用油各适量。

做法 将洋葱去老皮，洗净后切片待用；干辣椒切成小段。用碗将盐、白糖、醋、酱油、味精、水淀粉兑成味汁。炒锅置火上，放食用油烧

第 5 章 舌尖上的最佳配角
——蔬菜

至六成热时，下辣椒段和花椒炸至呈棕色，即放入洋葱片约炒2分钟，加调味汁，汁收浓时起锅即成。

● **特点** 此菜脆嫩爽口，麻辣酸甜，具有发散风寒的作用，能够预防感冒。

香酥洋葱圈

● **食材** 面粉1/2杯，牛奶8汤匙，鸡蛋1个，食用油1汤匙，盐1/4匙，洋葱1个，面包粉适量。

● **做法** 在碗中混合面粉、牛奶、鸡蛋、食用油和盐，搅拌至均匀没有颗粒。将洋葱切成5～6厘米宽的圆片，并将其分成洋葱圈。在锅中烧热食用油，至七成热；将切好的洋葱圈浸入面糊中，让洋葱圈都均匀裹上面糊，再捞起并滤掉多余的面糊，放入面包粉盘中均匀滚上一层粉；放入油锅中，炸2～3分钟至金黄色，中途略为搅动翻面，使炸出来的洋葱圈颜色均匀，炸好后盛于盘中，可以直接食用，也可以蘸番茄酱食用或撒上盐和黑胡椒粉食用。

● **特点** 健胃消食，润肠利尿。

红 薯
——补虚益气营养全

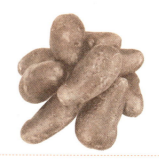

红薯又名番薯、甘薯、山芋、番芋、地瓜、红苕、线苕、白薯等。其之所以称番薯，大抵是因为它是"舶来品"之故。番薯最早由印第安人培育，后来传入菲律宾，16世纪时，有两个在菲律宾经商的中国人设法将一些番薯藤编进竹篮和缆绳内，运回了老家，遂种植遍及中华大地。多少年来，由于红薯易种易得，售价低廉，人们逐渐淡忘了它在异邦的珍贵和引种的风险，只作为粗粮和饲料看待。其实，番薯有极高的营养价值，在日本被誉为长寿食品，同时又具有很好的药用功效。

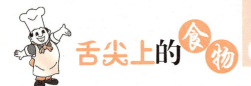

——吃对了,全家健康

▶▶▶ 营养调查

红薯味道甜美,营养丰富,又易于消化,可供大量热能,在非洲和亚洲的部分国家,人们还以红薯为主食。

红薯含有丰富的糖、蛋白质、纤维素和多种维生素,其中β-胡萝卜素、维生素 E 和维生素 C 尤多。特别是红薯含有丰富的赖氨酸,而大米、面粉恰恰缺乏赖氨酸。红薯与米面混吃,可以得到更为全面的蛋白质补充。

红薯含纤维相当于米面的 10 倍,其质地细腻,能加快消化道蠕动,有助于清理肠胃,缩短食物中有毒物质在肠道内的滞留时间,减少便秘的发生。同时纤维素能吸收一部分葡萄糖,使血液中含糖量减少,有助于预防糖尿病。

▶▶▶ 养生功效

红薯含有大量的糖、蛋白质、脂肪和各种维生素及矿物质,能有效为人体所吸收,防治营养不良症,且能补中益气,对中焦脾胃亏虚、小儿疳积等病症有益。

红薯经过蒸煮后,部分淀粉发生变化,与生食相比可增加 40% 左右的食物纤维,能有效刺激肠道的蠕动,促进排便。人们在切红薯时看见的红薯皮下渗出的一种白色液体,其中含有紫茉莉苷,可用于治疗习惯性便秘。

红薯含有大量黏液蛋白,能够防止肝脏和肾脏结缔组织萎缩,提高机体免疫力,预防胶原病的发生。红薯中所含的矿物质对于维持和调节人体功能,起着十分重要的作用。所含的钙和镁,可以预防骨质疏松症。

▶▶▶ 营养翻倍的食用方法

红薯虽好,但所含淀粉粒较大,不经高温破坏难以消化,而且它的气化酶容易刺激胃液分泌,产生二氧化碳,就会引起腹胀打嗝、吐酸水。所以,红薯一定要蒸熟煮透再吃。也可将切成块状的红薯放在盐水里浸泡 10 分钟再蒸煮。

▶▶▶ 食用宜忌

忌 一次不宜食用过多,以免发生烧心、吐酸水、肚胀排气等不适;同时

第 5 章 舌尖上的最佳配角——蔬菜

胃溃疡、胃酸过多、糖尿病患者不宜食用。

宜 一般人群都可食用。

▶▶▶ 营养食谱

红薯发糕

◎食材 红薯粉1000克，面粉300克，白糖300克，苏打8克，香油、青红丝、芝麻各适量。

◎做法 红薯粉与面粉加入白糖和苏打，用适量温开水调拌均匀，发酵完全后放入蒸笼内用大火蒸熟。离火晾至温热程度时，在其表面适当涂抹香油，撒上青红丝、芝麻，切块食用。

◎特点 其色好看，松软可口。

红薯葱饼

◎食材 红薯200克，面粉200克，葱、花椒面、食盐各适量。

◎做法 将红薯洗净蒸熟，去皮后捣成糊状，加等量的面粉和适量的温水、葱、花椒面、食盐等拌匀，做成手掌大小圆饼，放进平底锅，用油烙熟即成。

◎特点 色泽金黄，葱香扑鼻，口感甜美。

白 菜
——冬季里的常客

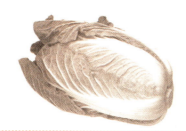

白菜又称结球白菜、黄芽菜，古称菘菜，属十字花科。包括结球及不结球两大类群。原产于地中海沿岸和中国。由芸薹演变而来。白菜是我国居民餐桌上必不可少的一道美蔬。在我国北方的冬季，大白菜更是餐桌上的常客，故有"冬日白菜美如笋"之说。大白菜具有较高的营养价值，有"百菜不如白菜"的说法。

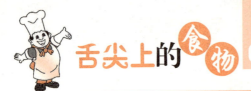
——吃对了，全家健康

▶▶ 营养调查

大白菜的水分含量约为95％，而热量很低。

1杯大白菜汁能提供几乎与1杯牛奶一样多的钙。所以很少食用乳制品的人可以通过食用足量的大白菜来获得更多的钙。

大白菜中铁、钾、维生素A的含量也比较丰富。

白菜含有丰富的粗纤维。

▶▶ 养生功效

增强抵抗力。白菜可增强身体的抵抗力，有预防感冒及消除疲劳的功效。

白菜的甜味较淡，热量也较低，含有β-胡萝卜素、铁、镁等营养成分。另外白菜中的钾能将盐分排出体外，有利尿作用。

白菜有促进肠壁蠕动、帮助消化、防止大便干燥、保持大便通畅的功效，也能预防矽肺（由于长期呼吸道吸入硅石粉尘，而引起肺广泛纤维化的一种疾病，以呼吸短促为主要症状）、乳腺癌、肠癌等疾病。

炖煮后的白菜有助于消化，因此最适合肠胃不佳和病患者食用。

大白菜还有一定的药用功效，《本草纲目拾遗》中说大白菜"甘渴无毒，利肠胃"。祖国医学认为，大白菜味甘，性平，有养胃利水、解热除烦之功效，可用于治疗感冒、发热口渴、支气管炎、咳嗽等。

▶▶ 营养翻倍的食用方法

切大白菜时，宜顺丝切，这样大白菜易熟。

大白菜在沸水中焯烫的时间不可过长，最佳的时间为20～30秒，否则烫得太软、太烂就不好吃。

炒白菜的时候，在油里加少许盐，再大火快炒，能保持白菜的鲜嫩。

▶▶ 食用宜忌

忌 寒性体质、肠胃功能不佳、慢性肠胃炎患者慎食。

宜 一般人群均可食用。尤其适宜患慢性习惯性便秘、伤风感冒、肺热咳嗽、咽喉发炎、腹胀及发热者食用。

第 5 章 舌尖上的最佳配角
——蔬菜

营养食谱

白菜小米卷

食材 小米、白菜各 300 克,熟火腿 150 克,熟猪油 40 克,盐、味精、胡椒粉、水淀粉、清汤、香油各适量。

做法 将小米淘洗干净,入锅煮熟捞出;火腿切细粒;将小米饭、火腿粒、盐、味精、胡椒粉、熟猪油合在一起拌匀,制成馅料。白菜叶洗净,入开水中烫一下,捞出过凉,沥干水分铺平,放入馅料,卷成直径 2 厘米的圆条,依次做完,入笼用旺火蒸 15 分钟,取出凉透,改刀装盘。锅内加入适量清汤,加入盐、味精、胡椒粉烧开,用水淀粉勾芡,淋上香油,浇在白菜卷上即成。

特点 促进肠胃蠕动,帮助消化。

白菜菠萝卷

食材 白糖、醋、盐、白菜叶、菠萝汁、菠萝、胡萝卜各适量。

做法 净锅中加水、白糖,煮沸后撇去浮沫,起锅倒进容器中,加入醋和菠萝汁拌匀。把菠萝、胡萝卜切丝,拿沸水氽一下,捞出,沥干,撒盐,用清水冲净,纱布挤干,放入制好的汤汁中泡 3 小时。把白菜叶铺在砧板上,码上菠萝丝和胡萝卜丝,卷成粗卷,用刀切成菱形,装盘。

特点 对厌食症、牙龈出血、坏血病有食疗效果。

芥 蓝
——防秋燥可多吃芥蓝

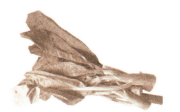

芥蓝的营养价值和药用价值非常丰富,也是我国著名的特产蔬菜。它原产于我国南方,由于茎粗壮直立、细胞组织紧密、含水分少、表皮又有一层蜡质,所以嚼起来爽而不硬、脆而不韧。苏东坡还曾写诗赞美它"芥蓝如菌蕈,脆美牙颊响"。

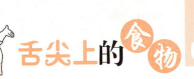
——吃对了，全家健康

▶▶ 营养调查

芥蓝菜含丰富的维生素 A、钙、蛋白质、脂肪和植物糖类。有润肠、去热气、下虚火、止牙龈出血的功效。

芥蓝中胡萝卜素、维生素 C 含量很高，远远超过了菠菜和苋菜等被人们普遍认为维生素 C 含量高的蔬菜。

芥蓝菜中含有丰富的硫代葡萄糖苷，它的降解产物叫萝卜硫素，是迄今为止所发现的蔬菜中最强有力的抗癌成分。

芥蓝中含有有机碱，这使它带有一定的苦味，能刺激人的味觉神经，增进食欲，还可加快胃肠蠕动，有助消化。芥蓝中另一种独特的苦味成分是金鸡纳霜，能抑制过度兴奋的体温中枢，起到消暑解热的作用。

▶▶ 养生功效

防秋燥。秋天很容易出现视力下降、眼睛干涩、呼吸道感染等问题，多吃芥蓝就能很好地预防秋燥和感冒。

经常食用芥蓝，能降低胆固醇、软化血管、预防心脏病，从中医角度来讲，芥蓝有利水化痰、除邪热、解劳乏、清心明目的功效。

芥蓝菜对肠胃热重、熬夜失眠、虚火上升，或因缺乏维生素 C 而引起的牙龈肿胀出血有辅助治疗功效。坊间流行将芥蓝菜切片，煮成清汤，待温饮用，如牙龈出血较严重的话，可加入西洋菜和莲藕同煮。

▶▶ 营养翻倍的食用方法

芥蓝的食用数量不应太多，次数也不应太频繁。中医认为，芥蓝有耗人真气的副作用。久食芥蓝，会抑制性激素分泌。中医典籍《本草求原》就曾记载，芥蓝"甘辛、冷，耗气损血"。

芥蓝在烹调上最好采用炒、炝的方法，不要烹制过熟，这样才能保持它质脆、色美、味浓的特点。

第 5 章 舌尖上的最佳配角——蔬菜

芥蓝的味道微带苦涩，所以炒前最好加少许食用碱水焯一下；但加得不要过多，否则会破坏芥蓝的营养成分。另外，炒芥蓝时可以放点糖和料酒。糖能够掩盖它的苦涩味，料酒可以起到增香的作用。

▶▶ 食用宜忌

忌 阳痿患者忌食。

宜 一般人群均可食用。

▶▶ 营养食谱

芥蓝腊肉

● 食材 腊肉（生）、芥蓝各200克，红尖椒50克，大蒜10克，香油、鸡粉、盐各3克，酱油、豌豆淀粉各5克，白酒10克，味精2克，白砂糖6克，植物油20克。

● 做法 腊肉去皮后切成薄片，放进开水中煮5分钟后捞出。芥蓝菜摘老叶去梗洗净，然后开水入锅加盐3克、糖3克、油10克，将芥蓝菜放入开水锅中氽烫，捞出后排在盘中。红尖椒去籽切成小段，蒜头切片。炒锅中放入10克油烧热，将蒜片、辣椒段爆香，接着再加入腊肉片及剩余调味料，用大火拌炒均匀，最后以淀粉勾芡，淋上香油。将淋上香油的腊肉盛在芥蓝上即可。

● 特点 刺激味觉，增进食欲。

芥蓝腰果炒香菇

● 食材 芥蓝400克，腰果50克，香菇10朵，红辣椒圈、蒜片各少许，盐、味精、鸡精各少许，糖适量，色拉油3大匙，水淀粉适量。

● 做法 将芥蓝用清水冲洗干净，取茎改花，然后串上红辣椒圈。起锅烧沸适量清水，将芥蓝、香菇分别焯水。另起锅加适量油将腰果炸熟，捞出沥油，待用。净锅入底油，将原料倒入锅中翻炒调味，勾芡，淋明油出锅即成。

● 特点 含有大量膳食纤维，能防止便秘。

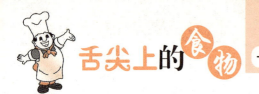

油　菜
——蔬菜中的佼佼者

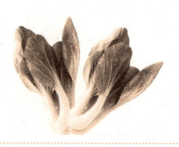

油菜又称油白菜、芸薹、寒菜、胡菜、苦菜、薹芥，是十字花科植物油菜的嫩茎叶，原产我国，颜色深绿，属十字花科白菜变种。南北广为栽培，四季均有供产。油菜按其叶柄颜色不同有白梗菜和青梗菜两种。白梗菜，叶绿色，叶柄白色，直立，质地脆嫩，苦味小而略带甜味。青梗菜，叶绿色，叶柄淡绿色，扁平微凹，肥壮直立，植株矮小，叶片肥厚，质地脆嫩，略有苦味。

▶▶ 营养调查

油菜的招牌营养素含量及其食疗价值可称得上诸种蔬菜中的佼佼者。据专家测定，油菜中含多种营养素，所含的维生素 C 丰富。

每 100 克可食部分含水分 93 克，蛋白质 2.6 克，脂肪 0.4 克，碳水化合物 2.0 克，维生素 0.5 克，钙 140 毫克，磷 30 毫克，铁 1.4 毫克，维生素 A 3.15 毫克，维生素 B_1 0.08 毫克，维生素 B_2 0.11 毫克，维生素 C 51 毫克，尼克酸 0.9 毫克，胡萝卜素 3.15 毫克。

油菜中含有大量的植物纤维素，能促进肠道蠕动，增加粪便的体积，从而有治疗多种便秘、预防肠道肿瘤的功效。

▶▶ 养生功效

油菜有促进血液循环、散血消肿的作用，还有一定的美容效果。孕妇产后瘀血腹痛、丹毒、肿痛脓疮者，可通过食用油菜来辅助治疗。油菜含有能促进眼睛视紫质合成的物质，能起到明目的作用。美国癌症研究所发现，油菜可以降低胰腺癌发病的概率。

第 5 章 舌尖上的最佳配角——蔬菜

油菜中所含的植物激素，能够增加酶的形成，对进入人体内的致癌物质有吸附排斥作用，故有防癌功能。此外，油菜还能增强肝脏的排毒机制，对皮肤疮疖、乳痈有治疗作用。

油菜含有大量胡萝卜素和维生素 C，有助于增强机体免疫能力。油菜所含钙量在绿叶蔬菜中为最高。

▶▶ 营养翻倍的食用方法

油菜适合与食用油搭配做菜，炒油菜可以使油菜中含有的脂溶性营养成分被身体更好地吸收。如果水煮，可以在汤中加入一些香油。

▶▶ 食用宜忌

忌 麻疹、疮疖、目疾、便溏患者慎食。

宜 一般人群均可食用，尤其适宜有狐臭者。

▶▶ 营养食谱

油菜炒鲜蘑

● 食材 油菜 200 克，鲜蘑 100 克，葱花、花椒粉、水淀粉、盐、鸡精、植物油各适量。

● 做法 油菜择干净；鲜蘑去根，撕成小片，入沸水中焯软，捞出。炒锅置火上，倒入适量植物油，待油温烧至七成热，加葱花和花椒粉炒香。放入油菜和鲜蘑翻炒 4 分钟，用水淀粉勾芡，加盐和鸡精调味即可。

● 特点 降压调脂，高血压患者宜多食。

芝麻拌油菜

● 食材 油菜 150 克，白芝麻 25 克，盐、香油、鸡精各适量。

● 做法 油菜择洗干净，入沸水中焯 1 分钟，捞出，晾凉，沥干水分；白芝麻挑去杂质。炒锅置火上烧热，放入白芝麻炒熟，盛出，晾凉。取盘，放入油菜，加盐、鸡精和香油拌匀，撒上熟白芝麻即可。

● 特点 活血化瘀，适合高血脂人群食用。

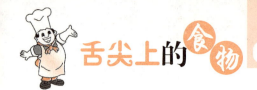

——吃对了,全家健康

卷心菜
——餐桌上常见的"不死菜"

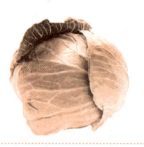

卷心菜又称结球甘蓝、大头菜、圆白菜、洋白菜、钢白菜、包心菜、大头菜、高丽菜、莲花白等。属于甘蓝的变种,为十字花科植物甘蓝的茎叶。据《本草纲目》记载,甘蓝(包心菜)煮食甘美,其根经冬不死,春亦有英,生命力旺盛。故人们誉称其为"不死菜"。德国人认为,卷心菜才是菜中之王,它能治百病。西方人有用卷心菜治病的"偏方"。卷心菜原产于地中海沿岸,由不结球的野生甘蓝演进、驯化而来,13世纪在欧洲开始出现结球甘蓝类型,16世纪开始传入中国。

▶▶▶ 营养调查

新鲜的卷心菜有杀菌消炎的作用,咽喉疼痛、外伤肿痛、蚊叮虫咬、胃痛牙痛之类,都可请卷心菜帮忙。

卷心菜中含有某种"溃疡愈合因子",对溃疡有着很好的治疗作用,能加速创面愈合,是胃溃疡患者的有益食品。

卷心菜的营养价值与大白菜相差无几,其中维生素C的含量丰富。

此外,卷心菜富含叶酸,这是甘蓝类蔬菜的一个优点。所以,怀孕的妇女、贫血患者应当多吃些卷心菜,它也是妇女的重要美容品。

▶▶▶ 养生功效

对小儿先天不足、发育迟缓或久病体虚、四肢软弱无力、耳聋健忘等症有治疗作用。

常食卷心菜对人体骨骼的形成和发育、促进血液循环有很大好处。对胃痛、食欲减退、脘腹胀满等症也有一定的疗效,卷心菜有明显的止痛和促进

第 5 章 舌尖上的最佳配角——蔬菜

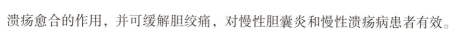

溃疡愈合的作用，并可缓解胆绞痛，对慢性胆囊炎和慢性溃疡病患者有效。

卷心菜中含有较多的微量元素钼，可抑制人体内亚硝胺的吸收与合成，它所含有的吲哚成分，能起到消除人工合成激素的作用，以免刺激肿瘤的生长（尤其在乳房），因而常吃卷心菜有一定的抗癌作用。

甲状腺肿大者，可以用鲜卷心菜凉拌食用。

日本科学家认为，卷心菜的防衰老、抗氧化的效果与芦笋、菜花同样处在较高的水平。

▶▶ 营养翻倍的食用方法

卷心菜可以生食，也可以烹制之后食用，还可以腌成泡菜，腌制后的卷心菜容易消化，而且也保存了维生素和矿物质。生卷心菜切碎或剁碎后可以做成美味的凉拌菜，吃之前如果能在冰箱里放 30 分钟，则效果更佳。凉拌卷心菜口感香脆，卡路里含量低，非常适合减肥的人食用。

▶▶ 食用宜忌

宜 特别适合动脉硬化、胆结石症患者及肥胖患者、孕妇、有消化道溃疡者食用。

忌 皮肤瘙痒性疾病、眼部充血患者忌食。脾胃虚寒、泄泻以及小儿脾弱者不宜多食。另外对于腹腔和胸外科手术后，胃肠溃疡及其出血特别严重时，腹泻及肝病时的患者不宜吃。

▶▶ 营养食谱

卷心菜炒腊肉

● 食 材 卷心菜、腊肉、青蒜、红尖椒、盐、味精、豆豉、色拉油各适量。

● 做 法 卷心菜洗净、切块。青蒜切段，红尖椒切块，腊肉过水后切成薄片，卷心菜和腊肉分别用沸水焯一下。锅内放少许色拉油，下入腊肉炒香，加适量盐、味精、豆豉，放入卷心菜和青蒜翻炒数下，起锅装盘，摆上红尖椒做装饰即成。

● 特 点 家常小菜，能减少腊肉的油腻。

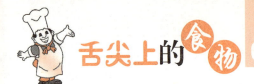

——吃对了,全家健康

凉拌卷心菜

● 食 材 卷心菜 200 克,胡萝卜、柿子椒、芹菜、白糖、醋精、盐、丁香、香叶、干辣椒各适量。

● 做 法 将卷心菜去掉老叶洗净,切成斜块。胡萝卜、洋葱去皮切成三角块,芹菜摘去叶洗净切成寸段,放到开水中焯一下捞出,用凉开水过凉,控干水分;坐锅点火放入水、白糖、丁香、香叶、干辣椒烧开,撇去浮沫倒入盆中晾凉;在晾好的糖水中放入盐、醋精调好味,加入烫好的卷心菜、胡萝卜、柿子椒、芹菜、洋葱,泡1天后即可食用。

● 特 点 色泽鲜艳,味酸甜,清淡爽口,解腻。

西蓝花

——西餐的高冷配角

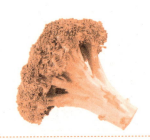

西蓝花属十字花科,是甘蓝的又一变种。原产意大利,近年我国有少量栽培,主要供西餐使用。此菜易栽易种,分期栽培,长年供食。西蓝花介于甘蓝、花椰菜之间,主茎顶端形成绿色或紫色的肥大花球,表面小花蕾明显,较松散,而不密集成球,以采集花蕾的嫩茎供食用。

西蓝花起源于欧洲地中海沿岸,因其营养丰富、口感绝佳,在《时代周刊》杂志推荐的十大健康食品中排名第四。西蓝花的品质要求:色泽深绿,质地脆嫩,叶球松散,无腐烂、无虫伤者为佳。

▶▶▶ 营养调查

西蓝花中的营养成分,不仅含量高,而且十分全面。主要包括蛋白质、碳水化合物、脂肪、矿物质、维生素 C 和胡萝卜素等。据分析,每 100 克新鲜西蓝花的花球中,含蛋白质 3.5~4.5 克,是菜花的 3 倍、番茄的 4 倍。

第5章 舌尖上的最佳配角——蔬菜

西蓝花中矿物质成分比其他蔬菜更全面，所含的钙、磷、铁、钾、锌、锰等含量都很丰富，比同属于十字花科的白菜花高出很多。

西蓝花中的维生素K能维护血管的韧性，它还含有二硫酚硫酮，可以降低形成黑色素的酶及阻止皮肤色素斑的形成。

▶▶ 养生功效

西蓝花最显著的功效就是防癌抗癌，菜花含维生素C较多，比大白菜、番茄、片菜都高，尤其是在防治胃癌、乳腺癌方面效果尤佳。研究表明，患胃癌时人体血清硒的水平明显下降，胃液中的维生素C浓度也显著低于正常人，而西蓝花不但能给人补充一定量的硒和维生素C，同时也能供给丰富的胡萝卜素，起到阻止癌前病变细胞形成的作用，抑制癌肿生长。

据美国营养学家研究，菜花内还有多种吲哚衍生物，此化合物有降低人体内雌激素水平的作用，可预防乳腺癌的发生。此外，研究表明，菜花中提取的一种酶能预防癌症，这种物质叫萝卜子素，有提高致癌物解毒酶活性的作用。

另外西蓝花还有增强机体免疫功能的作用，菜花的维生素C含量极高，不但有利于人的生长发育，更重要的是能提高人体免疫功能，促进肝脏解毒，增强人的体质，增加抗病能力。

▶▶ 营养翻倍的食用方法

西蓝花中容易生菜虫，常有残留的农药，在吃之前，将菜花放在盐水里浸泡几分钟，菜虫就跑出来了，还能去除残留农药。

西蓝花煮后颜色会变得更加鲜艳，但要注意的是，在烫西蓝花时，时间不宜太长，否则失去脆感，拌出的菜也会大打折扣。

西蓝花焯水后，应放入凉开水内过凉，捞出沥净水再用，烧煮和加盐时间也不宜过长，才不致丧失和破坏防癌抗癌的营养成分。

▶▶ 食用宜忌

忌 红斑狼疮患者忌食。

宜 一般人群均可食用。

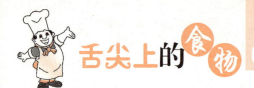

舌尖上的食物 ——吃对了，全家健康

▶▶▶ **营养食谱**

蒜蓉花椰菜

● 食材 西蓝花200克，大蒜、盐各适量。

● 做法 将西蓝花掰成小朵；烧一锅沸水，把洗干净的西蓝花放里面烫2分钟，然后捞出泡在清水里防止变黄；大蒜剥皮，切成蒜末，炒锅加油烧热，下一半蒜末翻炒出香味，倒入焯好的西蓝花翻炒3分钟，加盐，出锅前把剩余蒜末倒下去翻炒一下即可。

● 特点 清爽可口，还能补充丰富的营养。

清炒花椰菜

● 食材 西蓝花500克，胡萝卜1根，淀粉、盐、鸡精各适量。

● 做法 西蓝花把根稍微切掉点，掰成小朵，胡萝卜清洗后切片。锅中烧水，水开加点盐，倒入西蓝花过水，捞出，水再次开的时候倒入胡萝卜，过水1分钟捞起。先用淀粉勾加水点芡，锅中底油，油热倒入西蓝花和胡萝卜，大火翻炒2分钟；然后加盐、鸡精，倒入芡粉翻炒即可。

● 特点 制作简单，口味清淡。

菠菜 ——焯一下再吃更健康

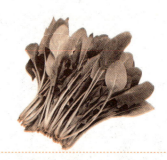

菠菜属藜科1年生或2年生蔬菜。主根粗长，红色，味甜。叶呈三角状卵形，浓绿色，基部叶和茎小部叶较柄长而肉质。菠菜原产波斯，唐期传入我国，现各地均有栽培，是一种常年供应市场的绿叶蔬菜。著名的动画人物大力水手手中的菠菜，生命力旺盛坚强，充满着能量与智慧，神奇而又动人。

第 5 章 舌尖上的最佳配角——蔬菜

▶▶ 营养调查

菠菜含有大量的植物粗纤维,具有促进肠道蠕动的作用,利于排便,且能促进胰腺分泌,帮助消化。

菠菜中所含的胡萝卜素,在人体内转变成维生素 A,能维护正常视力和上皮细胞的健康,增加预防传染病的能力,促进儿童生长发育。

菠菜中含有维生素 C、钙、磷及一定量的铁、维生素 E、芸香苷等有益成分,能为人体提供多种营养物质。其所含铁质,对缺铁性贫血有较好的辅助治疗作用。

菠菜的蛋白质量高于其他蔬菜,且含有相当多的叶绿素,尤其含维生素 K 在叶菜类中最高(多含于根部),能用于鼻出血、肠出血的辅助治疗。

▶▶ 养生功效

菠菜中所含丰富的铁对缺铁性贫血有改善作用,能令人面色红润,光彩照人,因此被推崇为养颜佳品。

菠菜叶中含有铬和一种类胰岛素样物质,其作用与胰岛素非常相似,能使血糖保持稳定。丰富的 B 族维生素含量使其能够防止口角炎、夜盲症等维生素缺乏症的发生。

菠菜中含有大量的抗氧化剂如维生素 E 和硒元素,具有抗衰老、促进细胞增殖作用,既能激活大脑功能,又可增强青春活力,有助于防止大脑的老化。

哈佛大学的一项研究还发现,每周食用 2~4 次菠菜的中老年人,因摄入了维生素 A 和胡萝卜素,降低了患视网膜退化的危险,从而保护了视力。

▶▶ 营养翻倍的食用方法

菠菜含有草酸,草酸与钙质结合易形成草酸钙,它会影响人体对钙的吸收。在吃菠菜前,可先用开水烫一下或用水煮一下,然后再凉拌、炒食或做汤,这样既可保全菠菜的营养成分,又除掉了 80% 以上的草酸。

▶▶ 食用宜忌

忌 患有尿路结石、肠胃虚寒、大便溏薄、脾胃虚弱、肾功能虚弱、肾炎

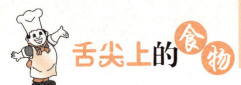

——吃对了，全家健康

和肾结石等病症者不宜多食或忌食。

宜 一般人群均可食用菠菜，尤宜糖尿病、高血压、贫血、坏血者食用。

▶▶▶ 营养食谱

菠菜银耳汤

食材 菠菜、银耳、姜、葱、盐各适量。

做法 将银耳洗净，沥干水；菠菜去根后洗净，切段；姜、葱切丝；用砂锅煮开适量的水，下入菠菜。稍煮片刻，放入盐及葱姜丝，再下入银耳，一会儿即可饮用。

特点 滋阴润燥，生津止渴。

芝麻拌菠菜

食材 菠菜500克，洋葱、白芝麻、蒜两瓣、盐、糖、辣酱、芝麻香油各适量。

做法 菠菜择洗干净，洋葱切丝，蒜切末备用；锅注水烧开，倒入菠菜汆烫1分钟捞出，过冷水，挤干水分，切寸段，装入盆中，并放入洋葱丝。放入蒜末、盐、糖、韩式辣酱、芝麻香油；将白芝麻倒入锅中，开火，小火不停翻炒，炒至芝麻变成淡淡的黄色出香味，倒入盆中。将所有调料拌匀即可。

特点 生津，润燥。

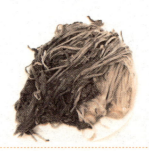

雪里蕻
——腌菜界的翘楚

雪里蕻又称雪里红、腌雪菜、雪里翁。1年生草本植物，芥菜的变种，将芥叶连茎腌制，便是雪里蕻。芥菜叶子深裂，边缘皱缩，花鲜黄色。茎和叶子是普通蔬菜，通常腌着吃。

第 5 章 舌尖上的最佳配角——蔬菜

▶▶ 营养调查

雪里蕻是减肥的绿色食物代表。其可促进排出积存废弃物，净化身体，使之清爽干净。排除体内积存废弃物与毒素的同时，还能够补充维生素和矿物质，激发体内原有动力，促进消化吸收。对提高减肥速度很有效果，还兼具抗老化的功效。

富含芥子油，具有特殊的香辣味，其蛋白质水解后又能产生大量的氨基酸。

雪里蕻组织较粗硬，含有胡萝卜素和大量食用纤维素，故有明目与宽肠通便的作用，可作为眼疾患者的食疗佳品，还可防治便秘。

▶▶ 养生功效

中医认为，雪里蕻性温，味甘辛；入肝、胃、肾经。具有解毒消肿、开胃消食、温中利气、明目利膈的作用，主治疮痈肿痛、胸膈满闷、咳嗽痰多、耳目失聪、牙龈肿烂、便秘等病症。《名医别录》中说雪里蕻"主除肾邪气，利九窍，明耳目，安中，久服温中。"

雪里蕻有解毒之功，能抗感染和预防疾病的发生，抑制细菌毒素的毒性，促进伤口愈合，可用来辅助治疗感染性疾病。

雪里蕻腌制后有一种特殊的鲜味和香味，能促进胃、肠消化功能，增进食欲，可用来开胃，帮助消化。

▶▶ 营养翻倍的食用方法

雪里蕻适合腌制加工食用。腌制后的雪里蕻色泽鲜黄、香气浓郁、滋味清脆鲜美。无论是炒、蒸、煮、汤作为佐料，还是单独上桌食用，都深受城乡居民喜爱。

▶▶ 食用宜忌

忌 雪里蕻含大量粗纤维，不易消化，小儿及消化功能不全的人不宜多食。

宜 一般人群皆可食用。

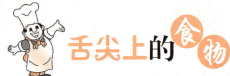

——吃对了,全家健康

营养食谱

雪里蕻炒百合

食材 雪里蕻腌菜300克,鲜百合200克,麻油、盐、味精各适量。

做法 将雪里蕻洗净后拧干水,切极细,百合洗净待用。锅烧热,下麻油,待油烧至五成热时,放入雪里蕻煸炒,2~3分钟后,再加入百合同炒,略加水,下适量味精、盐调味,旺火烧至百合熟时,即可起锅装盘。

特点 此菜具有解毒消肿、清热除烦的功效。适用于感染性患者使用大量抗生素后致胃纳呆滞、口味不佳者食用。常人亦可食之。

清炒雪里蕻

食材 腌制后的雪里蕻500克,大蒜末30克,食用油、蒜各适量。

做法 将雪里蕻洗净后拧干水,切细待用。锅烧热,加入适量食用油。至七分热时,入蒜末煸香,下雪里蕻煸炒,炒出香味后略加鲜汤,待汤干,盛盘中即可食用。

特点 此菜含有丰富的食物纤维,具有宽肠开胃之功效,适宜于消化不良、纳呆食少、习惯性便秘等病症患者食用。

生 菜
——莴笋的叶用部分

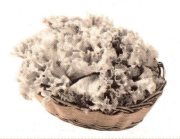

生菜即叶用莴笋,因适宜生食而得名,质地脆嫩,口感鲜嫩清香。在肉食量明显增加的现代人中,生菜给人带来清爽利口的美好感受,颇受人们喜爱。

第 5 章　舌尖上的最佳配角
——蔬菜

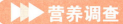

▶▶▶ 营养调查

生菜中含有膳食纤维和维生素 C，有消除多余脂肪的作用，故又叫减肥生菜。

生菜中含有甘露醇等有效成分，有利尿和促进血液循环的作用。

生菜中含有一种"干扰素诱生剂"，可刺激人体正常细胞产生干扰素，从而产生一种"抗病毒蛋白"抑制病毒。

生菜中的维生素 E、胡萝卜素等，能保护眼睛，维持正常的视力，缓解眼睛干涩与疲劳。

▶▶▶ 养生功效

生菜因其茎叶中含有莴苣素，故味微苦，具有镇痛催眠、降低胆固醇、辅助治疗神经衰弱等功效。

生菜还能保护肝脏，促进胆汁形成，防止胆汁淤积，有效预防胆石症和胆囊炎。另外，生菜可清除血液中的垃圾，具有血液消毒和利尿的作用，还能清除肠内毒素，防止便秘。

生菜味甘、性凉；具有清热爽神、清肝利胆、养胃的功效。清炒生菜具有很好的食疗功效，如镇痛催眠、降低胆固醇、辅助治疗神经衰弱、利尿、促进血液循环、抗病毒等。

▶▶▶ 营养翻倍的食用方法

生菜无论是炒还是煮，时间都不要太长，这样可以保持生菜脆嫩的口感，而且更营养。生菜用手撕成片，吃起来会比刀切的口感脆。

生菜性凉，故尿频、胃寒之人应慎食。因生菜可能含有农药、化肥的残留物，生吃前一定要清洗干净。

▶▶▶ 食用宜忌

忌 胃寒、尿频者慎食。

宜 一般人群均可食用，尤其适宜高脂血症、神经衰弱患者食用。

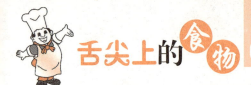

营养食谱

清炒生菜

食材 生菜400克，蒜头30克，食油1勺，食盐3克，鸡精适量。

做法 生菜撕开，清洗干净，沥水备用；蒜头去皮再切末。锅中下油，烧热后下蒜蓉炒出香味，再倒入生菜，大火翻至软，加入食盐、鸡精翻炒均匀即可。

特点 此菜色泽碧绿，脆嫩爽口，味咸鲜，营养丰富。有降血脂、降血压、抗衰老、促进血液循环、抗病毒、预防与治疗心脏病及肝病的作用。

蚝油生菜

食材 生菜300克，油、盐、蒜、蚝油、料酒、胡椒粉、糖、味精、酱油、高汤、香油各适量。

做法 把生菜叶洗净。坐锅放水，加盐、糖、油，煮沸后放生菜，翻个倒出，压干水分倒入盘里。锅中放油，加蒜略炒，加蚝油、料酒、胡椒粉、糖、味精、酱油、高汤，沸后勾芡，淋香油，浇在生菜上即可。

特点 清肝利胆、养胃。

茼 蒿
——别有风味的"皇帝菜"

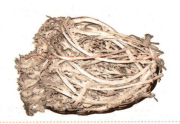

茼蒿又称蒿子杆、蓬蒿菜、蒿菜、菊花菜、茼笋、茼蒿菜、春菊、艾菜、花冠菊。茼蒿是菊科植物茼蒿的茎叶。由于它的花很像野菊，所以又名菊花菜。茼蒿的茎和叶可以同食，有蒿之清气、菊之甘香，一般营养成分无所不备。

第 5 章 舌尖上的最佳配角——蔬菜

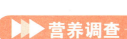

▶▶ 营养调查

茼蒿含有人体每日所需的维生素和胡萝卜素以及多种氨基酸。茼蒿的特殊香味来自其所含的挥发油，有助于宽中理气，消食开胃，增加食欲。

茼蒿含有大量粗纤维，有助于肠道蠕动，促进排便，达到通腑利肠的目的。茼蒿还含有一种挥发油，另外它还含有胆碱等物质，所以能够起到降血压和补脑的功效。

▶▶ 养生功效

要想拥有美丽的肌肤就要多食茼蒿，因为它能改善肌肤粗糙的状况。

茼蒿具有 4 种强化心脏的药效成分，它的香味是茼蒿特有的药效成分。

茼蒿含有新鲜且为深绿色的色素，叶绿素具有去除胆固醇的功效。

茼蒿含有多种氨基酸、脂肪、蛋白质及较高含量的钠、钾等矿物盐，能调节体内水液代谢，通利小便，消除水肿。

▶▶ 营养翻倍的食用方法

茼蒿较好的烹饪方法就是氽汤或凉拌。

茼蒿中的芳香精油遇热易挥发，烹调时应以旺火快炒。

氽汤或凉拌有利于胃肠功能不好的人；与肉、蛋等荤菜共炒可提高其维生素 A 的利用率。

▶▶ 食用宜忌

忌 胃虚泄泻者慎食。

宜 一般人群均可食用。尤适宜高血压患者、脑力劳动人士、贫血者、骨折患者食用。

▶▶ 营养食谱

拌茼蒿

● **食材** 茼蒿 250 克，麻油、盐、醋各适量。

● **做法** 先将茼蒿洗净，入滚开

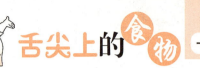

舌尖上的食物——吃对了，全家健康

水中焯过，再以麻油、盐、醋拌匀即成。

● 特点 本菜辛香清脆，甘酸爽口，具有健脾胃、助消化的功效。

香菇茼蒿汁

● 食材 茼蒿250克，火腿肉、笋、香菇各50克，豆粉、熟猪油各适量。

● 做法 取新鲜茼蒿洗净剁碎，捣取汁；将汁水拌生豆粉勾稀芡。火腿、笋、香菇洗净，切作小丁，清水煮沸后下火腿丁、笋丁、香菇丁，改小火烧10分钟。加盐，倒入茼蒿汁勾稀的豆粉，使成浅腻状，再浇上熟猪油即成。

● 特点 此菜滑润爽口，鲜香开胃，具有安心神、养脾胃的作用，心烦不安、便秘口臭者可常食。

芹 菜

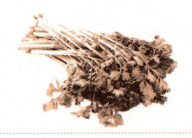

——平肝降压的好帮手

芹菜是伞形科植物，有水芹、旱芹两种，功能相近，药用以旱芹为佳。旱芹香气较浓，又名"香芹"。古代希腊人和罗马人用于调味，古代中国亦用于医药。古代芹菜的形态与现今的野芹菜相似。18世纪末期，芹菜经培育形成大而多汁的肉质直立叶柄。可食用部分为其叶柄。芹菜的特点是多筋，但已培育成一些少筋的变种。在欧洲文艺复兴时期，芹菜通常作为蔬菜煮食或作为汤料及蔬菜炖肉等的佐料；在美国，生芹菜常用来做开胃菜或沙拉。

▶▶▶ 营养调查

芹菜营养十分丰富，100克芹菜中含蛋白质2.2克，钙8.5毫克，磷61毫克，铁8.5毫克，其中蛋白质含量比一般瓜果蔬菜高1倍，铁含量为番茄

第 5 章 舌尖上的最佳配角
——蔬菜

的 20 倍左右。

芹菜中还含丰富的胡萝卜素和多种维生素等，对人体健康都十分有益。并且芹菜茎叶中含有挥发性的甘露醇，别具芳香，能增强食欲，还具有保健作用。

茎叶含芹菜苷、佛手柑内酯、有机酸、胡萝卜素、维生素 C、糖类，挥发油中含特殊气味的丁基苯酞衍生物成分，旱芹菜含酸性的降压成分。

芹菜叶中所含的维生素 C 比茎多，含有的胡萝卜素也比茎部高，因此吃时不要把能吃的嫩叶扔掉。我们可以将芹菜叶做汤，长期食用可以帮助人安眠入睡，使皮肤有光泽。

▶▶▶ 养生功效

芹菜具有平肝降压作用，主要是因为芹菜中含酸性的降压成分，动物实验证明对兔、犬静脉注射有明显降压作用。临床对于原发性、妊娠性及更年期高血压均有效。

芹菜子中含有一种碱性成分，对动物有镇静作用，对人体能起安神的作用，有利于安定情绪，消除烦躁。

芹菜含有利尿有效成分，消除体内钠潴留，利尿消肿。临床上以芹菜水煎可治疗乳糜尿。

芹菜性味甘凉，具有清胃涤痰、祛风理气、利口齿爽咽喉、清肝明目和降压的功效。

中医认为，芹菜性甘凉，具有清热、利尿、降压、祛脂等功效。入药用，水煎饮服或捣汁外敷，可辅助治疗早期高血压、高脂血症、支气管炎、肺结核咳嗽、头痛、失眠、经血过多、功能性子宫出血、小便不利、肺胃积热、小儿麻疹、痄腮等症。

▶▶▶ 营养翻倍的食用方法

很多人只吃芹菜秆，其实芹菜叶的降压效果很好，营养成分很高，而且滋味爽口。择下的芹菜叶可以凉拌，增加个下酒小菜。

▶▶▶ 食用宜忌

忌 脾胃虚寒、肠滑不固者及血压偏低者、婚育期男士慎食。

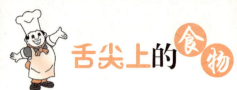

舌尖上的食物 —— 吃对了，全家健康

宜 一般人群均可食用。

▶▶ 营养食谱

芹菜炒鸡蛋

食材 鸡蛋150克，芹菜500克，猪油（炼制）20克，盐3克，味精2克，葱10克。

做法 将芹菜摘洗干净，切段，放入沸水锅内焯一下，捞出，放凉，沥净水分；鸡蛋磕入碗内，加入盐、味精、葱末及少许水搅匀。锅内放入少量猪油烧热，下入鸡蛋，边炒边淋油；炒至熟，再加芹菜段，炒熟出锅。

特点 清热利湿，清肺化痰，平肝潜阳，适合于高血压、冠心病患者食用。

花生拌芹菜

食材 芹菜、花生米、调味料各适量。

做法 芹菜切小段，在沸水中氽烫一下，取出备用。花生米炸酥，堆放在盘中央，将过水的芹菜围在盘四周，再把各种调味料制成的调料汁浇在芹菜上搅拌均匀即可。

特点 经常食用可养生抗衰，并可用于高血压、高脂血症的辅助食疗。

苋菜 —— 汤汁鲜红的野菜新秀

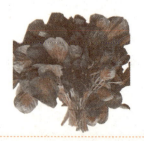

苋菜又称刺苋菜、野苋菜、雁来红、三色苋、绵苋、青香苋、野刺苋、米苋。苋菜原本是一种野菜，有的地区把苋菜称为"长寿菜"。因其富含多种人体需要的维生素和矿物质，且都是易被人体吸收的重要物质，近年来逐渐"登堂入室"，被大众接受。

第 5 章 舌尖上的最佳配角——蔬菜

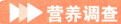

▶▶ 营养调查

苋菜所含的铁质、钙质、蛋白质均非常丰富，俗语有说："六月苋，当鸡蛋，七月苋，金不换。"由此可见其营养价值之高。

苋菜叶里含有高浓度赖氨酸，可补充谷物氨基酸组成的缺陷，很适宜婴幼儿和青少年食用，对促进生长发育具有良好的作用，尤对用牛奶、奶粉等代乳品哺喂的婴儿有益。既能增加丰富的维生素、矿物质，又能帮助消化。

▶▶ 养生功效

苋菜叶富含易被人体吸收的钙质，对牙齿和骨骼的生长可起到促进作用，对儿童生长发育有利。苋菜还能加快骨折愈合，有减肥排毒、防止便秘的效果，是贫血患者、临产孕妇的绝佳美食。

苋菜含有丰富的铁、钙和维生素K，可以促进凝血，增加血红蛋白含量并提高携氧能力，促进造血等功能。常吃苋菜可增强体质，其所含的蛋白质比牛奶更能充分被人体吸收，所含胡萝卜素比茄果类高，可为人体提供丰富的营养物质，有利于强身健体，提高机体的免疫力。

▶▶ 营养翻倍的食用方法

苋菜在烹饪时不宜加醋而适宜加大蒜末，且烹饪时间不宜过长，以免营养成分流失。

▶▶ 食用宜忌

忌 阴盛阳虚体质、脾虚便溏、慢性腹泻者忌食。

宜 一般人群均可食用。

▶▶ 营养食谱

紫苋粥

食材 紫苋菜150克，粳米60克。

做法 将苋菜洗净，切碎，放入锅内，加入洗净的粳米，再加适量水和盐，武火烧沸，改为文火煮粥。

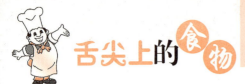

舌尖上的食物 ——吃对了，全家健康

- **特点** 此粥具有清热止痢的功效，适用于老年体虚、大便不畅、急性菌痢、急性肠炎等病症。常食之可益脾胃，强身体。

苋菜汤

- **食材** 苋菜400克，麻油适量。
- **做法** 取嫩尖洗净；锅内下麻油，烧热，入苋菜，旺火炒片刻，再加高汤文火煨熟，起锅装入碗中。
- **特点** 此菜清淡凉爽，可通利二便，是燥热便秘患者的理想食疗佳品。

紫 苏
——生鱼片的最佳伴侣

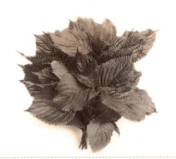

紫苏又称白苏、赤苏。紫苏在中国常用作中药，而日本人多用于料理，尤其在吃生鱼片时是必不可少的陪伴物。紫苏在中国种植约有2000年历史，明代李时珍曾记载："紫苏嫩时有叶，和蔬茹之，或盐及梅卤作菹食甚香，夏月作熟汤饮之。"可见紫苏在中国人的饮食中很常见。中国人用紫苏烹制各种菜肴，常佐鱼蟹食用，烹制的菜有包括紫苏干烧鱼、紫苏鸭、紫苏炒田螺、苏盐贴饼、紫苏百合炒羊肉、铜盆紫苏蒸乳羊等。

▶▶▶ 营养调查

紫苏全株均有很高的营养价值，它具有低糖、高纤维、高胡萝卜素、高矿物质元素等特点。在嫩叶中，抗衰老素SOD在每毫克紫苏叶中含量高达106.2微克。

紫苏种子中含大量油脂，出油率高达45%左右，油中含亚麻酸62.73%、亚油酸15.43%、油酸12.01%。种子中蛋白质含量占25%，内含18种氨基酸，其中赖氨酸、蛋氨酸的含量均高于高蛋白植物籽粒苋。此外还有谷维素、

第 5 章 舌尖上的最佳配角——蔬菜

维生素 E、维生素 B_1、缁醇、磷脂等。

▶▶ 养生功效

紫苏叶性味辛温，具有发表、散寒、理气、和营的功效。治感冒风寒、恶寒发热、咳嗽、气喘、胸腹胀满等。《本草纲目》载其可"行气宽中，清痰利肺，和血，温中，止痛，定喘，安胎"。紫苏子还具有下气消痰、润肺、宽肠的功效。治咳逆、痰喘、气滞、便秘。

当人在吃鱼虾蟹后，有中毒的反应时，常常以单味紫苏煎服，或者配合生姜同用，这样可以解鱼虾蟹毒引起的吐泻腹痛的症状。

紫苏特殊的香味其实来源于紫苏醛，它与紫苏油都有补充血液营养、提高血糖含量的作用。

▶▶ 营养翻倍的食用方法

若食用不新鲜的海鲜食物产生过敏症状，可以生吃几片紫苏叶，可以快速减轻瘙痒症状。

烹饪水产时放一点儿紫苏，不仅可取其酷烈辛香、去腥提鲜的效用，还有助健康。

当患上风寒感冒、咳嗽、疼痛时，喝上一杯紫苏茶能有效缓解症状。

▶▶ 食用宜忌

忌 温病及气弱表虚者忌食紫苏叶；气虚、阴虚久咳、脾虚便溏者忌食紫苏子。

宜 一般人群皆可食用。

▶▶ 营养食谱

凉拌紫苏叶

● 食材 紫苏嫩叶 300 克，精盐、味精、酱油、麻油各适量。

● 做法 将紫苏叶洗净，入沸水锅内焯透，捞出洗净，挤干水分；切段放盘内，加入精盐、味精、酱油、麻油，拌匀即成。

● 特点 紫苏叶含有多种营养成

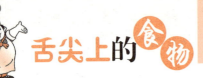

——吃对了,全家健康

分,富含胡萝卜素、维生素C,有助于增强人体免疫功能,增强人体抗病防病能力。

紫苏粥

● 食 材 粳米100克,紫苏叶15克,红糖适量。

● 做 法 以粳米煮稀粥,粥成入紫苏叶稍煮,加入红糖搅匀即成。

● 特 点 适用于感冒风寒、咳嗽、胸闷不舒等病症。

油麦菜
——生食蔬菜中的"凤尾"

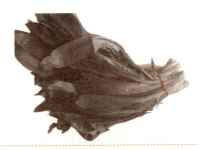

油麦菜又称莜麦菜、苦菜、牛俐生菜,属菊科。从血缘关系看,油麦菜属于叶用莴苣的一个变种——长叶莴苣,与人们熟悉的生菜相近,所以又名牛俐生菜。它的色泽淡绿、长势强健,抗病性、适应性强,质地脆嫩,口感极为鲜嫩、清香,是生食蔬菜中的上品,有"凤尾"之称。

▶▶▶ 营养调查

油麦菜含有大量维生素和大量钙、铁、蛋白质、脂肪等营养成分。

油麦菜的营养价值比生菜高,更远远优于莴笋,主要特点是矿物质丰富。如钙含量比生菜高1.9倍,比莴笋高2倍,铁含量分别比生菜和莴笋高50%和33%,锌含量分别比生菜和莴笋高86%和33%,硒含量分别比生菜和莴笋高22%和1.8倍。

▶▶▶ 养生功效

促进血液循环。油麦菜中含有甘露醇等有效成分,有利尿和促进血液循环的作用。

有助于睡眠。因其茎叶中含有莴苣素,故味微苦,具有镇痛催眠、降低胆固醇、辅助治疗神经衰弱等功效,可以将其榨成汁,睡前饮用。

第 5 章 舌尖上的最佳配角——蔬菜

油麦菜所含的膳食纤维和维生素 C，有消除多余脂肪的作用，可以选择凉拌或是清炒的方法食用。

▶▶ 营养翻倍的食用方法

油麦菜的食用方法以生食为主，可以凉拌，也可蘸各种调料。熟食可炒食，可涮食，味道独特，但要注意，油麦菜烹饪的时间不能过长，断生即可，否则会影响成菜脆嫩的口感和鲜艳的色泽。

海鲜酱油、生抽不能放得太多，否则成菜会失去清淡的口味。

▶▶ 食用宜忌

忌 胃炎、泌尿系统疾病、性质寒凉、尿频、胃寒的人慎食。

宜 一般人群均可食用。

▶▶ 营养食谱

香灼油麦菜

● **食材** 油麦菜 300 克，红尖椒丝、青尖椒丝、香菜、生抽各 10 克，葱丝 20 克，姜丝、酱油各 5 克，色拉油 35 克。

● **做法** 油麦菜择洗干净，切成 5 厘米长的段，入沸水锅中焯至断生后，捞出沥水装盘。在油麦菜上撒上姜丝、葱丝、红尖椒丝、青尖椒丝和香菜，淋上酱油、生抽。炒锅置火上，放入色拉油烧热，舀出热油淋在盘中菜肴上，即成。

● **特点** 制作简便，成菜香气浓郁。

清炒油麦菜

● **食材** 油麦菜 200 克，葱、姜、红椒、青椒、生抽各适量。

● **做法** 油麦菜择洗干净，切成 5 厘米长的段；葱、姜、红椒、青椒分别切丝备用；锅中放油，爆香姜葱丝，放入油麦菜煸炒；烹入生抽调味；然后放入红椒丝、青椒丝略炒即可。

● **特点** 口味清淡，是一款受人欢迎的素肴。

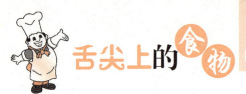
——吃对了,全家健康

空心菜
——调节肠道菌群

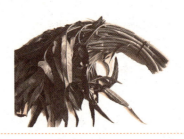

空心菜又称蕹菜、无心菜、通心菜,为夏秋季节主要绿叶菜之一。原产我国热带多雨地区,适宜生长在潮湿地带,主要分布于岭南地区,是夏秋季普遍栽培的绿叶蔬菜。其食用部位为幼嫩的茎叶,可炒食或凉拌,做汤菜等同"菠菜"。

▶▶ 营养调查

空心菜嫩叶部分的蛋白质含量比同等量的西红柿高 4 倍,钙含量比西红柿高 12 倍多,并含有较多的胡萝卜素。

空心菜是碱性食物,并含有钾、氯等调节水液平衡的元素,食后可降低肠道的酸度,预防肠道内的菌群失调。它的粗纤维素的含量较丰富,这种食用纤维是由纤维素、半纤维素、木质素、胶浆及果胶等组成,具有促进肠蠕动、通便解毒的作用。

空心菜中所含的烟酸、维生素 C 等能降低胆固醇、甘油三酯,具有降脂减肥的功效。

▶▶ 养生功效

空心菜味甘,性微寒,能清热凉血,利尿除湿,解毒,用于血热所致的鼻衄、咯血、吐血、便血、痔疮出血、尿血;热淋,小便不利,或妇女湿热带下;野菌中毒轻者,以及疮肿、湿疹、毒蛇咬伤。

菜汁对金黄色葡萄球菌、链球菌等有抑制作用,可预防感染。因此,夏季如经常吃,可以防暑解热、凉血排毒、防治痢疾。空心菜中的叶绿素有"绿色精灵"之称,可洁齿防龋除口臭,健美皮肤,堪称美容佳品。

第 5 章 舌尖上的最佳配角
——蔬菜

▶▶▶ 营养翻倍的食用方法

宜旺火快炒，避免营养流失。

因为加热的时间过短，茎部的老梗会生涩难咽，所以要记得择去。

空心菜配以鸡蛋、鸭蛋、鱼类，或配以豆腐、百叶之类豆制品，也能做出众多美味佳肴。

▶▶▶ 食用宜忌

忌 脾胃虚寒者、低血压患者慎食。

宜 一般人群均可食用。尤适宜糖尿病、高血压患者食用。

▶▶▶ 营养食谱

凉拌空心菜

食材 空心菜、蒜、醋、糖、味精、香油、盐、辣椒油各适量。

做法 将空心菜洗净，摘段（切段）；将蒜数瓣切碎。烧一锅热水，将空心菜放入烫一滚（菜秆先烫，叶子后放），迅速捞出，待凉后调凉拌汁：蒜末，醋和糖（1：1），放少许盐、味精和香油，再加些辣椒油，搅拌匀。将空心菜排好在盘中，浇上凉拌汁拌匀就好了。

特点 少盐、少油，口味清淡。

清炒空心菜

食材 空心菜700克，葱、蒜末各15克，芝麻油、精盐各5克，味精2克，花生油25克。

做法 将空心菜摘洗干净，沥干水分。炒锅置旺火上，加花生油烧至七成热时，煸葱、蒜末，下空心菜炒至断生，加精盐、味精翻炒，淋芝麻油，装盘即成。

特点 老年人、体胖者多食，有利于身体健康。

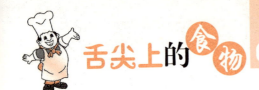
——吃对了，全家健康

香菜
——西域的来客

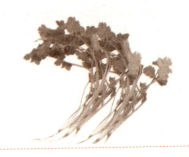

香菜又称胡荽、芫荽、胡菜、香荽，是人们最熟悉不过的提味蔬菜，是由西汉张骞出使西域时引入的。它的嫩茎和鲜叶有种特殊的香味，常被用作菜肴的点缀、提味之品，是人们喜欢食用的佳蔬之一。北方一带人俗称"芫荽"，状似芹，叶小且嫩，茎纤细，味郁香，是汤饮中的佳佐。药用价值：可开胃消郁，还可止痛解毒。

▶▶ 营养调查

香菜之所以获得如此的美名，主要是因为它含有挥发油和挥发性香味物质。香菜营养丰富，内含维生素C、胡萝卜素、维生素B_1、维生素B_2等，同时还含有丰富的矿物质，如钙、铁、磷、镁等。香菜内还含有苹果酸钾、蛋白质、糖类等。

香菜不仅含有植物蛋白和各种矿物质，而且还含有丰富的雌二醇、雌三醇，二者能调理女性性激素水平，促进排卵。香菜中维生素C的含量很高，一般人食用7~10克香菜叶就能满足人体对维生素C的需求量。

▶▶ 养生功效

香菜味辛、性温，归肺、脾经。具有发汗透疹、消食下气、醒脾和中的功效。主治麻疹初期，透出不畅及食物积滞、胃口不开、脱肛等病症。

香菜辛香升散，能促进胃肠蠕动，具有开胃醒脾的作用。香菜性温，脾胃虚寒的人适度吃点香菜也可起到温胃散寒、助消化、缓解胃痛的作用，可在煮粥时放入消食理气的橘皮、温胃散寒的生姜，在即将出锅时撒入香菜末，

第 5 章 舌尖上的最佳配角
——蔬菜

做成香菜粥来喝。

香菜可祛除肉类的腥膻味,因此在一些菜肴中加些香菜,即能起到祛腥膻、增味道的独特功效。

▶▶ 营养翻倍的食用方法

香菜是重要的香辛菜,爽口开胃,做汤可以添加。

羊肉和香菜能一起吃:羊肉含有蛋白质、脂肪、碳水化合物等多种营养物质,具有益气血、固肾壮阳、开胃健力等功效;香菜具有消食下气、壮阳助兴等功效。两者搭配食用,适宜于身体虚弱、阳气不足、性冷淡、阳痿等症患者食用。

▶▶ 食用宜忌

忌 患口臭、狐臭、严重龋齿、胃溃疡、生疮者少吃香菜。另外香菜性温,麻疹已透或虽未透出而热毒壅滞者不宜食用。

宜 一般人群皆可食用。患风寒外感者、脱肛及食欲不振者、小儿出麻疹者尤其适合。

▶▶ 营养食谱

羊肉香菜丸子

食材 羊肉 500 克,香菜 100 克,盐、料酒、油、姜、胡椒面、水淀粉各适量。

做法 羊肉用刀剁成肉末,香菜切末放入容器里加入盐、料酒、油、姜、胡椒面、少许水淀粉搅拌均匀腌渍一会儿。搅拌时朝一个方向,搅好了以后制成丸子,放入锅中氽熟。

特点 固肾壮阳,适宜于身体虚弱者食用。

凉拌香菜

食材 香菜 200 克,精盐 3 克,香油、辣椒油各 5 克,味精 2 克。

做法 香菜摘洗干净后,切碎,放入碗中,加入精盐、香油、味精和辣椒油稍腌,拌匀即成。

特点 制作简单,有开胃的功效。

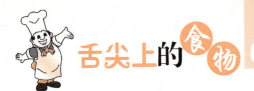

——吃对了，全家健康

茴 香

——蔬菜里的小众食材

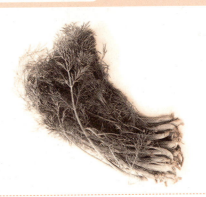

茴香又称香丝菜、茴香菜、小茴香。茴香的种实是常用的调料，是烧鱼炖肉、制作卤制食品时的必用之品。因它们能除肉中异味，使之重新添香，故曰"茴香"。茴香原产中亚，本是采集种子当香料用的。不知什么时候开始，中国人把幼嫩的茎叶包进了饺子里，为饺子馅家族又增添了新的一员。大茴香即大料，学名叫"八角茴香"。

▶▶▶ 营养调查

每 100 克茴香含钙 154 毫克，含量居叶菜首位。常吃茴香可补维生素 A 和钙。

茴香含抗坏血酸、尼克酸，所含钾、镁、铁、锌等营养素也较多。茴香还有药物作用。茴香的茎叶中含有挥发性芳香油，主要为茴香醚、茴香酮，能促进血液循环，保护心血管。

茴香的主要成分是茴香油，能刺激胃肠神经血管，促进消化液分泌，增加胃肠蠕动，有健胃、行气的功效，有助于缓解痉挛、减轻疼痛。

▶▶▶ 养生功效

茴香烯能促进骨髓细胞成熟和释放入外周血液，有明显的升高白细胞的作用，主要是升高中性粒细胞，可用于白细胞减少症。

中国《药典》载有茴香制剂是常用的健胃、散寒、行气、止痛药。蔬菜多性冷寒，茴香却性温，能温肾祛寒、顺气健胃，因此脾胃功能差的人，常

第 5 章 舌尖上的最佳配角——蔬菜

吃茴香好。茴香菜叶中含叶绿素也较多，能消除腹内胀气，促进肠蠕动和通便净肠。

▶▶▶ 营养翻倍的食用方法

由于多食茴香的种实有损害视力的副作用，故不宜短期大量食用。另外，茴香种实性燥热，较适合虚寒体质者食之，每次食用的量也不宜过多。

▶▶▶ 食用宜忌

忌 阴虚火旺者忌食。

宜 一般人群均可食用。尤适宜痉挛疼痛者、白细胞减少症患者食用。

▶▶▶ 营养食谱

茴香饺子

食材 面粉、茴香、猪肉馅、酱油、料酒、盐、香油、花椒粒各适量。

做法 把面粉和水按3∶1的比例放进面包机里，选用和面档，将面粉和成面团。将茴香洗净，用开水烫一下，切碎。放一大勺油在锅里，放几粒花椒，炸出花椒香味，关火将花椒油倒进猪肉馅里，再放酱油、料酒、盐、少许水，朝一个方向打成泥状。搅好的肉馅加碎茴香拌匀，再加一大勺香油搅匀。擀好面皮，包入调好的馅下锅煮熟即可。

特点 荤素均匀，营养均衡。

茴香素炒

食材 茴香200克，干辣椒、盐、生抽各适量。

做法 和炒一般的蔬菜一样，油热后放入几小段干辣椒，待辣椒略变色后放入茴香，翻炒，加盐和生抽调味即可起锅。

特点 能消除腹内胀气。

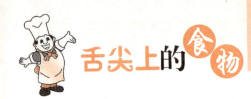

百 合
——食材中的小清新

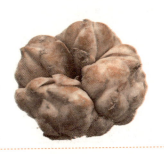

百合又称蒜脑薯、重迈、中庭、重箱、摩罗、强瞿、百合蒜。是百合科百合属多年生草本球根植物,主要分布在亚洲东部、欧洲、北美洲等北半球温带地区,全球已发现有一百多个品种,中国是其最主要的起源地,是百合属植物自然分布中心。

▶▶ 营养调查

百合含有蛋白质21.29%、脂肪12.43%、还原糖11.47%、淀粉1.61%,及钙、磷、铁,每百克含1.443毫克维生素B、21.2毫克维生素C等营养素。

百合还含有一些其他的营养物质,比如秋水仙碱,对白细胞减少症有预防作用,能升高血细胞,对化疗及放射性治疗后细胞减少症有治疗作用。

除含有淀粉、蛋白质外,还含有磷、铁、胡萝卜素等营养成分。

▶▶ 养生功效

百合能抑制肿瘤细胞的生长,能缓解放疗反应,百合中的蛋白质、氨基酸和多糖可提高机体的体液免疫能力,对各种肿瘤疾病有着一定的治疗作用。

百合所含的百合苷,能起到镇静和催眠的功效。在每天临睡前喝上一碗百合汤,就能够起到比较明显的改善睡眠质量的作用,同时还能够预防和治疗失眠多梦。

百合甘凉清润,主入肺心,长于清肺润燥止咳,清心安神定惊,为肺燥咳嗽、虚烦不安者所常用。鲜百合含黏液质,有镇静止咳的作用,适用于肺结核、咳嗽、咯血等症。中医用之治疗肺燥或肺热咳嗽等症常能奏效。

第 5 章 舌尖上的最佳配角——蔬菜

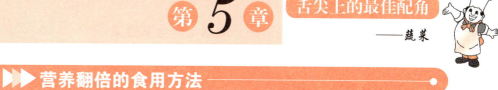

▶▶ 营养翻倍的食用方法

百合为药食兼优的滋补佳品，四季皆可应用，但更宜于秋季食用。百合虽能补气，亦伤肺气，不宜多服。即使是食用百合也不适用于所有人，食用前请咨询专业人士。

将鲜百合的鳞片剥下，撕去外层薄膜洗净后在沸水中浸泡一下，可除去苦涩味。

▶▶ 食用宜忌

忌 手足冰冷，怕冷明显，倦怠乏力的人不宜食用；平素大便干结难解，或腹部胀满之人忌食。

宜 癌症病人及放疗化疗后宜食；妇女脾肾亏虚的白带过多之人宜食。

▶▶ 营养食谱

百合粥

○食材 百合30克，粳米60克。

○做法 先将百合与粳米分别淘洗干净，放入锅中加水，用小火煨煮。待百合与粳米熟烂时，加糖适量，即可食用。

○特点 老年人及久病后身体虚弱而有心烦失眠、低热易怒者尤为适宜。

百合炒虾仁

○食材 虾仁300克，百合60克，西芹60克，红辣椒15克，鸡蛋60克，植物油15克，胡椒粉、玉米淀粉、料酒、盐、味精各适量。

○做法 虾仁洗净，挑去泥肠；虾仁用盐、味精、胡椒粉、料酒、蛋清、淀粉拌匀，腌制10分钟。百合、西芹与红辣椒分别洗净后焯水，西芹与红辣椒切小段。锅内倒油烧热至三成热，将虾仁放入锅中滑散；锅内留适量油烧热，放入百合、西芹、辣椒炒匀。加虾仁翻炒，用盐、味精、胡椒粉、料酒调味，用高汤勾薄芡即可。

○特点 蛋白质、氨基酸含量高，有滋补功效。

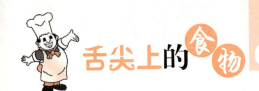

黄花菜
——安神醒脑的忘忧草

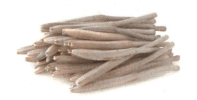

> 黄花菜又称金针花、金针菜、忘忧、宜男、金菜、南菜、萱草。黄花菜是人们爱吃的一种传统蔬菜。因其花瓣肥厚，色泽金黄，香味浓郁，食之清香、鲜嫩，爽滑同木耳、草菇，营养价值高，被视作"席上珍品"。

▶▶▶ 营养调查

新鲜的黄花菜营养丰富，含蛋白质、维生素C、钙、脂肪、胡萝卜素、氨基酸等。

现代医学研究发现，黄花菜含有丰富的卵磷脂，这种物质是人体许多细胞，特别是大脑细胞的组成成分，对增强和改善大脑功能有重要作用。

黄花菜的营养价值很高。每百克含蛋白质14.1克，钙463毫克，磷173毫克，以及多种维生素，特别是胡萝卜素的含量最为丰富。

▶▶▶ 养生功效

黄花菜含有丰富的卵磷脂，有较好的健脑、抗衰老功效，同时能清除动脉内的沉积物，对注意力不集中、记忆力减退、脑动脉阻塞等症状有特殊疗效，有"健脑菜"之称。

黄花菜能显著降低血清胆固醇的含量，有利于高血压患者的康复，可作为高血压患者的保健蔬菜。黄花菜中还含有能抑制癌细胞生长的有效成分，丰富的粗纤维能促进大便的排泄。

第 5 章 舌尖上的最佳配角
——蔬菜

▶▶ 营养翻倍的食用方法

新鲜黄花菜中含有秋水仙碱，可造成胃肠道中毒症状，故不能生食，须加工晒干，吃之前先用开水焯一下，再用凉水浸泡 2 小时以上，烹调时火力要大，彻底加热，每次食量不宜过多。

金针菜适用于凉拌（应先焯熟）、炒、氽汤或做食材。

不宜单独炒食，应配其他食料。

▶▶ 食用宜忌

忌 患有皮肤瘙痒症者忌食。黄花菜含粗纤维较多，肠胃病患者慎食。

宜 孕妇、中老年人、过度劳累者尤其适合食用。

▶▶ 营养食谱

黄花蛋汤

● 食材 黄花菜 100 克，鸡蛋 3 个，绍酒、盐、葱姜、清汤各适量。

● 做法 将干黄花用清水多洗几遍，再用温水泡 2 小时左右，发开后择洗干净，挤干水，码整齐，从中间切断。葱姜切丝，鸡蛋加盐、绍酒搅打均匀。炒锅上火，放油烧至六成热，把鸡蛋炒熟放入汤盆中。锅中留油少许，烧热，投入葱姜丝，煸炒出香味，倒入黄花菜，加少许绍酒、盐及汤，烧开后撇去浮沫，倒入汤盆即可。鸡蛋要搅打均匀，不可炒得过老，汤可用鸡粉加水代替。

● 特点 蛋白质含量高。

黑木耳炒黄花菜

● 食材 木耳 20 克，黄花菜 80 克，精盐、味精、葱花、花生油、湿淀粉、素鲜汤各适量。

● 做法 将木耳放入温水中泡发，去杂洗净，撕成小片；黄花菜用冷水泡发，去杂洗净，挤去水分，切成小段。锅中放花生油烧热，放入葱花煸香，放入黄花菜段、木耳煸炒，加入素鲜汤、精盐、味精煸炒至木耳、黄花菜熟而入味，用湿淀粉勾芡，出锅即成。

● 特点 营养丰富，身体疲劳者适宜食用。

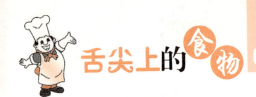

——吃对了,全家健康

香椿叶

——"臭"名远扬的美味

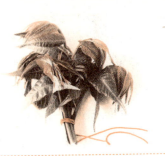

香椿叶又称椿芽、香椿芽、香椿头、香椿尖、椿叶、春尖头。中国是世界上唯一把香椿当做蔬菜的国家。苏武曾写下"岂如吾蜀富冬蔬,霜叶露芽寒更"这样赞美香椿的诗句。早在汉朝,我们的祖先就食用香椿,曾与荔一起作为南北两大贡品,深受皇上及宫廷贵人的喜爱。香椿被称为"树上蔬菜",每年春季谷雨前后,香椿发的嫩芽可做成各种菜肴。

▶▶▶ 营养调查

香椿头含丰富的营养。据分析,每100克香椿头中,含蛋白质9.8克、钙143毫克、维生素C 115毫克,都列蔬菜中的前茅。另外,还含磷135毫克、胡萝卜素1.36毫克,以及铁和B族维生素等营养物质。

香椿营养价值较高,富含钾、钙、镁元素,维生素B族的含量在蔬菜中也是名列前茅。香椿中含维生素E和性激素物质,具有抗衰老和补阳滋阴作用,对不孕不育症有一定疗效,故有"助孕素"的美称。

▶▶▶ 养生功效

香椿是时令名品,含香椿素等挥发性芳香族有机物,可健脾开胃,增加食欲。

香椿所含的维生素E和性激素物质,有抗衰老和补阳滋阴的作用,并有很好的润滑肌肤的效果,是保健美容的良好食品。

香椿具有清热利湿、利尿解毒之功效,是辅助治疗肠炎、痢疾、泌尿系统感染的良药。故民间有"常食香椿芽不染病"的说法。

第 5 章 舌尖上的最佳配角——蔬菜

▶▶ 营养翻倍的食用方法

香椿芽以谷雨前者为佳,应吃早、吃鲜、吃嫩。谷雨后,其纤维老化,口感乏味,营养价值也会大大降低。如果香椿芽已经不够新鲜,但香气犹在,扔掉又很可惜,那么不妨焯烫一下。在沸水中焯烫 1 分钟左右,可以除去三分之二以上的亚硝酸盐和硝酸盐,同时还可以更好地保持香椿的绿色。

▶▶ 食用宜忌

忌 慢性疾病患者忌食。

宜 一般人群均可食用。

▶▶ 营养食谱

香椿牛肉丝

食材 鲜香椿 250 克,黄牛后腿肉 200 克,生姜 3 克,生粉 10 克,植物油、黄酒、精盐、白糖、麻油、味精各适量。

做法 鲜香椿除去老叶、黑叶后,摘成 5～6 厘米长,洗净,沥干。牛肉剔去筋膜,逆其丝缕切成细丝,挤干血水,加上黄酒、精盐、白糖、适量水,顺一个方向搅打透,见水分已被肉丝吸收,再加少许水再搅,并加入生粉,搅拌至上劲,放入冰箱冷藏 1 小时左右。锅中放植物油 100 克,烧熟后降温至六成热,爆香姜片。牛肉丝拌入少许精制油(或熟油)后,倒入油中划散,见肉丝泛白色,倒入漏勺沥干油。锅中留余油 50 克,烧至七成热,投入香椿,随即加入精盐、白糖,用旺火急炒,见菜泛碧绿色,倒入牛肉丝炒和,调入味精,淋上麻油起锅。

特点 香椿清爽,肉丝鲜嫩。

香椿拌豆腐

食材 香椿 50 克,豆腐 200 克,食盐、香油、味精各适量。

做法 将香椿芽儿洗净,加少许食盐,放入碗内,倒入开水盖严,浸泡 5 分钟后取出切成碎末。将豆腐切成 2～3 厘米的丁,拌入香椿末,再加香油、味精、食盐调匀即可。

特点 豆腐白嫩,香椿翠绿。

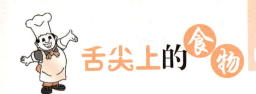

——吃对了,全家健康

荠 菜
——冬末春初最宜食

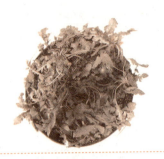

荠菜又称护生草、芊菜、净肠草、地米菜、地菜、鸡心菜、菱角菜、鸡脚菜、蓟菜。荠菜为十字花科植物的幼嫩叶,是人们喜爱的一种野菜。起源于欧洲,目前在世界各地都很常见。其拉丁种名来自拉丁语,意思是"小盒子""牧人的钱包",是形容它的蒴果形状像牧人的钱包。英文名称就是"牧人的钱包"。荠菜的种子、叶和根都可以食用。

▶▶ 营养调查

荠菜不仅味美可口,而且营养丰富,含有蛋白质、脂肪、膳食纤维、碳水化合物等成分。荠菜所含的蛋白质、钙、维生素 C 尤多,钙含量超过豆腐,胡萝卜素含量与胡萝卜相仿。荠菜为野菜中味最鲜美者,是因为它富含氨基酸达 11 种之多。

荠菜所含的荠菜酸,是有效的止血成分,能缩短出血及凝血时间;还含有香味木苷,可降低毛细血管的渗透性,起到治疗毛细血管性出血的作用。

荠菜含有乙酰胆碱、谷甾醇和季胺化合物,不仅可以降低血中及肝中的胆固醇和甘油三酯的含量,而且还有降低血压的作用。

▶▶ 养生功效

荠菜可防止硝酸盐和亚硝酸盐在消化道中转变成致癌物质亚硝胺,可预防胃癌和食管癌。

荠菜含有大量的粗纤维,食用后可增强大肠蠕动,促进排泄,从而增进新陈代谢,能防治高血压、冠心病、肥胖症、糖尿病、肠癌及痔疮等。

现代药理实验证实,荠菜具有多种医疗功能,它有良好的降血压、止血

第 5 章 舌尖上的最佳配角——蔬菜

作用，对麻疹有良好的预防作用。中医学认为荠菜性味甘平，具有清肝调脾、和血利水之功效。

▶▶▶ 营养翻倍的食用方法

荠菜吃法亦多样，荤素烹调皆点缀餐桌。如清炒、煮汤、凉拌、包饺子、做春饼及豆腐丸子等，都使人感到清香可口，风味独特。最好不要加蒜、姜、料酒来调味，以免破坏荠菜本身的清香味。

▶▶▶ 食用宜忌

忌 便溏者慎食。

宜 一般人群均可食用。尤适宜消化不良、体质衰弱的中老年人食用。

▶▶▶ 营养食谱

荠菜豆腐

● **食材** 荠菜 200 克，豆腐 1 盒，香菇 50 克，盐、水淀粉、葱、姜、香油（根据个人爱好放）、鸡精（可用味精、魔厨高汤、干贝素之类的代替）各适量。

● **做法** 豆腐切块，荠菜洗干净摘去根，切末，香菇洗净去蒂，切小丁；切好的豆腐用水煮一下。锅中放油，葱姜爆香，放香菇和荠菜翻炒，加水，豆腐入锅，不需要盖锅盖；烧开后水淀粉勾芡，出锅时放盐、鸡粗、香油。

● **特点** 适宜消化不良者食用。

拌荠菜松

● **食材** 荠菜 500 克，熟芝麻、熟胡萝卜各 50 克，豆腐干、冬笋各 25 克，盐、糖、味精、麻油各适量。

● **做法** 将荠菜洗净，放入沸水中烫至颜色碧绿，沥干，切细末。将豆腐干、冬笋、熟胡萝卜切细末，共放盘中，撒上芝麻，加入盐、糖、味精，淋上麻油，拌匀即成。

● **特点** 此菜芳香爽口，营养丰富，具有健体美容、延缓衰老的功效。可作为肝火血热所致的目赤肿痛、吐血等病症患者的食疗菜肴。

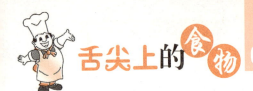

——吃对了,全家健康

苦 瓜

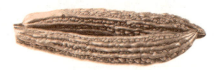

——降血糖,调血脂

苦瓜又称凉瓜,属于葫芦科苦瓜属的1年生攀援性草本植物,原产于东印度热带地区,日本、东南亚栽培历史悠久,17世纪传入欧洲,明代以前医书没有记载苦瓜,明代《救荒本草》《本草纲目》始列入,疑为郑和下西洋时,从南洋群岛移植过来。清代王孟英的《随息居饮食谱》说:"苦瓜清则苦寒;涤热,明目,清心。可酱可脆。中寒者(寒底)勿食。熟则色赤,味甘性平,养血滋肝,润脾补肾。"即是说瓜熟色赤,苦味减,寒性降低,滋养作用显出,与未熟时相对而言,以清为补之。其实吃苦瓜以色青未黄熟时才好吃,更取其清热消暑的功效。

▶▶ 营养调查

苦瓜中含有丰富的维生素C,每100克苦瓜含有56毫克的维生素C。

苦瓜中含有丰富的苦瓜苷和苦瓜素,苦瓜素被誉为"脂肪杀手",能使摄取的脂肪和多糖减少。

苦瓜中含有类似胰岛素的物质——多肽-P,还含有一种蛋白脂类物质,具有刺激和增强动物体内免疫细胞吞食癌细胞的能力,它可同生物碱中的奎宁一起在体内发挥抗癌作用。

▶▶ 养生功效

苦瓜可提高人体免疫力,抵抗癌细胞的发生,经常食用可增强人的体质。苦瓜还有快速降低血糖、调节血脂的功能,能够预防和改善糖尿病的并发症。所以,营养学家和医生建议患有糖尿病的中老年人应多吃些苦瓜。

苦瓜汁含有某种蛋白成分,能加强巨噬能力,临床上对淋巴肉瘤和白血

第 5 章 舌尖上的最佳配角——蔬菜

病有效。从苦瓜子中提炼出的胰蛋白酶抑制剂，可以抑制癌细胞所分泌出来的蛋白酶，阻止恶性肿瘤生长。

苦瓜的新鲜汁液，含有苦瓜苷和类似胰岛素的物质，具有良好的降血糖作用，是糖尿病患者的理想食品。

▶▶ 营养翻倍的食用方法

苦瓜中含有草酸，食用过量会影响钙的吸收，最好的办法是在烹调前将切好的苦瓜放在沸水中氽一下，以去除草酸。此外，在烹饪时以大火快炒为宜，因为烹调时间太长会造成维生素的流失与蒸发，导致营养价值降低。

▶▶ 食用宜忌

忌 孕妇、脾胃虚寒者忌食。

宜 一般人群均可食用，特别适宜糖尿病、生痱子患者食用。

▶▶ 营养食谱

苦瓜炒肉

● 食材 苦瓜300克，瘦肉50克，红椒50克，姜末、酱油、醋、盐、白糖、料酒、味精、水淀粉、食用油各适量。

● 做法 将苦瓜洗净去瓤切丝，红椒洗净切丝；瘦肉洗净切丝，用水淀粉、盐、料酒腌渍片刻。姜洗净切末备用；锅内入食用油烧热，放入肉丝滑散后取出。锅内留油，将苦瓜丝、红椒丝倒入翻炒，撒入盐，将肉丝倒入炒熟后，加入姜末、酱油、醋、白糖、味精调味即可。

● 特点 苦瓜素有"君子菜"之称，源于其味极苦却不会传给一同烹饪的其他菜肴，反而会增加其香味和口感。这道菜肉质鲜嫩爽滑，味道香辣可口，并具有美肌护肤的作用。

苦瓜炖排骨

● 食材 排骨段、苦瓜各250克，酸菜200克，油、蒜泥、酱油、糖、醋、香油各适量。

● 做法 先将排骨洗净，切成小段；苦瓜切成块；酸菜切碎，备用。

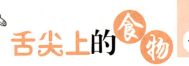

——吃对了，全家健康

锅中加入适量油，油烧至八成热时，加入排骨、苦瓜、蒜泥、酸菜，然后调入酱油、糖、醋、香油，用小火炖熟即可食用。

○ **特 点** 降血脂，软化血管。

冬 瓜
——唯一不含脂肪的瓜

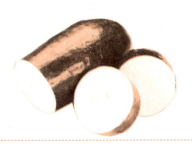

> 冬瓜又称东瓜、白瓜、枕瓜。冬瓜属葫芦科，1年生草本。原产于我国南部及印度，我国南北各地均有栽培，主要产于夏季，取名为冬瓜是因为瓜熟之际，表面上有一层白粉状的东西，就好像是冬天所结的白霜，也是这个原因，冬瓜又称白瓜。

▶▶▶ 营养调查

冬瓜含有较多的蛋白质、糖类及少量的钙、磷、铁等矿物质和多种维生素等营养素。

冬瓜是瓜菜中唯一不含脂肪的瓜菜，并富含丙醇二酸成分，能抑制糖类物质转化为脂肪成分，又因有较强的利尿作用，可增加减肥效果，故冬瓜有"减肥瓜"之称。

冬瓜含维生素C较多，且钾盐含量高，钠盐含量较低，高血压、肾脏病、水肿病等患者食之，可达到消肿而不伤正气的作用。

冬瓜本身不含脂肪，热量不高，对于防止人体发胖具有重要意义。

▶▶▶ 养生功效

冬瓜具有清热解毒、利水消肿、减肥美容的功效，是肾炎、高血压、冠心病及各种水肿患者的康复保健养生佳蔬。冬瓜所含的B族维生素能加速将

第 5 章 舌尖上的最佳配角——蔬菜

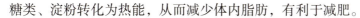

糖类、淀粉转化为热能,从而减少体内脂肪,有利于减肥。

冬瓜子中含尿酶、葫芦巴碱及组氨酸等成分,用冬瓜子煎水饮,对慢性支气管炎、肺脓肿、肠炎、肺炎等感染性疾病有一定的治疗效果。

冬瓜性寒味甘,可清热生津,僻暑除烦,在夏日服食尤为适宜。

▶▶ 营养翻倍的食用方法

冬瓜性凉,不宜生食。

冬瓜是一种解热利尿效果比较理想的日常食物,连皮一起煮汤,效果更明显。

冬瓜与肉煮汤时,冬瓜必须后放,然后用小火慢炖,这样可防止冬瓜过熟过烂。

▶▶ 食用宜忌

忌 冬瓜性寒凉,脾胃虚弱、肾脏虚寒、久病滑泄、阳虚肢冷者忌食。

宜 一般人群均可食用。适宜肾病、水肿、肝硬化腹水、癌症、脚气病、高血压、糖尿病、动脉硬化、冠心病、肥胖以及缺乏维生素C者多食。

▶▶ 营养食谱

冬瓜炒蒜苗

● 食材 冬瓜300克,蒜苗100克,植物油50毫升,味精等调料适量。

● 做法 先将蒜苗洗净,切成2厘米长的段,冬瓜去皮、瓤、洗净,切成块状;再将炒锅放置火上,加油烧至六成热,投入蒜苗略炒,再放冬瓜块,待炒熟后,加调料适量,淀粉调汁勾芡,最后加味精起锅装盘。

● 特点 此菜具有利肺化痰的功效,适用于肺中有痰,肺气不利致咳嗽气喘者食之。

冬瓜菠菜羹

● 食材 冬瓜300克,菠菜200克,羊肉30克,姜、葱、鲜汤、酱油、盐、味精、湿淀粉各适量。

● 做法 先将冬瓜去皮、瓤,洗净切成方块;菠菜择好洗净,切成4厘米长的段;羊肉切薄片;姜切薄片,葱切段。将炒锅放火上,加油烧

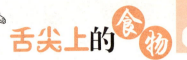

热，投入葱花，放羊肉片煸炒，接着加入葱段、姜片、菠菜、冬瓜块。翻炒几下，加鲜汤，煮沸约10分钟，加入盐、酱油、味精，最后倒入湿淀粉汁调匀即成。

● 特点 本汤羹味美可口，具有补虚消肿、减肥健体的功效，适用于妇女妊娠水肿、形体肥胖者食之。

黄 瓜
——美白减肥两相宜

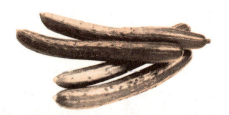

黄瓜又称胡瓜、青瓜，属葫芦科植物。广泛分布于中国各地，并且为主要的温室产品之一。黄瓜是由西汉时期张骞出使西域带回中原的，称为胡瓜，五胡十六国时后赵皇帝石勒忌讳"胡"字，汉臣襄国郡守樊坦将其改为"黄瓜"。黄瓜的茎上覆有毛，富含汁液，叶片的外观有3~5枚裂片，覆有绒毛。

▶▶ 营养调查

黄瓜是好吃又有营养的蔬菜。口感上，黄瓜肉质脆嫩、汁多味甘、芳香可口；营养上，它含有蛋白质、脂肪、糖类、多种维生素、纤维素以及钙、磷、铁、钾、钠、镁等丰富的成分。黄瓜中还含有细纤维素，可以降低血液中胆固醇、甘油三酯的含量；新鲜黄瓜中含有的丙醇二酸，还能有效地抑制糖类物质转化为脂肪。

▶▶ 养生功效

黄瓜中含有提高人体免疫功能的物质，可达到抗肿瘤的目的。此外，该物质还可治疗慢性肝炎和迁延性肝炎，对原发性肝癌患者有延长生存期的作用。

第 5 章　舌尖上的最佳配角
——蔬菜

黄瓜中含有丰富的维生素 E，可起到延年益寿、抗衰老的作用；黄瓜中的黄瓜酶，有很强的生物活性，能有效地促进机体的新陈代谢。用黄瓜捣汁涂擦皮肤，有润肤、舒展皱纹的功效。

黄瓜中所含的丙氨酸、精氨酸和谷胺酰胺对肝脏病人，特别是对酒精性肝硬化患者有一定的辅助治疗作用，可防治酒精中毒。

黄瓜中所含的葡萄糖苷、果糖等不参与通常的糖代谢，故糖尿病患者以黄瓜代替淀粉类食物充饥，血糖非但不会升高，甚至会降低。

▶▶▶ 营养翻倍的食用方法

黄瓜不要与蔬菜沙拉一起食用。因为黄瓜中含有一种维生素 C 分解酶，会破坏其他蔬菜中含量丰富的维生素 C。蔬菜沙拉中的西红柿就是典型的含维生素 C 丰富的蔬菜，如果二者一起食用，我们从西红柿中摄取的维生素 C 会被黄瓜中的分解酶破坏，根本达不到补充营养的效果。除了蔬菜沙拉以外，"西红柿炒鸡蛋"也不宜与"黄瓜炒肉"一起吃。

▶▶▶ 食用宜忌

忌 脾胃虚弱、腹痛腹泻、肺寒咳嗽者及肝病、心血管病、肠胃病患者慎食。

宜 一般人群均可食用。尤适宜嗜酒者、热病患者及肥胖、高血压、高脂血症、水肿、癌症、糖尿病患者食用。

▶▶▶ 营养食谱

糖醋黄瓜片

● **食材** 黄瓜 500 克，精盐、白糖、白醋各适量。

● **做法** 先将黄瓜去籽洗净，切成薄片，精盐腌渍 30 分钟；用冷开水洗去黄瓜的部分咸味，水控干后，加精盐、白糖、白醋腌 1 小时即成。

● **特点** 此菜肴酸甜可口，具有清热开胃、生津止渴的功效，适用于烦渴、口腻脘痞等病症，暑天食之尤佳。

山楂汁拌黄瓜

● **食材** 嫩黄瓜 5 条，山楂 30 克，白糖 50 克。

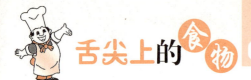

做法 先将黄瓜去皮心及两头，洗净切成条状；山楂洗净，入锅中加水200毫升，煮约15分钟，取汁液100毫升。黄瓜条入锅中加水煮熟，捞出；山楂汁中放入白糖，在文火上慢熬，待糖溶化，投入已控干水的黄瓜条拌匀即成。

特点 此菜肴具有清热降脂、减肥消积的作用，肥胖症、高血压、咽喉肿痛者食之有效。

丝 瓜
——解毒消炎又抗皱

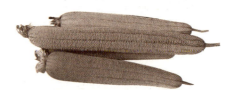

丝瓜又名棉瓜、布瓜、天罗，是我们日常生活中经常食用的一种蔬菜。外皮呈现深绿色，有皱点，开黄色花朵，由于具有细长的卷须茎蔓可以攀爬，生长速度相当惊人。而且它食用起来有滑腻之感，味道很特殊。根据《本草纲目》中记载，我国自唐代就有丝瓜之名，目前栽培甚为普遍，是夏季的主要蔬菜之一。

▶▶▶ 营养调查

丝瓜中维生素C含量较高，可用于抗坏血病及预防各种维生素C缺乏症。

丝瓜中维生素B等含量高，有利于小儿大脑发育及中老年人大脑健康；丝瓜藤茎的汁液具有保持皮肤弹性的特殊功能，能美容去皱。

丝瓜提取物对乙型脑炎病毒有明显的预防作用，在丝瓜组织培养液中还提取到一种具抗过敏性物质泻根醇酸，其有很强的抗过敏作用。

除丝瓜果实外，丝瓜花、瓜皮、瓜叶、瓜藤、瓜络、瓜子、瓜根均可药用。瓜花清热解毒；瓜皮可治疮疖；瓜叶清热解毒、止咳化痰，外用止血消炎；瓜藤通筋活络、镇咳祛痰。

第 5 章 舌尖上的最佳配角——蔬菜

▶▶ 养生功效

丝瓜性平味甘，有通经络、行血脉、凉血解毒的功效。可用于治疗身热烦渴、痰喘咳嗽、肠风痔漏、崩漏、带下、血淋、疔疮痈肿、妇女乳汁不下等病症。

丝瓜中含防止皮肤老化的 B 族维生素、增白皮肤的维生素 C 等成分，能保护皮肤、消除斑块，使皮肤洁白、细嫩，是不可多得的美容佳品，故丝瓜汁有"美人水"之称。女士多吃丝瓜还对调理月经不顺有帮助。

▶▶ 营养翻倍的食用方法

丝瓜不宜生吃，可烹食、煎汤服。

丝瓜汁水丰富，宜现切现做，以免营养成分随汁水流走。

烹制丝瓜时应注意尽量保持清淡，油要少用，可勾稀芡，用味精或胡椒粉提味，这样才能显示丝瓜香嫩爽口的特点。

丝瓜的味道清甜，烹煮时不宜加酱油和豆瓣酱等口味较重的酱料，以免抢味。

▶▶ 食用宜忌

忌 腹泻者及孕妇慎食丝瓜。

宜 一般人群均可食用丝瓜，尤适宜痰喘咳嗽、产后乳汁不通者食用。

▶▶ 营养食谱

剁椒丝瓜

● **食材** 丝瓜 1 根，剁椒 1 匙，盐、鸡精、蒜、食用油各适量。

● **做法** 丝瓜刮去外皮后洗净，洗好的丝瓜对半切开，再切成滚刀块；蒜去皮拍碎，准备 1 匙剁椒。炒锅上火，倒入食用油烧热，下蒜粒和剁椒炒香，放入丝瓜翻炒熟。放入适量盐翻炒均匀，再放适量鸡精翻炒均匀即可。

● **特点** 适宜夏季食用。

双瓜汤

● **食材** 西瓜皮、丝瓜各 225 克，黑木耳 2 瓣，姜丝 4 克，葱白 7.5 克。

● 做法 将西瓜皮切除外面薄皮，留白色与翠绿色部分，切块；黑木耳切丝；丝瓜刨皮洗净，切滚刀块；葱白切段。起油锅后下葱白、姜丝爆香。倒入丝瓜、西瓜皮、黑木耳煮熟，酌情加水与调味料后起锅。勿煮沸太久，以免丝瓜发黑。

● 特点 热病、口渴身热、烦躁者宜多食。

南 瓜
——胃病患者宜多食

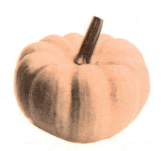

南瓜又称麦瓜、番瓜、倭瓜、金瓜，因产地不同，叫法各异。南瓜原产于北美洲，在中国各地都有栽种，日本则以北海道为大宗。嫩果味甘适口，是夏秋季节的瓜菜之一。老瓜可作饲料或杂粮，所以有很多地方又称为饭瓜。在西方，南瓜常用来做成南瓜派，即南瓜甜饼。南瓜瓜子可以做零食。

▶▶ 营养调查

南瓜内含有维生素和果胶，果胶有很好的吸附性，能黏结和消除体内细菌毒素和其他有害物质，如重金属中的铅、汞和放射性元素，起到解毒作用。南瓜所含果胶还可以保护胃肠道黏膜免受粗糙食品刺激，促进溃疡面愈合，适宜于胃病患者。

南瓜中高钙、高钾、低钠，特别适合中老年人和高血压患者，有利于预防骨质疏松和高血压。此外，还含有磷、镁、铁、铜、锰、铬、硼等元素。

南瓜中含有人体所需的多种氨基酸，其中赖氨酸、亮氨酸、异亮氨酸、苯丙氨酸、苏氨酸等含量较高。

第 5 章 舌尖上的最佳配角
——蔬菜

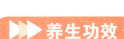

▶▶ 养生功效

中医认为南瓜性温味甘，入脾、胃经。具有补中益气、消炎止痛、解毒杀虫的功能。可用于气虚乏力、肋间神经痛、疟疾、痢疾、蛔虫、支气管哮喘等症。

南瓜能促进胆汁分泌，加强胃肠蠕动，帮助食物消化。

南瓜的皮含有丰富的胡萝卜素和维生素，所以最好连皮一起食用，如果皮较硬，就用刀将硬的部分削去再食用。在烹调的时候，南瓜心含有相当于果肉 5 倍的胡萝卜素，所以尽量要全部加以利用。

▶▶ 营养翻倍的食用方法

南瓜熟食补益、利水；生用驱蛔、解毒。

糖尿病患者可把南瓜制成南瓜粉，以便长期少量食用。

▶▶ 食用宜忌

忌 南瓜性温，胃热炽盛者、气滞中满者、湿热气滞者应少吃；同时患有脚气、黄疸、气滞湿阻病者应忌食。

宜 一般人群均可食用。尤其适宜肥胖者、糖尿病患者和中老年人食用。

▶▶ 营养食谱

虾仁南瓜烩饭

● **食材** 米饭 250 克，南瓜 150 克，虾仁 50 克，葱花、食用油、高汤、酱油、香菜各适量。

● **做法** 将南瓜洗净，去子，切成小块；虾仁洗净焯水备用。锅中注食用油烧热，放入葱花、南瓜爆炒，至南瓜变色，加入高汤、酱油调味。再放入米饭、虾仁，拌炒至汤汁收浓，加入香菜略炒即可。

● **特点** 能够减少血液中胆固醇的含量，降低血压。

奶香南瓜西米露

● **食材** 南瓜 200 克，西米 100

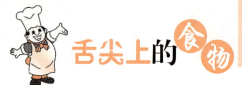

——吃对了，全家健康

克，纯牛奶1包。

做法 南瓜切块上锅蒸熟。锅中放水，水开后放入西米，大火煮开后转小火慢慢煮，煮的中间要搅拌几次，免得西米糊锅底。西米煮到透明，用过滤网捞出，过凉水。把蒸好的南瓜去掉皮放入料理机中，加入牛奶，搅拌成糊。放入煮好的西米，搅拌均匀即可。

特点 口感香甜，适合作甜品食用。

茄 子
——特殊的维生素携带者

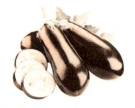

茄子又称落苏、茄瓜。茄子是为数不多的紫色蔬菜之一，也是餐桌上十分常见的家常蔬菜。在它的紫皮中含有丰富的维生素E和维生素P，这是其他蔬菜所不能比的。茄子属茄科，1年生蔬菜。原产印度，我国普遍栽培，是夏季主要蔬菜之一。

▶▶▶ 营养调查

茄子能增强人体细胞间的黏着力，增强毛细血管的弹性，减低脆性及渗透性，防止微血管破裂出血。

茄子纤维中所含的维生素C和皂草苷，具有降低胆固醇的功效。国外学者提出"降低胆固醇12法"，食用茄子即是其中方法之一。

分析发现，茄子含多种维生素、脂肪、蛋白质、糖及矿物质等，是一种物美价廉的佳蔬。特别是茄子富含维生素P，100克紫茄中的含量高达720毫克以上，不仅在蔬菜中出类拔萃，就是一般水果也望尘莫及。

第 5 章 舌尖上的最佳配角
——蔬菜

养生功效

中医认为，茄子性味苦寒，有散血瘀、消肿止疼、治疗寒热、祛风通络和止血等功效。此外，茄子纤维中所含的抑角苷，具有降低胆固醇的功效。巴西科学家用肥胖兔子作试验，结果食用茄子汁一组的兔子比对照组兔子体内胆固醇含量下降10%。美国一家杂志在介绍《降低胆固醇十二法》一文中，把食用茄子排在首位。

茄子所含的B族维生素对痛经、慢性胃炎及肾炎水肿等有一定的辅助治疗作用。

营养翻倍的食用方法

老茄子，特别是秋后的老茄子含有较多茄碱，对人体有害，不宜多吃。食用后若出现恶心、呕吐、腹泻、肠绞痛、意识模糊、抽搐等中毒症状，要及时到医院救治。

茄子既可炒、烧、蒸、煮，也可油炸、凉拌、做汤，都能烹调出美味可口的菜肴。吃茄子建议不要去皮。

油炸茄子会造成维生素P大量损失。茄子切忌生吃，以免中毒。

食用宜忌

忌 茄子性凉，脾胃虚寒、体弱、便溏、哮喘者不宜多食；手术前不宜吃茄子。

宜 一般人群均可食用茄子，特别适合心血管疾病患者食用。可清热解暑，对于容易长痱子、生疮疖的人，尤为适宜。

营养食谱

蒜蓉拌茄子

●**食材** 茄子（紫皮、长）200克，大蒜（白皮）30克，盐5克，香油50克，酱油10克。

●**做法** 将大蒜去皮，捣成蒜蓉；将茄子洗净，一切两半，上笼用大火大汽蒸25分钟,出笼。将茄子置于盘内,加入蒜蓉、香油、盐、酱油,拌匀即成。

● 特点 本菜品具有行气解毒、降脂降压之功效,适于肝肾阴虚型高血压患者食用。

炸茄饼

● 食材 茄子、肉末、料酒、盐、葱、姜、味精、鸡蛋、淀粉、椒盐末、食用油各适量。

● 做法 先将茄子洗净去皮,切成夹刀片(第一刀不切断,与第二刀相连)。肉末内加料酒、盐、葱、姜与味精,搅拌均匀。鸡蛋去壳打碎,投入淀粉调成糊,茄夹内撒少许淀粉后,将肉末放入做成茄饼。锅内放食用油烧至六成热时,茄饼挂糊,逐个下锅炸至八成熟时捞出,待油温升到八成热时,再将茄饼放入复炸,至表皮酥脆出锅,撒上椒盐末即成。

● 特点 此菜香脆可口,具有和中养胃的作用。胃纳欠佳、食欲不振者尤宜食用。

西红柿

——餐桌上的"长寿果"

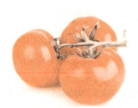

西红柿属茄科,为1年生蔬菜。原产南美洲,我国各地均普遍栽培,夏秋季出产较多。相传西红柿最早生长在南美洲,因色彩娇艳,人们对它十分警惕,视为"狐狸的果实",又称狼桃,只供观赏,不敢品尝。现在它是不少人餐桌上的美味。西红柿品种极多,按果的形状可分为圆形的、扁圆形的、长圆形的、尖圆形的;按果皮的颜色分,有大红的、粉红的、橙红的和黄色的。

第 5 章 舌尖上的最佳配角
——蔬菜

▶▶▶ 营养调查

西红柿含有丰富的胡萝卜素、维生素 C 和 B 族维生素，尤其是维生素 P 的含量为蔬菜之冠。

西红柿中含有一种对血管有很好的保护作用的物质——番茄红素，它是一种很强的抗氧化剂，能清除自由基，保护细胞，增强人体免疫力，阻止癌变进程，并能减少心脏病的发作。

西红柿含有的谷胱甘肽，是一种很好的抗癌、抗衰老物质，丰富的烟酸能促进红细胞的形成，有利于保持血管壁的弹性和保护皮肤。维生素 C 能降低毛细血管的通透性，防止其破裂，有效预防血管硬化。

▶▶▶ 养生功效

减缓色斑，延缓衰老。番茄红素不仅仅是当今工业上重要的天然食品着色剂，更为重要的是它是很强的抗氧化剂。补充番茄红素，可抵抗衰老，增强免疫系统功能，减少疾病的发生。番茄红素还能延缓眼睛黄斑的退化，减少色斑沉着。

西红柿内的苹果酸和柠檬酸等有机酸，既有保护所含维生素 C 不被烹调所破坏的作用，还有增加胃液酸度、帮助消化、调整胃肠功能的作用。

中医认为，西红柿性味酸甘，有生津止渴、健胃消食、清热解毒等功效。对热性病口渴、过食油腻厚味所致的消化不良、中暑、胃热口苦、虚火上炎等病症有较好的治疗效果。

▶▶▶ 营养翻倍的食用方法

虽然加热会导致西红柿中的维生素 C 含量减少，但番茄红素和其他抗氧化剂含量却出现显著上升，番茄红素可降低人患癌症和心脏病的风险。

番茄红素的含量与西红柿中可溶性糖的含量是负相关的关系，也就是说，越是不甜的西红柿，其中番茄红素含量越高。此外，夏天生产的西红柿中番茄红素含量比较高，这主要是因为夏天阳光充沛、光照时间长，会让番茄红素的含量大大增加；而冬天温室大棚里种植的西红柿，番茄红素的含量比较低。

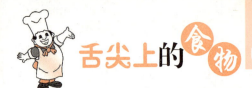

舌尖上的食物 ——吃对了，全家健康

▶▶ 食用宜忌

忌 西红柿不适宜于急性肠炎、菌痢及溃疡活动期病人食用。

宜 一般人群均可食用西红柿，尤其适宜热性病发热、口渴、食欲不振、习惯性牙龈出血、贫血、头晕、心悸、高血压、急慢性肝炎、急慢性肾炎、夜盲症和近视眼者食用。

▶▶ 营养食谱

番茄紫草汤

食材 番茄1个，鸡蛋2个，紫草30克，羊肉50克，淀粉、盐、味精、胡椒粉、香菜末、香油各适量。

做法 将紫草用水煮30分钟，去渣留汁备用；番茄洗净去蒂，切块备用；羊肉切片备用；鸡蛋搅匀备用。锅上火，放适量香油，待油五成热时，将羊肉片倒入翻炒片刻，将紫草汁倒入。煮沸后再将盐、鸡蛋倒入，煮沸2~3分钟后，将番茄块放入，放味精、胡椒粉、香菜末，最后用水淀粉勾芡，另淋香油数滴即可。

特点 番茄、紫草的淡淡香甜加上羊肉的鲜嫩，此汤清香淡雅，清热凉血，是一道不错的养生汤。

猪骨番茄粥

食材 番茄3个，猪骨头500克，粳米200克，盐适量。

做法 将番茄洗净、去蒂、切块备用，粳米洗净备用。将猪骨头剁碎，用沸水汆一下，与番茄一起倒入锅内，加入适量的水，用大火煮沸，然后用小火熬30分钟，把汤倒出备用。将粳米倒入锅内，加适量的水，煮沸后倒入番茄骨头汤，待粳米煮烂至熟，用盐调味即可食用。

特点 此粥味道鲜美，浓浓的骨香使人胃口大开，搭配淡淡的番茄香，让人回味无穷。骨头中钙元素丰富，加上番茄里的维生素，适合养生人群食用。

第 5 章 舌尖上的最佳配角——蔬菜

香 菇

——氨基酸含量异常丰富的"菇中皇后"

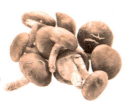

> 香菇又称花菇、猴头菇、香蕈、香信、香菌、冬菇、香菰,为侧耳科植物香蕈的子实体。香菇是世界第二大食用菌,也是我国特产之一,在民间素有"山珍"之称。它是一种生长在木材上的真菌,味道鲜美,香气沁人,营养丰富。香菇是高蛋白、低脂肪的营养保健食品。中国历代医学家对香菇均有著名论述。经现代医学和营养学不断深入研究,香菇的药用价值也不断被发掘。

▶▶ 营养调查

香菇富含维生素 B 群、铁、钾、维生素 D 原(经日晒后转成维生素 D),味甘,性平。

香菇营养丰富,干香菇中含蛋白质 18.64%,脂肪 4.8%,碳水化合物 71%,香菇含有的 10 多种氨基酸中,有异亮氨酸、赖氨酸、苯丙氨酸、蛋氨酸、苏氨酸、缬氨酸等 7 种人体必需的氨基酸,还含有维生素及矿物盐和粗纤维等。因此香菇又成为纠正人体酶缺乏症和补充氨基酸的首选食物。

▶▶ 养生功效

香菇中含不饱和脂肪酸甚高,还含有大量的可转变为维生素 D 的麦角甾醇和菌甾醇,对于增强抗疾病能力和预防感冒有良好效果。

经常食用对预防人体,特别是婴儿因缺乏维生素 D 而引起的血磷、血钙代谢障碍导致的佝偻病有益,可预防人体各种黏膜及皮肤炎症。

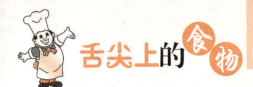

——吃对了,全家健康

▶▶ 营养翻倍的食用方法

先用冷水将香菇表面冲洗干净。带柄的香菇可将根部除去,然后"鳃页"朝下放置于温水盆中浸泡,待香菇变软、"鳃页"张开后,再用手朝一个方向轻轻旋搅让泥沙徐徐沉入盆底,或用筷子轻轻敲打,泥沙就会掉入水中。

泡发香菇的水不要丢弃,很多营养物质都溶在水中;只要把干香菇在浸泡前清洗干净,浸泡的水完全可以再利用。

▶▶ 食用宜忌

忌 脾胃寒湿、气滞或皮肤瘙痒病患者忌食。

宜 一般人群均可食用。

▶▶ 营养食谱

香菇炒油菜

● 食材 香菇100克,油菜200克,水、淀粉、蚝油、生抽、糖、盐各适量。

● 做法 香菇切成小朵,油菜根切下来,调1碗淀粉水;凉白开,加蚝油、糖、盐、生抽、淀粉。锅内加油,放入香菇根,让油菜根多加热一会儿。放入香菇爆炒,炒到香菇软了为止,加入油菜炒,淋入调好的淀粉水即可。

● 特点 轻松易做,是一道家常菜。

香菇肉片

● 食材 肉300克,香菇50克,姜、青椒、红椒、酱油、生抽、盐、鸡精、葱花各适量。

● 做法 新鲜香菇洗净去蒂后切片;姜切片,肉切片,青红椒切圈。锅坐油,下姜片爆香,青红椒炒出香味,入香菇片翻炒至渐渐有水分析出;再加入肉片,淋酱油、生抽同炒。炒至肉片熟透,快速加盐、鸡精、葱花,翻匀即可出锅。

● 特点 有荤有素,香菇味浓郁。

第 5 章 舌尖上的最佳配角——蔬菜

金针菇
——体形苗条的"智力菇"

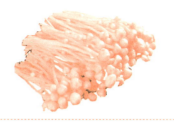

> 金针菇为真菌植物门真菌冬菇的子实体,营养丰富,清香扑鼻。其菌盖小巧细腻,黄褐色或淡黄色,干部形似金针,故名金针菇。还有一种色泽白嫩的,叫银针菇。金针菇不仅味道鲜美,而且营养丰富,是拌凉菜和火锅食品的原料之一。

▶▶▶ 营养调查

金针菇含有人体必需的氨基酸成分较全,其中赖氨酸和精氨酸含量尤其丰富,对增强智力尤其是对儿童的身高和智力发育有良好的作用,人称"增智菇"。

金针菇中还含有一种叫朴菇素的物质,有增强机体对癌细胞的抗御能力,常食金针菇还能降胆固醇,预防肝脏疾病和肠胃道溃疡,增强机体正气,防病健身。

金针菇中含锌量比较高,也可有促进儿童智力发育和健脑的作用。

金针菇能有效地增强机体的生物活性,促进体内新陈代谢,有利于食物中各种营养素的吸收和利用,对生长发育也大有益处。

▶▶▶ 养生功效

我国传统医学认为,金针菇性寒,味咸,能利肝脏、益肠胃、增智慧、抗癌瘤。金针菇柄中含有大量食物纤维,可以吸附胆酸,降低胆固醇,促使胃肠蠕动,常吃对高脂血症的老人有一定的好处。多吃金针菇,可以起到增强免疫力的作用。

经常食用金针菇,不仅可以预防和治疗肝脏病及胃、肠道溃疡,而且也

舌尖上的食物——吃对了,全家健康

适合高血压患者、肥胖者和中老年人食用,这主要是因为它是一种高钾低钠食品。

金针菇可抑制血脂升高,降低胆固醇,防治心脑血管疾病,还能消除重金属盐类物质,有抗肿瘤的作用。

▶▶ 营养翻倍的食用方法

因为新鲜的金针菇中含有秋水仙碱,充分加热后可以被破坏,所以,食用鲜金针菇前,应在冷水中浸泡2小时。烹饪时要把金针菇煮软煮熟,使秋水仙碱遇热分解。凉拌时,除了用冷水浸泡,还要用沸水焯一下,让它熟透。另外,市场上出售的干金针菇或金针菇罐头,其中的秋水仙碱已被破坏,可以放心食用。

▶▶ 食用宜忌

忌 脾胃虚寒者不宜多食金针菇。患有红斑狼疮或关节炎的病人最好不要常吃金针菇,因为吃了金针菇,病情可能会加重。

宜 一般人群均可食用金针菇。

▶▶ 营养食谱

凉拌金针菇

食材 金针菇200克,黄瓜100克,青椒、蒜汁、香油、盐、醋、糖、辣椒油各少许。

做法 金针菇去老根洗净焯水,黄瓜擦丝,青椒切丝。放蒜汁、香油、盐、醋、糖,还可以放少许辣椒油,拌匀即可。冷藏后食用更佳。

特点 清脆爽口,是家常凉拌菜。

芥末鸡丝金针菇

食材 金针菇50克,鸡胸肉200克,胡萝卜1根,姜片、芥末、醋、生抽、盐、白糖、芝麻油各适量。

做法 在锅里面加入适量的水(没过鸡肉)和姜片,将鸡脯肉放进去煮10分钟至肉熟之后捞起沥干备用。金针菇剪去根部,撕开洗净,胡萝卜切丝,熟鸡肉撕成丝。锅里加适量水烧开,放入金针菇和胡萝卜丝,

第 5 章 舌尖上的最佳配角——蔬菜

汆 30 秒捞出入冷水过凉。将过凉后的金针菇和胡萝卜丝稍微挤去水分，和鸡丝一起拌匀。根据自己的口味，把所有调料放在小碗里调匀，淋在鸡丝金针菇上，吃时拌匀就可以了。

● 特点 芥末辛辣刺激，能促进消化。

平 菇
——性味甘温，可追风散寒

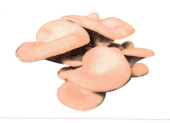

平菇又称侧耳。平菇营养丰富，在唐宋时期，它是宫廷菜，名曰"天花菜""天花蕈"。平菇无论素炒还是制成荤菜，都十分鲜嫩诱人，加之价钱便宜，是百姓餐桌上的佳品。平菇食用以鲜品为主，罐头和干制品很少食用。平菇以色白、肥厚质嫩、味道鲜美者为佳。

▶▶▶ 营养调查

平菇中氨基酸的种类十分丰富，经测定，它含有 17 种氨基酸，其中人体所必需的 8 种氨基酸它都含有。

菇干蛋白质含量在 20% 左右，是鸡蛋的 2.6 倍，是猪肉的 4 倍，是菠菜、油菜的 15 倍。

平菇中人体必需氨基酸含量高，蛋白质含量高，是滋补身体的佳品。

含有抗肿瘤细胞的多糖体，对肿瘤细胞有很强的抑制作用，且具有免疫特性。

▶▶▶ 养生功效

平菇性味甘、温；具有追风散寒、舒筋活络、治疗肝炎、溃疡、胃炎的功效。用于治腰腿疼痛、手足麻木、筋络不通等病症。常食平菇能起到改善人体的新陈代谢，增强体质的作用。

平菇可作为体弱病人的营养品，对肝炎、慢性胃炎、胃和十二指肠溃疡、软骨病、高血压等都有疗效，对降低血胆固醇和防治尿道结石也有一定效果，对妇女更年期综合征可起调理作用。

▶▶▶ 营养翻倍的食用方法

平菇可以炒、烩、烧；平菇口感好、营养高、不抢味，但鲜品出水较多，易被炒老，需掌握好火候。

▶▶▶ 食用宜忌

忌 菌类食用过敏者忌食。

宜 一般人群均可食用。体弱者、更年期妇女及肝炎、消化系统疾病、软骨病、心血管疾病患者、尿道结石症患者、癌症患者尤其适宜。

▶▶▶ 营养食谱

平菇炒荠菜

食材 鲜平菇150克，鲜荠菜300克，精盐、味精、葱花、猪油各适量。

做法 将平菇洗净切宽条。荠菜去杂洗净切段。锅中放入猪油，烧热放葱花煸香，放入平菇煸炒一会，加入精盐、荠菜煸炒，炒至平菇、荠菜入味，点入味精调味即可出锅。

特点 此菜清肝利胆、凉血止血。

平菇炒肉片

食材 平菇100克，猪肉200克，豆豉、酱油、食盐各适量。

做法 平菇洗净切条，肉切片。油热，下豆豉微炸。下肉片，放入少许酱油上色。然后放入平菇，快速翻炒。最后放入食盐出锅即可。

特点 平菇味鲜，与猪肉搭配味更浓郁。

第 5 章 舌尖上的最佳配角——蔬菜

牛肝菌
——彩云之南的特产

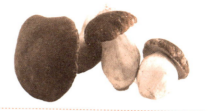

牛肝菌类是牛肝菌科和松塔牛肝菌科等真菌的统称，其中除少数品种有毒或味苦而不能食用外，大部分品种均可食用。牛肝菌是云南的一大特产。此菌种类繁多，全国约有 26 种，云南就有 22 种，其中有 11 种是云南独有的。

▶▶ 营养调查

牛肝菌含有人体必需的 8 种氨基酸，还含有腺嘌呤、胆碱和腐胺等生物碱。

牛肝菌富含蛋白质、碳水化合物、维生素及钙、磷、铁等矿物质。

牛肝菌是珍稀菌类，香味独特、营养丰富，有防病治病、强身健体的功能，特别对糖尿病有很好的疗效。

组成牛肝菌多糖的单糖有葡萄糖、半乳糖、甘露糖、木糖和岩藻糖。从牛肝菌中分离出的生物碱主要有胆碱、腐胺、腺嘌呤等。

▶▶ 养生功效

牛肝菌具有清热解烦、养血和中、追风散寒、舒筋活血、补虚提神等功效。另外，还有抗流感病毒、防治感冒的作用。可见美味牛肝菌确是林中菌类中功能齐全、食药兼用的珍品。经常食用牛肝菌可明显增强机体免疫力、改善机体微循环。

牛肝菌的水提物对小白鼠肉瘤 S-180 的生长有阻抑作用，对肉瘤 S-180 的抑制率为 100%，对艾氏腹水癌的抑制率为 90%，同时还有抗流感病毒、防治感冒的作用。

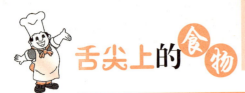
——吃对了,全家健康

▶▶ 营养翻倍的食用方法

切菌的时候一定要厚薄均匀,可以先用开水焯烫一下,这样吃起来就安全很多,当然鲜美的味道也会流失一些。

炒菌用猪油,味道特别好,而且大蒜和油的用量都不能少。炒的时候千万不能用大火,菌糊了就不能吃了,而且要注意翻拌,保证受热均匀。

牛肝菌中的魔牛肝菌有毒,食后可导致呕吐、腹泻和痉挛,但经煮沸后,毒素可因高温而分解。因此要注意,必须用开水过一下,否则容易拉肚子。

▶▶ 食用宜忌

忌 便泄者慎食牛肝菌。

宜 一般人群皆可食用。

▶▶ 营养食谱

牛肝菌汤

● 食材 牛肝菌350克,猪里脊肉60克,圆白菜50克,柿子椒、辣椒各30克,盐7克,酱油15克,鸡蛋清、大蒜、淀粉各10克,胡椒粉1克,味精、大葱、姜各2克,猪油45克。

● 做法 牛肝菌去根部,洗净,切成块;柿子椒、青辣椒洗净去籽,分别切成块;圆白菜放盐水内腌片刻后捞出切成小片;里脊肉洗净切片;蒜、姜均切片,葱切段。猪脊肉片入碗,加鸡蛋清、味精、胡椒粉、淀粉,拌匀上浆。炒锅置中火,注入猪油,烧热,分别下肉片、牛肝菌块滑透,倒入漏勺控油。炒锅留底油烧热,下蒜片、姜片、葱段煸香,下柿子椒块、青辣椒块炒透,倒入牛肝菌块、肉片、盐、腌圆白菜和酱油以及味精、胡椒粉,用淀粉勾芡,翻炒均匀即成。

● 特点 有调理贫血的功效。

干椒黄牛肝菌

● 食材 鲜黄牛肝菌、花生油、盐、味精、干辣椒、蒜各适量。

● 做法 黄牛肝菌洗净,切成

第 5 章 舌尖上的最佳配角
——蔬菜

片；将蒜去皮洗净切成小片；干辣椒去蒂去籽切成长段。锅置火上，注入花生油烧至三成热时，将蒜片与干辣椒段下锅稍炸一下。旺火热油放入黄牛肝菌与蒜、辣椒爆炒，放入盐、味精起锅。

◉ **特　点**　口感清香滋润，微辣、麻，菌香味醇厚。

鸡腿菇
——提高免疫力的"菌中新秀"

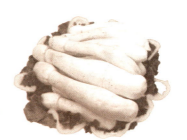

鸡腿菇又名毛头鬼伞，是鸡腿蘑的俗称，因其形如鸡腿，肉质肉味似鸡丝而得名，是近年来人工开发的具有商业潜力的珍稀菌品，被誉为"菌中新秀"。鸡腿菇集营养、保健、食疗于一身，具有高蛋白、低脂肪的优良特性，且色、香、味形俱佳。因其菇体洁白、美观，肉质细腻。炒食、炖食、煲汤均久煮不烂，口感滑嫩，清香味美，因而倍受消费者青睐。

▶▶▶ 营养调查

每 100 克鸡腿菇干品中，含有蛋白质 25.4 克，其含量是大米的 3 倍，小麦的 2 倍，猪肉的 2.5 倍，牛肉的 1.2 倍。鸡腿菇含有 20 种氨基酸，总量占 17.2%。人体必需氨基酸 8 种全部具备，占总量的 34.83%；其他氨基酸 12 种，占总量的 65.17%。

鸡腿蘑含有多种具有调节功能的维生素和矿物素元素，参与体内糖代谢。

▶▶▶ 养生功效

鸡腿菇有降低血糖的作用，并能调节血脂，对糖尿病患者和高血脂患者

舌尖上的食物 ——吃对了，全家健康

有保健作用，是糖尿病患者的理想食品。

其含有丰富的蛋白质、维生素 B_1、钙、磷等营养元素，可用于辅助治疗食欲不振，有助于增进食欲、消化，增强人体免疫力，具有很高的营养价值。

鸡腿菇肉质细嫩，味道鲜美，营养丰富，是一种高蛋白质、低脂肪、低热量的健康食品。在其蛋白质中含有多达 20 种氨基酸，且大部分为人体必需氨基酸，特别是赖氨酸和亮氨酸的含量尤为丰富，经常食用有助于增强人体免疫力。

鸡腿菇还有益脾胃、清心安神等功效，经常食用有助消化、增进食欲的作用。

▶▶ 营养翻倍的食用方法

鸡腿菇在采摘后亦不能放得长久，否则容易产生毒素；另外，鸡腿菇在采摘前若已经发了毛头，最好不要食用。

▶▶ 食用宜忌

忌 痛风患者忌食。

宜 一般人群均可食用。尤适宜糖尿病、高血脂、低血糖患者食用。

▶▶ 营养食谱

鸡腿菇炒肉

● **食材** 鸡腿菇、猪肉、油、盐、酱油、鸡精、料酒各适量。

● **做法** 鸡腿菇切条，放入锅中干煸到变成金黄色盛出。锅中放油，油热后放入猪肉翻炒，肉变色后，放入鸡腿菇，翻炒一下，加酱油、料酒、鸡精、盐调味，出锅。

● **特点** 味道鲜美，易消化。

鸡腿菇小炒

● **食材** 鸡腿菇、西蓝花、胡萝卜、盐、味精、葱末、蚝油、姜末、蒜末各适量。

● **做法** 鸡腿菇清洗干净，把菌盖摘下来，根部切几刀。姜末、蒜末爆锅，下胡萝卜炒，然后加入鸡腿菇。西蓝花事先焯好，与鸡腿菇一起炒。加盐、葱末、蚝油、味精，翻匀即可。

第 5 章 舌尖上的最佳配角
——蔬菜

● **特点** 经常食用有助于增进食欲。

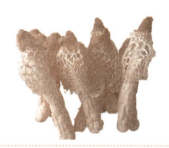

竹荪
——身形俊美的山中珍品

竹荪又称竹笙、竹菌、竹参、网纱菇，又称"真菌之花""植物鸡"等，名列"四珍"（竹荪、猴头、香菇、银耳）之首。竹荪以其身形俊美动人而闻名，其鲜品形态犹如一个穿纱裙的姑娘，堪称"雪裙仙子"。它具有延长汤羹等食品存放时间、保持菜肴鲜味不腐不馊的奇特功能，一向被帝王列为御膳，现在则是国宴中不可缺少的一味山珍。

▶▶▶ 营养调查

竹荪是名贵的食用菌，历史上被列为"宫廷贡品"，近代作为国宴名菜，同时也是食疗佳品。其营养丰富，据测定，干竹荪中含蛋白质 19.4%、脂肪 2.6%、碳水化合物总量 60.4%，其中菌糖 4.2%、粗纤维 8.4%、灰分 9.3%。对高血压、神经衰弱、肠胃疾病等具有保健作用。还具有特异的防腐功能。

竹荪中的均匀多糖和非均匀多糖都含量丰富，如膳食纤维素、D-半乳糖、D-甘露醇、木糖、葡萄糖等，具有机体调节功能和防病作用。另外，长裙竹荪的蛋白质中氨基酸含量极为丰富，其中谷氨酸含量达 1.76%，是竹荪味道鲜美的主要原因。

▶▶▶ 养生功效

竹荪的有效成分可补充人体必需的营养物质，提高机体的免疫抗病能力。

舌尖上的食物 ——吃对了，全家健康

云南苗族人患癌症的概率较低，这与他们经常用竹荪与糯米一同泡水食用有关。现代医学研究也证明，竹荪中含有能抑制肿瘤的成分。

竹荪能够保护肝脏，减少腹壁脂肪的积存，有俗称"刮油"的作用，从而产生降血压、降血脂和减肥的效果。

▶▶ 营养翻倍的食用方法

干品烹制前应先用淡盐水泡发，并剪去菌盖头（封闭的一端），否则会有怪味。

▶▶ 食用宜忌

忌 脾胃虚寒者不宜多食竹荪。

宜 一般人群均可食用竹荪。

▶▶ 营养食谱

竹荪鱼翅蟹珠

食材 竹荪、鱼蓉各50克，鱼翅300克，蟹肉150克，调料适量。

做法 将竹荪、鱼翅加鱼蓉入味，摆好造型。蟹肉做成珍珠状小丸，烩制入味。将处理好的食材组合装盘，加以点缀即成。

特点 造型美观得体，营养搭配均衡。

鸡蓉酿竹荪

食材 竹荪（干）、西蓝花、鸡胸肉、虾仁、姜片、食用油、盐、肉、鸡蛋、淀粉各适量。

做法 用淡盐水泡发竹荪，用刀将竹荪切成大小相等的段，鸡胸肉、虾仁、姜片等一同用料理机搅成蓉，加入蛋清和淀粉、盐搅至上劲为止。将搅好的肉馅放入竹荪内，上锅蒸10分钟。西蓝花掰几小朵，洗净，用烧开的盐水焯一下，捞出晾凉。将蒸好的竹荪取出，和西蓝花一起摆盘，把盘子里蒸出的汁倒进锅里，加水淀粉和少许盐勾芡，然后浇到竹荪上。

特点 补气养阴，润肺止咳，清热利湿。

第 5 章 舌尖上的最佳配角
——蔬菜

木 耳
——食品中的阿司匹林

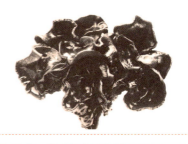

木耳又名黑木耳、木菌、树鸡。木耳质地柔软，口感细嫩，味道鲜美，是一种营养丰富的著名食用菌，有"食品阿司匹林"之称。现代营养学家盛赞黑木耳为"素中之荤"，其营养价值可与动物性食物相媲美。

▶▶▶ 营养调查

据现代科学分析，木耳含有大量的碳水化合物、蛋白质、铁、钙、磷、胡萝卜素、维生素等营养物质。每100克干品中含蛋白质10.6克，脂肪0.2克，碳水化合物65克，粗纤维7克，钙375毫克，磷201毫克，铁185毫克，此外还含有维生素B_1 0.15毫克，维生素B_2 0.55毫克，烟酸2.7毫克。

木耳的蛋白质、维生素和铁的含量分别比白木耳高出1倍、2倍和5倍。在蛋白质中含有多种氨基酸，尤以赖氨酸和亮氨酸的含量最为丰富。黑木耳含有维生素K，能减少血液凝块，预防血栓等症的发生，有防治动脉粥样硬化和冠心病的作用。

▶▶▶ 养生功效

黑木耳具有益气、润肺、补脑、轻身、凉血、止血、涩肠、活血、养颜等功效。

木耳含有丰富的植物胶原成分，它具有较强的吸附作用，对无意中食入的难以消化的头发、谷壳、木渣、沙子、金属屑等异物也具有溶解与氧化作用。

常吃木耳能起到清理消化道、清胃涤肠的作用。特别是对从事矿石开采、冶金、水泥制造、理发、面粉加工、棉纺毛纺等空气污染严重工种的工人，经常食用木耳能起到良好的保健作用。

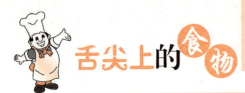
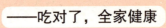
——吃对了，全家健康

▶▶ 营养翻倍的食用方法

由于黑木耳具有可抑制血小板聚集的作用，能预防心、脑血管疾病，但也有可能造成凝血功能不佳，因此在手术前后与拔牙前后，以及女性月经期间应避免或少食黑木耳。鲜木耳含有毒素，不可食用。

▶▶ 食用宜忌

忌 有出血性疾病、腹泻者的人应不食或少食木耳；孕妇不宜多吃木耳。

宜 一般人群均可食用木耳。心脑血管疾病、结石症患者更应食用木耳，缺铁人士、矿工、冶金工人、纺织工、理发师特别适合食用木耳。

▶▶ 营养食谱

三鲜配

食材 黑木耳、金针菇、海米、盐、鸡精、麻油各适量。

做法 黑木耳用温水浸泡约15分钟，然后用清水冲洗干净，撕成小朵。金针菇切除根部，撕开，清洗干净。海米用温水稍微清洗一下，捞出沥干水分，待用。汤锅内倒入半锅清水，开大火煮沸后将黑木耳和金针菇放入，煮约2分钟即可捞出，沥干水分。取一深碗，将黑木耳、金针菇和海米一起放入，加入盐、鸡精和麻油搅拌均匀，再装入平盘中即可。

特点 加入少许辣椒口味更佳。

黑木耳鱼丸汤

食材 黑木耳、鱼丸、嫩笋、盐、鸡精、麻油、白胡椒粉各适量。

做法 黑木耳用温水浸泡约15分钟，然后用清水冲洗干净，撕成小朵；嫩笋切薄片。汤锅内倒入一大碗清水，开大火煮沸后将黑木耳、鱼丸和切好的嫩笋片一起放入，加入盐、鸡精和少许白胡椒粉调味，再次煮沸后改用中火焖煮3分钟，淋上少许麻油即可。

特点 对消化系统有良好的清润效果。

第 5 章 舌尖上的最佳配角
——蔬菜

茶树菇
——口感鲜脆的中华神菇

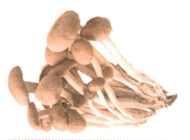

茶树菇又称茶新菇、茶菇、杨树菇,是一种味道鲜美、盖肥柄脆、气味清香的食用菌。茶树菇作为菌类食品的一种,深受大众的喜爱。尤其是它美容壮阳的功效,让无论男女都会对它青睐有加。用茶树菇无论是做汤还是炒菜,都是个不错的选择。茶树菇是一种高蛋白、低脂肪、营养丰富的食用菌,食之味美、柄脆、香气浓郁、清脆爽口,堪称美味佳肴。

▶▶▶ 营养调查

茶树菇营养丰富,蛋白质含量高达19.55%。所含蛋白质中有18种氨基酸,其中含量最高的是蛋氨酸,占2.49%,其次为谷氨酸、天门冬氨酸、异亮氨酸、甘氨酸和丙氨酸。总氨基酸含量为16.86%。人体必需的8种氨基酸含量齐全,并且含有丰富的B族维生素和钾、钠、钙、镁、铁、锌等矿物质元素。

菇体含还原糖29.96%,总糖54.36%,粗蛋白27.51%,氨基酸含量丰富,人体8种必需氨基酸齐全,其中赖氨酸含量高达1.75%。

▶▶▶ 养生功效

中医认为,该菇性甘温、无毒,有健脾止泻之功效,并且有抗衰老、降低胆固醇、防癌和抗癌的特殊作用。享有"中华神菇"的美称。

茶树菇性平甘温、无毒,有利尿渗湿、健脾、止泻、清热平肝之疗效,是一种具有高蛋白质、低脂肪的特点,集营养、保健、理疗作用于一身的名贵珍稀食药兼用的真菌。茶树菇对肾虚尿频、水肿、气喘、小儿低热、尿床有独特的疗效。

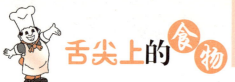

茶树菇同样具有降低胆固醇、增强免疫功能、抑制肿瘤、抗衰老等医疗保健作用。

▶▶ 营养翻倍的食用方法

新鲜的茶树菇在烹调前用清水冲洗干净并沥干水分，可配用鲜肉或鲜蛋煎、炒、煲汤。

干品先用清水快速冲洗1次，入清水中浸泡35分钟左右，烹调时将茶树菇和浸泡水一并放入肉类汤中煲汤，也可炒烩、凉拌及涮食。

▶▶ 食用宜忌

忌 痛风、尿酸过高者不宜食用。

宜 一般人群均可食用。

▶▶ 营养食谱

茶树菇猪心汤

食材 猪心半个，干茶树菇80克，葱花、姜片各少许，精盐适量，酱油1大匙，味精1/2小匙，大蒜油1小匙，料酒、植物油各2大匙，高汤8杯。

做法 猪心切开去除里面血块洗净切片。干茶树菇用冷水泡至涨发，剪去菇蒂，再冲洗几遍，去除茶树菇的酸涩味，取出切段。锅中加入植物油烧热，下入葱花、姜片炝锅，倒入猪心翻炒，烹入料酒，加酱油炒至上色，倒入高汤，下入茶树菇、精盐煮沸，加入味精调味，淋大蒜油即可。

特点 有补虚、养心安神、补血镇惊之功效。

咸蛋黄茶树菇

食材 茶树菇、咸蛋黄、鸡蛋、盐、白糖、淀粉各适量。

做法 将茶树菇洗净放入开水中加盐煮3～5分钟，取出沥干水分，放入器皿中，加鸡蛋搅拌均匀，再撒上淀粉拌匀。坐锅点火倒入油，待油热后放入拌好的茶树菇炸至金黄色捞出控油，锅中留少许底油，放入咸蛋黄加盐、白糖炒散，倒入炸好的茶树菇炒匀出锅即可。

特点 膨松鲜嫩，咸香酥糯。

第 5 章 舌尖上的最佳配角
——蔬菜

杏鲍菇
——草原上的牛肝菌

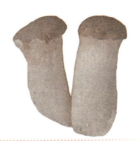

> 杏鲍菇又称刺芹侧耳，因其具有杏仁的香味和菌肉肥厚如鲍鱼的口感而得名。是近年来开发栽培成功的集食用、药用、食疗于一体的珍稀食用菌。杏鲍菇菌肉肥厚，质地脆嫩，特别是菌柄组织致密、结实、乳白，可全部食用。日本称其为"雪茸"。杏鲍菇营养丰富，质地脆嫩，口感绝佳，风味独特，故有"草原上的美味牛肝菌"之美称。

▶▶▶ 营养调查

杏鲍菇营养丰富，富含蛋白质、碳水化合物、维生素及钙、镁、铜、锌等矿物质，可以提高人体免疫功能，对人体具有抗癌、降血脂、润肠胃以及美容等作用。

每 100 克杏鲍菇含有热量 31.00 大卡，碳水化合物 8.30 克，脂肪 0.10 克，蛋白质 1.30 克；含有 18 种氨基酸，其中人体必需的 8 种氨基酸齐全，是一种营养保健价值极高的食用菌。

▶▶▶ 养生功效

与普通的平菇相比，杏鲍菇又有降血脂、抗癌之类的功效，物美价廉又好吃。而且热量还非常低，长期食用没有任何坏处。

杏鲍菇蛋白质含量丰富，能有效提高人体免疫力，增强机体对外界不良因素的侵袭，远离亚健康，强身健体，是体弱人群和亚健康人群的理想营养品。

杏鲍菇富含膳食纤维，经常食用，可以有效清除血清胆固醇，降低血脂，防治动脉硬化等心血管疾病。

杏鲍菇中丰富的膳食纤维对于增强肠胃蠕动也有很好的促进作用，能帮助便秘患者润肠通便，排除体内毒素，进而保持皮肤光泽，改善肤色暗沉的状况，驻颜护肤。

▶▶ 营养翻倍的食用方法

切杏鲍菇的时候注意逆着纤维生长的方向，把粗纤维切断就行了。做法就看个人喜好，因为杏鲍菇或者说各种菌类本身味道都不太重，相对非常好搭配。无论是炖汤、清炒，还是像一些创新菜里面做的黑胡椒杏鲍菇等，做法都很不错。

▶▶ 食用宜忌

忌 湿疹患者忌食。

宜 一般人群均可食用。

▶▶ 营养食谱

杏鲍菇鸡块

食材 鲜杏鲍菇500克，鸡肉700克，葱20克，姜、味精、盐、糖、黄酒各适量，猪油70克，清汤1500毫升。

做法 将杏鲍菇洗净，切成块，鸡肉剁成块，葱切段，姜切片。锅烧热后放入猪油，投入葱姜，煸出香味。放入主料煸炒片刻，烹入黄酒，加入盐、味精、糖，倒入清汤，用大火烧沸后改用文火炖熟即成。

特点 鲜嫩脆香。

豌豆苗炒杏鲍菇

食材 杏鲍菇200克，豌豆苗300克，冬笋40克，花生油60毫升，姜、盐、料酒、味精各适量。

做法 豌豆苗去根洗净，杏鲍菇、冬笋切丝，姜切末。炒锅上旺火倒入花生油，烧至八成热时放入冬笋、杏鲍菇、姜末，煸炒片刻放入豆苗、料酒、盐、味精。煸炒至豆苗断生，起锅装盘即可。

特点 豆苗翠绿清脆，杏鲍菇增味，色味俱佳。

第 5 章 舌尖上的最佳配角
——蔬菜

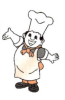

猴头菇
——山珍猴头，海味燕窝

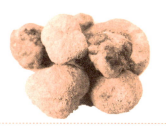

猴头菇与熊掌、海参、鱼翅同列"四大名菜"。菌肉鲜嫩，香醇可口，有"素中荤"之称。猴头菇的形状很特殊，它的子实体圆而厚，菌盖生有须刺，须刺向上，新鲜时白色，干后由浅黄至浅褐色，基部狭窄或略有短柄，上部膨大，直径3.5～10厘米，远远望去似金丝猴头，故称"猴头蘑"。猴头菇是食用蘑菇中名贵的品种。野生猴头菇多生长在柞树等树干的枯死部位，喜欢低湿环境。

▶▶▶ 营养调查

猴头菇含有大量蛋白质、脂肪、碳水化合物、氨基酸和多种维生素，能增强人体免疫力。猴头菇干品每百克含蛋白质263克，脂肪4.2克，碳水化合物44.9克，钙2毫克，磷856毫克，铁18毫克，胡萝卜素0.01毫克，维生素B_1 0.69毫克，维生素B_2 1.89毫克。研究结果表明，猴头菇含有多肽、多糖和脂肪族酰等多种抗癌物质。

▶▶▶ 养生功效

猴头菇对增强人体免疫力尤为突出，可提高人体对SARS、禽流感、流感等疾患的抵抗力，是预防上述疾病的理想新武器。

猴头菇含有的多糖体、多肽类及脂肪物质，能抑制癌细胞中遗传物质的合成，从而预防和治疗消化道癌症和其他恶性肿瘤。

具独特的消化道系统保护、调理和修复功能。可助消化、益肝脾，有解饥解渴、消除宿毒等多重功效。对食欲不振、恶心呕吐者，饮用本品后能迅速止呕，食欲可得到明显改善。

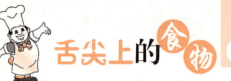
——吃对了，全家健康

▶▶ 营养翻倍的食用方法

食用猴头菇时要经过洗涤、涨发、漂洗和烹制4个阶段，直至软烂如豆腐时营养成分才完全析出。另外霉烂变质的猴头菇不可食用，以防中毒。

猴头菇的泡发方法：干猴头菇适宜用水泡发而不宜用醋泡发，泡发时先将猴头菇洗净，然后放在热水或沸水中浸泡3个小时以上（泡发至没有白色硬芯即可，如果泡发不充分，烹调的时候由于蛋白质变性很难将猴头菇煮软）。

▶▶ 食用宜忌

忌 猴头菇补虚健胃，诸无禁忌。

宜 一般人群均可食用猴头菇。有心血管疾病、消化系统疾病和患有咳嗽的人均可食用。

▶▶ 营养食谱

红烧猴头菇

食材 猴头菇250克，鸡胸脯肉200克，冬笋50克，白菜100克，黄芪、白术各20克，姜、大葱、酱油、料酒、淀粉各5克，盐3克，味精2克，植物油20克。

做法 黄芪和白术先煎取汁200毫升。猴头菇去掉针刺和老根，切成片，冬笋切片，鸡肉切成块，姜切成片，葱切成段，白菜去掉老帮取用菜心用开水烫一下，盛盘。锅内放油烧至七成热，先炒鸡肉和猴头菇，变色后加冬笋片、料酒、姜片、葱段和酱油炒几下，加药汁和高汤，用小火焖至肉烂，拣去姜、葱，以盐、味精和湿淀粉勾芡收汁，装盘即可。

特点 适宜于脾胃虚弱、消化不良者食用。

猴头菇煲汤

食材 猴头菇80克，盐1克。

做法 将干猴头菇洗净，加水适量煮熟后加入盐调味即可。

特点 熬汤时不宜先放盐，因为盐具有渗透作用，会使原料中的水分排出，使蛋白质凝固，导致鲜味不足。

第 5 章 舌尖上的最佳配角
——蔬菜

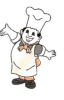

银　耳
——菌中的长生不老药

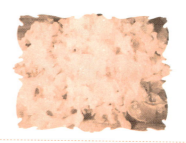

> 银耳又称白木耳、雪耳、桑鹅、五鼎芝。银耳是银耳科植物银耳的子实体。其药用价值历来与人参、鹿茸齐名，被人们誉为"菌中之冠""山珍"，历代皇家贵族将银耳看做是嫩肤美容、延年益寿之上品。

▶▶▶ 营养调查

银耳同其他"山珍"一样，不仅是席上的珍品，而且在医学宝库中也是久负盛名的良药。质量上乘者称作雪耳。银耳中含丰富的胶质、多种维生素和 17 种氨基酸及肝糖。

银耳还含有多种维生素、无机盐、氨基酸。近年来药学家研究发现，银耳含有酸性异多糖，能增强体液免疫功能，可起到扶正固本的作用。

银耳还含有多种矿物质，如钙、磷、铁、钾、钠、镁、硫等，其中钙、铁的含量很高，在每 100 克银耳中，含钙 643 毫克，铁 30.4 毫克。此外，银耳中还含有海藻糖、多缩戊糖、甘露糖醇等肝糖，营养价值高，具有扶正强壮的作用，是一种高级滋养补品。

▶▶▶ 养生功效

银耳能提高肝脏解毒能力，起保肝作用，对老年慢性支气管炎、肺原性心脏病有一定疗效。银耳能防止钙的流失，对生长发育十分有益；因富含硒等微量元素，它可以增强机体抗肿瘤的免疫力。

银耳有滋阴作用，长期服用可以润肤，并有祛除脸部黄褐斑、雀斑的功效。银耳还能增强人体的免疫力，调动淋巴细胞，加强白细胞的吞噬能力，兴奋骨髓造血功能。

银耳多糖具有抗肿瘤作用，所含的膳食纤维可助胃肠蠕动，减少脂肪吸收，从而达到减肥的效果。

▶▶ 营养翻倍的食用方法

银耳宜用开水泡发，泡发后应去掉未发开的部分，特别是那些呈淡黄色的东西。

银耳一定要用小火慢煮，直到煮烂为止。这样胶质才会全部被煮出来。

变质银耳不可食用，以防中毒。

熟银耳不宜久放。

▶▶ 食用宜忌

忌 外感风寒的人、糖尿病患者慎食。

宜 一般人群均可食用。尤适宜慢性支气管炎、肺原性心脏病、阴火虚旺患者。

▶▶ 营养食谱

银耳雪梨汤

● 食材 银耳 50 克，雪梨 1 个，杏仁 10 克，胡萝卜 150 克，陈皮、蜜枣、枸杞子各适量。

● 做法 银耳用清水泡发，去黄蒂，撕成小块；雪梨洗净，去皮、核，切小块；杏仁洗净；胡萝卜洗净，切小块。锅内倒入八分满的水，加入陈皮。待水煮沸后，放入银耳、雪梨块、杏仁、枸杞子、蜜枣和胡萝卜块，大火煮 20 分钟，转小火继续炖煮约 3 小时即可。

● 特点 简单易做的甜点，能美容养颜。

银耳煮豆腐

● 食材 银耳 50 克，豆腐 250 克，芫荽叶 10 克，精盐、味精、淀粉各适量。

● 做法 将银耳用温水泡发，去蒂，洗净，放入沸水锅中焯透，捞出均匀摆放在盘中。把豆腐压碎成泥，加入精盐、味精、淀粉搅成糊状备用。用羹匙装入调好的豆腐泥，上面撒上芫荽叶，上笼蒸 5 分钟左右取出，均匀地摆在装银耳的盘子里。锅中加入水、精盐，烧沸后加入味精，用少量湿淀粉勾芡，浇在银耳上面即成。

● 特点 美容嫩肤，滋阴清热。

第 6 章 舌尖上的香甜软糯

——水果

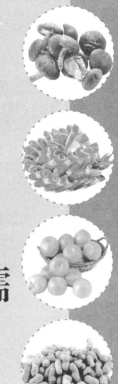

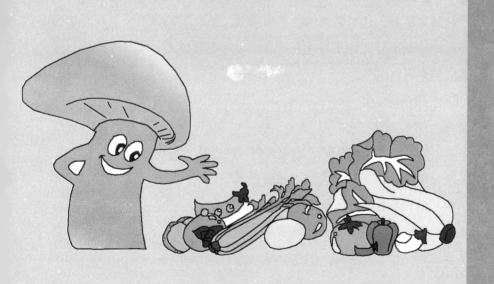

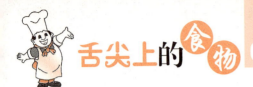

——吃对了,全家健康

水果对人体健康的影响

人体就像一座复杂的化工厂,24 小时不停歇地进行着各种生化反应,这一系列的反应都离不开酶的催化,而这种重要的酶则需要我们通过食物来摄取。因此,维生素是维持和调节机体正常代谢的重要物质。自然界的大多数生物都含有维生素,有的能在体内自动合成,有的则必须从植物中摄取。因此,人的身体健康离不开水果的帮助,因为水果是人体摄取维生素的重要来源。

◇ **蔬菜不能代替水果**

蔬菜与水果都含有大量维生素和膳食纤维,二者对人体肠胃的益处相似,但蔬菜却不能代替水果。营养专家认为,健康成人每日应进食 200～400 克水果,而我国城乡居民平均每日水果摄入量仅为 45 克,完全达不到健康的标准。多数新鲜水果含水分 85%～90%,是膳食中维生素、矿物质和膳食纤维的重要来源。

一般说来,多数蔬菜的维生素、矿物质、膳食纤维和植物化学物质的含量高于水果,故而水果不能代替蔬菜;而水果中的碳水化合物、有机酸和芳香物质比新鲜蔬菜多,且水果食用前不用加热,其营养成分不受烹调因素的影响,因此蔬菜也不能代替水果。专家表示,每餐有蔬菜,每日吃水果,这是最基本的健康膳食。

◇ **吃水果的误区**

空腹吃水果。苹果、橘子、葡萄、桃子、梨等水果中含有大量有机酸(如苹果酸、柠檬酸、酒石酸等),会刺激胃壁的黏膜,对胃部健康非常不利。尤其是儿童,饭前吃水果,还会影响正餐的质量。时间一长,容易导致营养不均衡,引起消化不良,对儿童的生长发育不利。

把水果当饭吃。许多女性认为正餐光吃水果,不但可以减肥,还可以起到养颜美容的作用,一举两得。其实,这个观点是错误的。只吃水果,无法

第 6 章 舌尖上的香甜软糯——水果

为身体提供足够的蛋白质、脂肪及钙、铁、锌等微量营养素,因为水果中并不含有这些营养素或含量甚微。水果的水分占80%,以葡萄糖、果糖、蔗糖为主的糖类占10%。因此,水果不可当饭吃,应以正餐为主,水果为辅,否则不但会造成毛发干燥断裂、皮肤失去光泽,还可能经常感冒,出现贫血、锌缺乏等健康障碍。

◈ 水果并非多多益善

传统医学讲究"度",对食物的喜爱也是如此。国外研究表明,食用过多的果糖会使人体缺铜,导致血液血胆固醇增高,引起冠心病。含糖较高的水果有苹果、梨、柑橘、柿子、西瓜、桃等。所以,吃水果过多也有害于身体健康。从中医食疗角度来看,苹果含钾较多,吃多了会引起腹胀,因此,脾胃虚寒、溃疡病人不宜多吃;葡萄性味甘、酸,食用过量容易引起内热、泄泻等症,脾胃虚弱者更不宜多食;桃子、橘子性温辛、酸甘,多吃会令人生热上火,尤其是未成熟的桃子更不能多吃,否则,会腹中膨胀,生疖痛;香蕉性寒,脾胃虚、胃痛和腹泻、胃酸过多者不能多吃。

因此,水果只能当做辅助营养的食物,不能过多食用,如果把水果当主食,就会物极必反,对身体造成伤害。

反季节水果真的不能吃吗

反季节水果是指在温室里利用高科技手段栽培出来的品种。反季节水果并不是完全靠使用激素生长,主要是通过大棚设施、控制室温等手段改变生长环境,从而让植物的成熟季节改变。市面上流传"吃反季水果有害健康"的说法,其实并不准确。

◈ 反季节水果从哪来

水果的成熟时机主要与两个因素有关:光照和温度。如果想让水果在其他时机成熟,就要人为地改变这两个条件。

一种方法是利用大自然为我们创造的条件,也就是利用南北半球季节的不同，以及地域之间的温度差异，把生长在不同气候的水果通过现代物流方式运到当地销售，成为当地市场上的反季节水果。也就是说，这样的反季节水果不一定是在当地生产的，它其实是另一地域的新鲜水果。古代"一骑红尘妃子笑"，快马加鞭才能让杨贵妃吃到新鲜的荔枝，如今随着物流的发达和冷藏技术的发展，大家很容易就可以买到这些跨地域的反季节水果。

另一种方法，就是为植物创造它所需要的光照和温度条件，通过大棚种植和人工照明设备加上合适的科学种植技术，让植物产生一种"应季"的错觉，就可以得到我们想要的水果了。这样的水果通常是当地种植的反季节水果。

除此之外，还可以通过控制温度、湿度及含氧量等条件，将本应过季的水果的保质期延长几个月甚至更久，制造出反季节水果。成熟初期的水果更有利于延长保存期，这种类型的反季节水果往往在准备销售前会使用催熟剂进行催熟。

◇ 反季节水果影响营养成分吗

很多人担心反季节水果的营养不如应季水果好，其实只要不把水果当主食，这种担心完全是多余的。即使不同品种的应季水果都会存在一些差异，更不用说这些反季节水果了。反季节水果的存在主要是为人们提供更丰富的选择，无论如何，新鲜水果总比罐头更健康一些。至于催熟剂，其实水果所需要的植物激素并不能对人的健康产生威胁，就像电脑病毒不会导致人生病一样。

但是，从传统的养生观点来看，饮食本应遵循自然的规律。《黄帝内经》有"司岁备物"之说，意思就是要遵循大自然的阴阳准备食物和药材，这样营养价值高。孔子也曾说过："不时，不食。"意思是不符合时令的菜，不吃。

因此，不提倡大量食用反季节水果，当你想为饮食增加些花样，或是特别想念某些反季节食品时，做好接受它们在口感和营养上略逊一筹的心理准备，偶尔食之也未尝不可。

所以，吃不吃反季节水果，没有绝对正确的答案，重点是如何保持饮食平衡。尊重自然、顺应自然是一种流行全球的健康观念，从这个观念出发，在令人眼花缭乱的水果品种里作出聪明的选择。

第 6 章 舌尖上的香甜软糯
——水果

鲜榨果汁为什么不能代替水果

夏秋之时，是一年当中水果品种最齐全的时候。除了全年供应的苹果和梨，还有西瓜、甜瓜、桃子、梨子、香蕉、葡萄、荔枝以及各种热带水果。水果那种甜美清脆的口感实在令人难以抵抗。但是，现在的人已不满足于直接生嚼水果了，而是更乐意把水果放进榨汁机里，把水果变成"水"，再痛快地喝下去。从水果变成"水"，只要 1 分钟，以前吃掉 1 个苹果要 10 分钟，现在只要 1 分钟，简单方便还省时间。

那么，鲜榨水果汁真的比吃水果更好吗？来看看科学家的分析结果。

首先了解一下，水果榨成汁后，里面保留了哪些成分。水果里的主要健康成分包括果胶、纤维素、抗氧化的多酚类物质、钾元素、钙元素、维生素C、胡萝卜素、花青素、有机酸等。糖并不会给健康加分，甜味只能增加口感，同时也会增加发胖的潜力和升高血糖的风险。

在水果的健康成分当中，大部分果胶和所有纤维素是不溶于水的，它们会使水果变得更耐嚼。多酚类物质部分溶于水，但会带来一点涩味。有机酸和糖也易溶于水，它们分别带来酸味和甜味；钾和维生素C易溶于水；花青素易溶于水；而钙和胡萝卜素不溶于水。

易溶于水的成分，如糖、钾元素、花青素是会跑到果汁里的，而不溶性的纤维和钙、铁等不溶性元素是不会进去的，除非连渣子一起吃掉。而且，水果中的细胞是完整的，氧气进不去，压榨和打浆都会使水果的细胞结构遭到破坏，造成氧气的接触，其中后者更严重。直接接触氧气会令很多营养素和抗氧化物质发生损失。

榨汁机把水果中的汁液榨出来，而水果渣通常都会丢弃，于是水果中的绝大部分纤维素和果胶都被抛弃了，只留下了糖分。慢速压榨果汁的好处是，不用高速旋转的刀刃直接打碎细胞，氧气接触效率较低，减缓了维生素C和多酚的氧化速度。但这不代表维生素完全没有损失，也不能减少膳食纤维和部分矿物质的损失。

如果用刀刃打浆的方法来做果浆，那么在高速旋转的刀刃作用下，植物细胞破碎的同时，又与被涡流卷进液体的氧气快速高效地接触，会发生极为严重的"酶促氧化"，80%以上的维生素C会即时损失，而多酚类物质也会迅速氧化变色。也就是说，维生素怕热，但打浆处理比加热更会严重地破坏维生素。

研究发现，虽然水果有甜味，但是水果和饮料的甜味是有差别的，健康人正常吃水果并不会引起肥胖，也不会让人增加糖尿病的危险。哈佛大学公共健康学院分析了15万多名女性和3万多名男性的饮食和体检数据，发现在其他饮食生活条件类似的情况下，每周摄入3份水果（大概是1个中等大小的苹果，或1/4杯干果，或1/2杯新鲜、冷冻或罐装水果）的人和不吃水果的人相比，患上2型糖尿病的风险是0.98。也就是说，对健康人而言，吃不吃水果，对糖尿病的患病风险影响非常小。日本一项在4万多名中老年人中进行的跟踪5年的相关研究也发现，每天吃500克水果没有预防糖尿病的效果，但也不会升高患上糖尿病的危险。甚至有部分研究表明，某些水果，比如蓝莓、葡萄、苹果等还有利于降低2型糖尿病的风险。

因此，鲜榨果汁虽然看起来"高大上"，却不如直接大嚼水果来得健康和实惠，出于健康的考虑，应当放弃榨汁机，一口一口地吃出健康。

水果保鲜小诀窍

新鲜水果总是经不住放，买多了容易坏，保鲜是个令人头疼的问题。不同种类的水果各有特点，保鲜的方法也大不相同，有的适合放进冰箱，有的却放进冰箱更容易坏，一起来了解一下水果都有哪些保鲜方法吧。

◇ **荔枝保鲜**

荔枝保存的正确方法应该是：首先，在清水中加入食盐，一盆水大约加2勺的食盐，泡一会儿然后沥干，放入保鲜袋中，放入零下冷冻层，然后拿出来，常温下自然解冻。荔枝保鲜其实不应该放在保鲜层，最好是放在冷冻层以零下的温度来保存，取出后让其自然解冻。这样，荔枝的色、香、味才能

第 6 章 舌尖上的香甜软糯
——水果

得到有效保留。

◇ **香蕉保鲜**

香蕉保鲜的正确方法应该是：将香蕉放入保鲜袋，然后把空气挤出，放入阴凉地方保存即可。这里提醒大家，千万不要将香蕉放入冰箱。因为香蕉只要碰到水，就会出现黑斑，而冰箱虽然有吸水的功效，但是一旦将香蕉从冰箱中取出，温差会使香蕉表面出现水分，从而出现更多的黑斑。

◇ **木瓜保鲜**

和香蕉一样，木瓜也是不能放入冰箱保存的水果。木瓜的正确保存方法应该是：先用报纸将木瓜包起来，放入阴凉地方保存。这样就可以长时间保存，并且可一直保持新鲜的状态。

◇ **西瓜保鲜**

西瓜保鲜看上去非常容易，只要拿保鲜膜把西瓜切开的那面包起来就可以了。其实只是这样保鲜是不对的，因为冰箱会从西瓜表皮吸走水分，这样即使包着保鲜膜也没用，所以应该把放进冰箱的西瓜整个用保鲜膜包起来，才能保证口感。

◇ **水果分类保鲜方法**

常温或可以放入冰箱保鲜的水果有：柠檬、凤梨、葡萄、柳橙、橄榄、青枣、苹果、西瓜、橘子、椰子、葡萄柚、甘蔗等。

必须放入冰箱保鲜的有：桃子、桑葚、李子、樱桃、板栗、番石榴、葡萄、梨、草莓、甜瓜、柚子等。

不能放入冰箱保鲜的有：香蕉、杨桃、枇杷、火龙果、芒果、荔枝、龙眼、木瓜、红毛丹等。

热带水果最怕冻。热带水果大部分都怕冷，不宜放在冰箱中冷藏。冻伤的水果不仅营养成分遭到破坏，还很容易变质。再过几天，果肉就会腐烂。通常火龙果、芒果、荔枝、龙眼、木瓜、红毛丹等，买回家后一旦放进冰箱，没几天就开始果皮凹陷，出现黑褐色的斑点，这说明水果已经被冻伤了。香蕉和芒果在10℃的温度下保存，果皮就会变黑；菠萝在6~10℃环境中保存，不仅果皮会变色，果肉也会呈水浸状；荔枝和龙眼、红毛丹等在1~2℃环境中保存，外果皮颜色会变暗，内果皮会出现像烫伤一样的斑点，这样的水果不能再吃了。

热带水果的保存方法：热带水果最好放在避光、阴凉的地方贮藏。如果一定要放入冰箱，应置于温度较高的蔬果槽中，保存的时间最好不要超过2天。

温带水果喜凉。一般说，温带水果，如葡萄、苹果、梨等放在冰箱里，可以起到保鲜的作用。

◇ 水果不宜裹着塑料袋进冰箱

买回来的水果跟塑料袋一起放入冰箱，可以降低氧的浓度，增加二氧化碳的含量，使水果处于休眠状态，延长贮存期。然而，这种贮存方法只能使水果保持1~2天的新鲜。因为水果为有机食品，含水量高达60%~95%，并含有水溶性营养物质和酶类。即使是在冰箱里，仍然会不断地进行呼吸活动。在有氧的条件下，水果中的糖类或其他有机物质氧化分解，产生二氧化碳和水分，并放出大量热量；在缺氧条件下，糖类不能氧化，只能分解产生酒精、二氧化碳，并放出少量热量。因缺氧呼吸产生的酒精会引起水果腐烂变质，所以水果不宜用塑料袋包裹放入冰箱保存。如果有需要长期存放的水果，建议不要怕麻烦，隔两三天把塑料袋的口打开，放出二氧化碳和热量，再把口扎上，这样就会减少腐烂变质现象的发生。

梨
——润肺消痰玉露

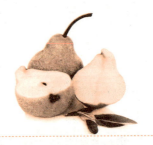

梨又称甘棠、快果、玉乳、玉露。梨为蔷薇科梨属植物，多年生落叶果树，乔木，叶子卵形，花多白色，果子多汁、可食。主要品种有秋子梨、白梨、沙梨、洋梨四种，多分布在中国华北、东北、西北及长江流域各省。中国是梨属植物中心发源地之一，亚洲梨属的梨大都源于亚洲东部，日本和朝鲜也是亚洲梨的原始产地。

第 6 章 舌尖上的香甜软糯——水果

▶▶ 营养调查

梨的果肉含有丰富的果浆、葡萄糖和苹果酸等有机酸，另外还含有蛋白质、脂肪、钙、磷、铁以及胡萝卜素、维生素 B_1、维生素 B_2、尼克酸、抗坏血酸等多种维生素。

新鲜的梨含水量达 83%，热量比苹果稍低，其热量主要来源是碳水化合物。

每 100 克梨的可食部分中，约含蛋白质 0.1 克，脂肪 0.1 克，糖类 9 克，钙 5 毫克，磷 6 毫克，铁 0.2 毫克，维生素 A 原（胡萝卜素）0.01 毫克，维生素 B_1 0.02 毫克，维生素 B_2 0.01 毫克，维生素 C 4 毫克，烟酸 0.2 毫克。

▶▶ 养生功效

梨有降血压、清热镇静的作用，梨皮和梨叶、花、根也均可入药，有润肺、消痰、清热、解毒等功效。梨是"百果之宗"，因其鲜嫩多汁、酸甜适口，所以又有"天然矿泉水"之称。常吃梨，对肺结核、气管炎和上呼吸道感染皆有疗效；梨还可降压、清热，患高血压、心脏病、肝炎、肝硬化的患者，经常吃梨大有益处。

秋季气候干燥，人们常感到皮肤瘙痒、口鼻干燥，有时干咳少痰，每天吃一两个梨可缓解秋燥，有益健康。

▶▶ 营养翻倍的食用方法

梨的不同食用方法可以产生不同的功效。吃生梨能明显解除上呼吸道感染患者所出现的咽喉干、痒、痛、声音哑以及便秘、尿赤等症状。将梨榨成梨汁，或加胖大海、冬瓜子、冰糖少许煮饮，具有滋润喉头、补充津液的功效；熟吃梨，如冰糖蒸梨可以起到滋阴润肺、止咳祛痰的作用。

▶▶ 食用宜忌

忌 慢性肠炎、胃寒病、糖尿病患者忌食生梨。

宜 一般人群均可食用。尤适宜咳嗽痰稠或无痰、咽喉发痒干疼者食用。

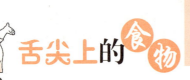

舌尖上的食物 ——吃对了，全家健康

▶▶▶ 营养食谱

冰糖红梨汤

食材 红梨2个（雪梨、丰水梨均可），红枣20枚，冰糖适量。

做法 红梨洗净，切块，去皮不去皮都可以，红枣洗净，备用。把红梨、红枣、冰糖放入锅里，倒入适量水，大火烧开水，小火炖半小时或40分钟即可。

特点 秋冬常见甜品，简单易做。

高粱梨粥

食材 高粱米300克，梨100克。

做法 将高粱米洗净，用清水浸泡2小时备用；梨洗净，切成小块备用。将泡好的高粱米倒入锅中，加适量的水煮沸，倒入梨，用小火熬至熟即可。

特点 此粥口感润滑，具有润肺去燥的功效，并可滋养肌肤。

苹 果
——瘦身必备的健康果

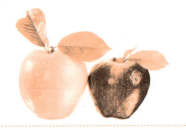

苹果为蔷薇科植物苹果的果实。在我国主要产于华北、东北一带，夏、秋季果实成熟时采摘，洗净鲜用或切片晒干用。苹果酸甜可口，营养丰富，是老幼皆宜的水果之一。它的营养价值和医疗价值都很高，被越来越多的人称为"大夫第一药"。许多美国人把苹果作为瘦身必备食物，每周节食一天，这一天只吃苹果，号称"苹果日"。

▶▶▶ 营养调查

苹果中的胶质和微量元素铬能保持血糖的稳定，还能有效地降低胆固醇。

第 6 章 舌尖上的香甜软糯
——水果

苹果中富含粗纤维，可促进肠胃蠕动，协助人体顺利排出废物，减少有害物质对皮肤的危害。

苹果中含有大量的镁、硫、铁、铜、碘、锰、锌等微量元素，可使皮肤细腻、润滑、红润有光泽。

苹果中的维生素、果胶、抗氧化物质等营养成分主要在皮和近核部分，所以理论上应该把苹果洗干净带皮食用。但是现在的水果皮中农药残留较严重，如果实在不放心，也可去皮食用。

▶▶ 养生功效

中医认为，苹果具有生津止渴、补脾止泻、补脑润肺、解暑除烦、醒酒等功效，可用于津伤口渴、脾虚、中气不足、精神疲倦、记忆力减退、不思饮食、脘闷纳呆、暑热心烦、咳嗽、盗汗等病症。

苹果含有大量的维生素和膳食纤维，特别是果胶等成分含量比较高。吃苹果除了有补心益气、益胃健脾等功效，还可以帮助我们止泻，尤其是对于慢性腹泻和小儿腹泻来说，可以经常食用。还可以促进我们的牙齿和骨骼生长。

苹果中的胶质和微量元素铬能保持血糖的稳定，还能有效地降低胆固醇。

在空气污染的环境中，多吃苹果可改善呼吸系统和肺功能，保护肺部免受污染和烟尘的影响。

▶▶ 营养翻倍的食用方法

苹果熟吃容易过量。煮熟的苹果轻而易举就能吃下 2 个。同时，饭前吃熟苹果酸甜可口，不会让人感觉很饱，却能够振奋食欲。所以，煮熟的苹果比较适合需要增加体重的人以及消化不良的人。

▶▶ 食用宜忌

忌 肾炎和糖尿病患者不宜多吃苹果。

宜 一般人群均可食用苹果。慢性胃炎、消化不良、贫血和维生素缺乏者尤其适合。准妈妈每天吃个苹果可以减轻孕期反应。

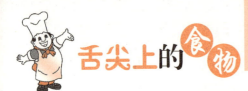

——吃对了,全家健康

▶▶ 营养食谱

苹果百合番茄汤

食材 苹果半个,百合20克,番茄1个,冰糖、白醋各适量。

做法 将苹果、番茄洗净,切块;百合剥开,洗净备用。炒锅置火上,倒入适量清水,放入冰糖化开。然后加入苹果、百合、番茄,小火煮1分钟,用白醋调味即可。

特点 加了苹果的番茄汤带有一点点甜味,风味独特。

绿茶苹果饮

食材 苹果300克,绿茶粉15克,蜂蜜适量。

做法 苹果洗净,去皮,去核,切小丁,放入果汁机中,加入适量饮用水搅打。苹果汁打好后倒入杯中,加入蜂蜜和绿茶粉搅拌均匀即可。

特点 苹果加绿茶,有抗氧化的效果。

哈密瓜

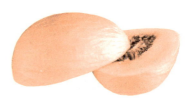

——甜到心里去的蜜瓜

哈密瓜属葫芦科植物,是甜瓜的一个变种。古称甜瓜,维吾尔语称"库洪",源于突厥语"卡波",意思即"甜瓜"。哈密瓜有"瓜中之王"的美称,含糖量在15%左右。形态各异,风味独特,有的带奶油味,有的含柠檬香,但都味甘如蜜,奇香袭人,饮誉国内外。哈密瓜表面有很多纹路,生长条件也很复杂,但是在我国尤其以新疆的哈密瓜最有名,因为新疆特殊的气候使得那里的哈密瓜含糖量很高,口感也比一般的哈密瓜要好很多。

▶▶ 营养调查

哈密瓜不但香甜,而且富有营养价值。据分析,哈密瓜的干物质中,含有

第 6 章 舌尖上的香甜软糯
——水果

4.6%~15.8%的糖分，纤维素2.6%~6.7%，还有苹果酸、果胶物质、维生素A、维生素B、维生素C、尼克酸以及钙、磷、铁等元素。每100克瓜肉中还有蛋白质0.4克，脂肪0.3克，灰分元素2克。其中钙14毫克，磷10毫克。

其中铁的含量比鸡肉多两三倍，比牛奶高17倍。新疆人很爱吃哈密瓜，认为多吃瓜可以祛病延年，这一说法不无道理。

哈密瓜肉中维生素的含量比起其他水果也毫不逊色。在哈密瓜鲜瓜肉中，维生素的含量比西瓜多4~7倍，比苹果高6倍，比杏子也高1.3倍。

▶▶ 养生功效

哈密瓜性寒味甘；能利小便、止渴、除烦热、防暑气、生津止渴；可缓解发热、中暑、口渴、尿路感染、口鼻生疮等症状。

现代医学研究发现，哈密瓜等甜瓜类的蒂含苦毒素，具有催吐的作用，能刺激胃壁的黏膜引起呕吐，适量内服可对食物中毒者进行急救，而不会被胃肠吸收，是一种很好的催吐剂。

哈密瓜中含有丰富的抗氧化剂，而这种抗氧化剂能够有效增强细胞抗防晒的能力，减少皮肤黑色素的形成。

另外，每天吃半个哈密瓜可以补充水溶性维生素C和B族维生素，能确保机体正常新陈代谢的需要。哈密瓜可以很好地预防一些疾病，哈密瓜中钾的含量是最高的。钾对身体十分有益，可以给身体提供保护，还可以保持正常的心率和血压，因此可以有效地预防冠心病。另外，钾还能防止肌肉痉挛，让人的身体损伤尽快恢复。

▶▶ 营养翻倍的食用方法

哈密瓜应轻拿轻放，不要碰伤瓜皮。受伤后的瓜很容易变质腐烂，不能贮藏。哈密瓜性凉，不宜吃得过多，以免引起腹泻。哈密瓜含糖较多，糖尿病患者应忌食。

▶▶ 食用宜忌

忌 患有脚气病、黄疸、腹胀、便溏、寒性咳喘以及产后、病后者不宜多

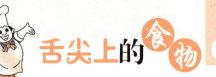

食；糖尿病患者忌食。

宣 一般人群均可食用。特别适宜于肾病、胃病、咳嗽痰喘、贫血和便秘患者食用。

▶▶▶ 营养食谱

香蕉哈密瓜沙拉

● 食 材 香蕉1根，哈密瓜200克，老酸奶1杯。

● 做 法 香蕉去皮，哈密瓜去皮、瓤。哈密瓜切丁，香蕉切片，备用。将哈密瓜放在盘子底部，香蕉片摆在上面，浇上老酸奶即可。

● 特 点 通便排毒，安神健脑，降压去火。

密瓜美容汁

● 食 材 哈密瓜半个，柠檬汁和蜂蜜各适量，少许碎冰。

● 做 法 哈密瓜削皮，切成小块，放入果汁机中，加入碎冰搅打成汁。倒出，加入柠檬汁、蜂蜜调匀即可饮用。

● 特 点 有美容养颜的功效。

香　蕉
——抗忧郁的"快乐水果"

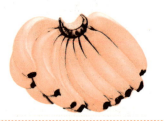

香蕉为芭蕉科植物甘蕉的果实。原产于亚洲东南部，我国台湾、广东、广西、福建、四川、云南、贵州地也均有栽培，以台湾、广东最多。香蕉是人们喜爱的水果之一，欧洲人因它能解除忧郁而称它为"快乐水果"，香蕉又被称为"智慧之果"，传说是因为佛祖释迦牟尼吃了香蕉而获得智慧。

第 6 章 舌尖上的香甜软糯
——水果

▶▶▶ 营养调查

香蕉的含水量较高，约占70%，且含有丰富的碳水化合物、蛋白质、膳食纤维、磷、钾、维生素A和维生素C。香蕉含有3种天然糖分：蔗糖、果糖和葡萄糖。

胃肠道溃疡的患者常服用保泰松，往往会导致胃出血。而香蕉中含有一种能预防胃溃疡的化学物质，它能刺激胃黏膜细胞的生长和繁殖，产生更多的黏膜来保护胃。

香蕉含有的一种物质能够帮助人脑产生6-羟色胺，使人心情变得愉快、活泼开朗。患忧郁症的患者，平时可以多吃香蕉来减少情绪低落，使悲观失望、厌世烦躁的情绪逐渐消散。

▶▶▶ 养生功效

香蕉是药食俱佳的水果，富含多种维生素，且含钠和胆固醇较低，常食能有效防治动脉硬化，降低胆固醇，防治高血压和高血脂。

香蕉是淀粉质丰富的有益水果。味甘性寒，可清热润肠，促进肠胃蠕动，但脾虚泄泻者却不宜。根据"热者寒之"的原理，最适合燥热人士享用。痔疮出血者、因燥热而致胎动不安的孕妇，都可生吃蕉肉。

德国研究人员表示，用香蕉可治抑郁和情绪不安，因它能促进大脑分泌内啡化学物质。这种物质能缓和紧张的情绪，提高工作效率，降低疲劳。

▶▶▶ 营养翻倍的食用方法

空腹时不要吃太多香蕉，以免血液中镁的含量突然大幅增加，抑制心血管的正常运作。此外，因香蕉含钾量高，若是食用过量，会使血钾浓度增加，对患有急性肾炎、慢性肾炎或肾功不全的人尤其不利。

▶▶▶ 食用宜忌

忌 脾胃虚寒、便溏腹泻者慎食；急慢性肾炎及肾功能不全者忌食。

宜 一般人群均可食用。尤适宜口干烦躁、咽干喉痛者，大便干燥、痔疮、大便带血者，上消化道溃疡者，饮酒过量而宿醉未解者，高血压、冠心病、动脉硬化者。

营养食谱

拔丝香蕉

- **食材** 香蕉600克，面粉12克，鸡蛋清60克，芝麻、淀粉、白糖、食用油各适量。

- **做法** 将鸡蛋清与淀粉混合搅拌成糊状，香蕉剥皮切成段，拍上面粉后蘸上面糊。锅内入食用油烧热，放入香蕉炸至金黄色时捞出沥油。锅内留油，放入白糖熬制，待可以拔丝时放入香蕉搅拌均匀。盛出后撒上芝麻即可。

- **特点** 外焦里嫩，味道香甜可口，十分诱人。

什锦果羹

- **食材** 香蕉、鸭梨、橘子、苹果各50克，水淀粉、白糖各适量。

- **做法** 将4种水果去皮、除核，切成小丁，待用。将锅中加入适量清水，放入水果丁，加入淀粉和白糖，熬成浓汁，盛入碗中即可食用。

- **特点** 新鲜爽口，味道出众。可生津止渴、和胃降逆，对心脏病患者有一定的康复作用。

葡 萄
——体弱者的健康水果

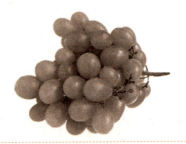

葡萄又称草龙珠、蒲桃、山葫芦、李桃。在西方古老的传说中，葡萄果实是由乐善好施的神（奥里西斯）把它带到人间来的，葡萄酒"Vin"一词，其实就是人们心中"神"的另一种说法。葡萄属落叶藤本植物，是葡萄科植物葡萄的果实，是地球上最古老的植物之一，也是人类最早栽培的果树之一。

第 6 章 舌尖上的香甜软糯
——水果

▶▶ 营养调查

葡萄的营养价值很高，葡萄汁被科学家誉为"植物奶"。葡萄的含糖量达 8%～10%，以葡萄糖为主。在葡萄所含的较多糖分中，大部分是容易被人体直接吸收的葡萄糖，所以葡萄成为消化能力较弱者的理想果品。

葡萄的含糖量达 8%～10%。此外它还含有多种无机盐、维生素及多种具有生理功能的物质。葡萄含钾量也相当丰富。

葡萄中含的类黄酮是一种强力抗氧化剂，可抗衰老，并可清除体内自由基；葡萄汁可以帮助器官移植手术患者减少排异反应，促进早日康复。

▶▶ 养生功效

葡萄中含有抗恶性贫血的维生素 B_{12}，尤其是带皮的葡萄发酵制成的红葡萄酒，常饮有益于治疗恶性贫血。

"吃葡萄不吐葡萄皮"是有道理的，因为葡萄很多的营养成分都贮存在表皮中，若是单吃果肉，会失去很多营养素，妨碍营养成分的完整摄取。

常食葡萄，对神经衰弱和过度疲劳者均有补益作用。葡萄酒是一种低酒精度饮料，含有十几种氨基酸和丰富的维生素 B_{12} 和维生素 P，更具有味甘、性温、色美、善"醉"、易醒、滋补、养人等特点，经常少量饮用，有舒筋活血、开胃健脾、助消化、提神等功效。

▶▶ 营养翻倍的食用方法

食用葡萄的品种更加繁多，市场上常见的巨峰、龙眼、玫瑰香等品种都是物美价廉的食用葡萄，而闻名中外的我国新疆马奶葡萄、河北白牛奶葡萄、山东龙眼葡萄以及四川的绿葡萄则都是口感甘甜、营养丰富的葡萄佳品。一般来说，食用葡萄生长地区的日照越充足、气候越干燥、早晚温差越大，则果实越饱满、口味越浓郁、营养价值越高。

▶▶ 食用宜忌

忌 糖尿病慎食。

宜 一般人群均可食用。

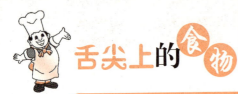

——吃对了，全家健康

▶▶▶ 营养食谱

蛋白葡萄汁

● 食材　鲜葡萄50克，白糖50克，鸡蛋1个，凉开水500克。

● 做法　将葡萄去蒂洗净，放入消毒后的纱布袋中，挤压榨汁。鸡蛋磕破去黄，将蛋清倒进碗内，加入20克白糖，用筷子搅打至泡沫状。另将30克白糖放进锅中，用凉开水调溶，然后加入葡萄汁混合均匀。将打好的泡沫状蛋白加入到混合均匀的葡萄汁上面即可。

● 特点　色泽明快，香味宜人，营养丰富，搭配科学合理，适用于儿童、孕妇和贫血患者。

香蕉葡萄干粥

● 食材　香蕉50克，葡萄干20克，糯米120克，冰糖适量。

● 做法　将香蕉剥皮，切成小丁备用；将葡萄干洗净备用；糯米洗净后用水浸泡1小时，备用。将锅置火上，放入适量清水和糯米，大火煮沸后，改用小火熬煮约1小时。将葡萄干、冰糖放入粥中，再熬煮约20分钟后加入香蕉丁即可。

● 特点　香蕉搭配葡萄干能使更多的蛋白质、维生素等营养被人体吸收，并可有效排出体内的毒素。

蓝　莓

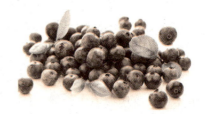

——上班族的保健佳品

　　蓝莓是一种低灌木、矮脚野生植物的蓝色浆果，颗粒小。野生蓝莓的花青素含量很高；人工培育的蓝莓则花青素含量相对偏低。全世界分布的越橘属植物可达400余种，原产和主产于美国，又被称为美国蓝莓。我国主要产在大兴安岭和小兴安岭林区，尤其是大兴安岭中部，而且主要以野生为主。

第 6 章 舌尖上的香甜软糯
——水果

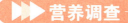

▶▶▶ 营养调查

蓝莓果实中除了糖、酸和维生素 C 外，还富含维生素 E、维生素 A、维生素 B、超氧化物歧化酶（SOD）、熊果苷、蛋白质、花青苷、食用纤维以及丰富的钾、铁、锌、钙等矿物质元素，维生素等都高于其他水果，微量元素也很高，属高氨基酸、高铜、高锌、高铁的果品。

蓝莓果实中含有丰富的营养成分，是高锌、高钙、高铁、高铜、高维生素的营养保健果品。

▶▶▶ 养生功效

蓝莓中的花青素可促进视网膜细胞中视紫质的再生成，可预防重度近视及视网膜剥离，并可增进视力。同时更有加速视紫质再生的能力，而视紫质正是良好视力不可或缺的东西。花青素在欧洲被称为"口服的皮肤化妆品"，可防止皮肤皱纹的提早生成。另外，花青素也是天然的阳光遮盖物，能够阻止紫外线侵害皮肤。

蓝莓可以增强人体对传染病的抵抗力。蓝莓浆果也是一种高纤维食品，根据 USDA 的数据，145 克蓝莓果中至少含有 2.9 克纤维，因此可以作为日常饮食中纤维的良好来源。

天然的蓝莓花青素是最有效的抗氧化剂。USDA 的研究显示，在人们经常食用的 40 多种水果和蔬菜中，蓝莓抗氧化能力最强。这意味着食用蓝莓可以有更多的针对衰老、癌症和心脏疾病的抗氧化能力。

▶▶▶ 营养翻倍的食用方法

虽说蓝莓的好处多不胜数，可在食用过程中也需要多加注意。对于本身已经患有心脏病，以及正处于腹泻状态的人群，都要避免食用蓝莓，以免加重原来的病症，而不利于身体健康。

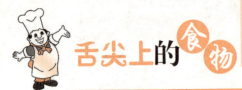

——吃对了,全家健康

食用宜忌

忌 新鲜蓝莓有轻泻作用,腹泻时勿食。蓝莓含有草酸盐,肾脏或胆囊疾病未治愈的患者避免摄入太多蓝莓,否则会对身体有害。

宜 一般人群均可食用蓝莓。

营养食谱

蓝莓山药泥

食材 蓝莓酱、山药、牛奶、蜂蜜、盐各适量。

做法 山药洗净去皮,注意处理山药时最好带上手套,因为山药皮和山药的黏液会引起手痒。处理好的山药切成小段,放在蒸锅中隔水蒸熟。蒸到用一根筷子能容易地插入山药中,将山药取出,趁热用勺子把山药压成泥。在山药泥中加一点点盐,再加入一点牛奶,这使山药泥更顺滑。取蓝莓酱一大勺,加一点水稀释,再加入一勺蜂蜜,搅拌均匀。把山药泥团成山药球,或者其他形态,在上面淋上蓝莓酱即可。

特点 山药泥中加入牛奶可以使山药泥更加细滑,也可加入椰汁,别有一番滋味。

蓝莓酱

食材 蓝莓480克,白糖80克,麦芽糖20克,半个柠檬。

做法 蓝莓清洗干净控干水分,小锅中加入80克白糖。将白糖与蓝莓拌匀后放一旁静置,直到白糖融化蓝莓出现很多汁水。小锅放到炉子上大火煮开转小火慢慢熬煮,熬煮的中间要不停地搅拌防止糊锅,等汤汁收到浓稠后倒入半个柠檬榨的汁和麦芽糖,再继续熬煮一会儿就可以关火了。果酱放凉后装入消毒过的玻璃瓶冷藏,尽快食用。

特点 制成果酱的蓝莓能保存较长的时间。

第 6 章 舌尖上的香甜软糯
——水果

西 瓜
——消暑解渴的首选

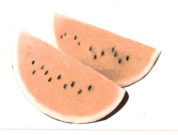

西瓜又称寒瓜、夏瓜。属葫芦科，原产地在非洲。关于西瓜的由来，说法不一，有介绍说西瓜在神农尝百草时发现，原名叫稀瓜，意思是水多肉稀的瓜，但后来传着传着就变成了西瓜。另一种说法是并非源于中国，而是由西域传来，故名西瓜。早在4000年前，埃及人就种植西瓜，后来逐渐北移，最初由地中海沿岸传至北欧，而后南下进入中东、印度等地，四五世纪时，由西域传入中国，所以称之为"西瓜"。据明代科学家徐光启《农政全书》记载："西瓜，种出西域，故之名。"明李时珍在《本草纲目》中记载："按胡峤于回纥得瓜种，名曰西瓜。则西瓜自五代时始入中国；今南北皆有。"这说明西瓜在中国的栽培已有悠久的历史。

▶▶▶ 营养调查

西瓜含有93%的水分，所含热量较低，是消夏解渴的佳品。

西瓜除不含脂肪和胆固醇以外，几乎含有所有人体所需的各种营养成分，如葡萄糖、果糖、蔗糖、膳食纤维，以及钙、磷、谷氨酸、瓜氨酸等，尤其是维生素A的含量较高。

西瓜汁里还含有多种重要的有益健康和美容的化学成分。它含瓜氨酸、丙氨酸、谷氨酸、精氨酸、苹果酸、磷酸等多种具有皮肤生理活性的氨基酸，尚含腺嘌呤等重要代谢成分，以及糖类、维生素、矿物质等营养物质。而西瓜的这些成分，最容易被皮肤吸收，对面部皮肤的滋润、防晒、增白效果很好。

▶▶▶ 养生功效

西瓜具有清热解暑、泻火除烦、降血压等作用，对贫血、咽喉干燥、唇

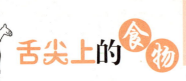
——吃对了,全家健康

裂,以及膀胱炎、肝腹水、肾炎均有一定疗效。

夏季的阳光分外强烈,日光直射导致人体出汗较多,西瓜的含水量在水果中是首屈一指的,所以特别适合夏季补充人体水分的损失。

西瓜皮可用来治疗肾炎水肿、肝病黄疸、糖尿病;西瓜子可清肺润肺,是治疗吐血、久咳的良药;而西瓜肉则有清热解暑、生津解渴、利尿、解酒毒等功效。

西瓜中所含有的各种氨基酸是皮肤的重要代谢成分,可以促进皮肤的新陈代谢;而西瓜中的糖类、维生素、矿物质则能很好地滋润肌肤。

▶▶ 营养翻倍的食用方法

食用西瓜也要遵循季节规律,夏天可多食,冬天则不宜多食。刚从冰箱里拿出来的西瓜也不要食用,最好先放一会儿。此外,西瓜也不可与羊肉同食,否则会伤及元气。

▶▶ 食用宜忌

忌 糖尿病患者慎食;脾胃虚寒、湿盛便溏者忌食。

宜 一般人群均可食用。尤适宜高血压患者、急慢性肾炎患者、胆囊炎患者、高热不退者食用。

▶▶ 营养食谱

莲子西瓜粥

食材 新鲜的西瓜皮、粳米各50克,莲子20克,盐、冰糖、葱各适量。

做法 将西瓜皮外层表皮去掉,切薄片,装进盘子,撒上盐,备用。再把葱洗净、切碎;莲子去心,用水浸泡;粳米淘洗干净。在锅内加入适量的水,放入粳米和莲子,大火煮。待其七成熟时,再放入西瓜皮和冰糖,改为文火慢慢熬粥。熬成粥之后,加入葱花调煮即可。

特点 莲子与西瓜都有清热的功效。

西瓜粥

食材 西瓜适量,大米50克,

第 6 章 舌尖上的香甜软糯——水果

白糖少许。

●做法 将西瓜取瓤榨汁备用，大米洗净加水适量煮粥。粥熟后，调入西瓜汁、白糖，再煮沸即可。

●特点 清热利湿，生津止渴，清心除烦。

桃——鲜嫩多汁又补铁

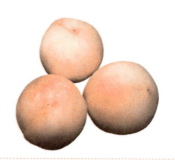

桃又称寿桃、仙桃。人们总是把桃作为福寿祥瑞的象征，在民间素有"寿桃"和"仙桃"的美称。在果品资源中，桃以其果形美观、肉质甜美被称为"天下第一果"。神话中的王母娘娘，定期举行蟠桃会，只有上等神仙才可参加，凡人吃了则可成仙，并长生不老。民间寿宴上，桃子是必不可少的祝寿果品，并且往往要把面制的寿团称为"寿桃"。

▶▶▶ 营养调查

每100克鲜桃中含蛋白质0.8克，脂肪0.1克，灰分0.5克，碳水化合物7克，粗纤维4.1克，磷20毫克，铁1毫克，钾252毫克，钠0.7毫克，镁12.9毫克，氯2.2毫克，胡萝卜素0.01毫克，硫胺素0.01毫克，核黄素0.02毫克，抗坏血酸6毫克，尼克酸0.7毫克。

桃仁中含有苦杏仁苷、苦杏仁酶等物质，水解后对呼吸器官有抑制镇静的作用。

桃肉中含铁元素较高，仅次于樱桃，新鲜的桃子含水量较高，约占89%，热量较低，其热量主要来源于甜味中的天然糖。

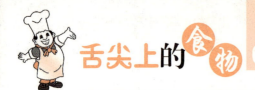

——吃对了,全家健康

▶▶ 养生功效

桃子有养阴、生津、润燥、活血的功效,是治疗口渴、便秘、痛经、虚劳喘咳等疾病的良药,尤其适合气血两亏、面黄肌瘦、便秘、闭经、瘀血肿痛之人食用。

桃子富含膳食纤维和有机酸,可以促进肠道蠕动,提高消化能力,增加食欲。而桃子中的胶质物,则可以在大肠中吸收大量的水分,防止便秘的形成。桃子中还含有丰富的铁元素,是缺铁性贫血者的最佳食疗水果。

桃子含有维生素A、维生素B和维生素C,儿童多吃桃子可使身体健康成长,因为桃子含有的多种维生素可以直接强化他们的身体和智力。

▶▶ 营养翻倍的食用方法

桃子身上的毛毛容易刺激皮肤,可以先将桃子放在开水中浸泡1分钟,再捞出放入冷水中浸凉,便可轻而易举地剥去表皮。

▶▶ 食用宜忌

忌 内热偏盛、易生疮疖者不宜多吃,婴儿、糖尿病患者忌食桃。

宜 一般人群均可食用桃。尤其适合老年体虚、肠燥便秘者及身体瘦弱、阳虚肾亏者食用。

▶▶ 营养食谱

莲子桃子番茄汤

食材 去心的莲子150克,桃子2个,番茄沙司50克。

做法 把莲子洗净,用水浸泡一夜。将桃子洗净、去核、切块。将莲子、番茄沙司放入清水中,大火煮沸,改为文火,继续煮30分钟。然后加入桃子,煮沸后,改文火煲10分钟即可。

特点 益肺养心,生津活血。

桃干片

食材 新鲜桃子30个,蜂蜜80毫升,白糖10克。

做法 桃子洗净,剖成两半,

第 6 章 舌尖上的香甜软糯——水果

去核后晒干。将晒好的桃干放入瓷盆，拌上蜂蜜、白糖，再将瓷盆盖好放入锅内，隔水用中火蒸 2 小时；蒸好后冷却，装瓶备用。每次饭后食桃干片 1~2 块，桃蜜半匙，温开水冲淡服食。

● **特点** 此桃干具有益肺养心、生津活血、助消化的作用。肺病、心血管病患者食之大有裨益。

橘 子
——桔子？橘子？

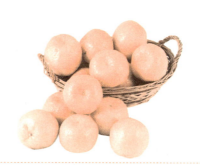

早在唐朝，橘子就被引为皇家贡品，宋朝时，曾以"天下第一冠"而享有盛誉；永嘉太守韩彦直更著《永嘉橘录》，这是我国第一部论橘专著。苏轼曾有诗云："一年好景君须记，最是橙黄橘绿时。"很多人分不清"橘"和"桔"（jié）的区别，对于到底是"橘子"还是"桔子"也是一头雾水，其实这两个字都是现代汉语规范字。当"桔"读jú时，是"橘"的俗字。

▶▶▶ 营养调查

橘子营养丰富，居百果之首，柑橘汁占果汁的 3/4，广受消费者的青睐。据中央卫生研究院分析，柑橘每 100 克的可食部分中，含核黄素 0.05 毫克，尼克酸 0.3 毫克，抗坏血酸（维生素 C）16 毫克，蛋白质 0.9 克，脂肪 0.1 克，糖 12 克，粗纤维 0.2 克，无机盐 0.4 克，钙 26 毫克，磷 15 毫克，铁 0.2 毫克。

橘子的胡萝卜素（维生素 A 原）含量仅次于杏，比其他水果都高，并且还含多种维生素，此外，还含镁、硫、钠、氯和硅等元素。

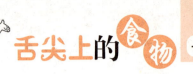

——吃对了，全家健康

▶▶ 养生功效

橘子除果肉和果汁富含营养可以食用外，橘皮、橘络和橘核中，也含有挥发油、多种维生素和其他具有药用价值的物质，均可入药治病。

橘皮，即中药陈皮，含有丰富的营养，尤其是胡萝卜素和维生素C、维生素P的含量，比果肉中还多。橘皮有点苦涩，但无毒，稍加处理，无论是干的还是新鲜的，都可以食用，具有理气、化痰、健脾燥湿之作用，与补药同用，又有补而不滞的优点。常用于治疗小儿消化不良、泄泻、疳积等症。

▶▶ 营养翻倍的食用方法

吃橘子时，很多人习惯将橘络扔掉，其实橘络有生津止渴、祛痰止咳的作用，最好一起食用。

▶▶ 食用宜忌

忌 风寒咳嗽、痰饮咳嗽者不宜食用。

宜 一般人群均可食用。

▶▶ 营养食谱

猕猴桃橘子汁

●**食材** 猕猴桃150克，橘子150克，蜂蜜适量。

●**做法** 猕猴桃、橘子均去皮，切小块。将上述食材放入果汁机，加入适量饮用水搅打均匀，然后调入蜂蜜即可。

●**特点** 猕猴桃和橘子含有丰富的钙、钾、维生素C等成分，能够帮助高血压患者降低血压。

橘子果冻

●**食材** 橘子1500克，鱼胶粉30克，草莓5颗。

●**做法** 将橘子去皮取肉，留100克果肉备用，剩余的果肉用工具挤压出新鲜果汁。用滤网过滤，取纯果汁备用。草莓洗干净，鱼胶粉用少许果汁泡一下。将果汁倒入锅中，中小火煮开。隔水将鱼胶粉融化成液体，

第 6 章 舌尖上的香甜软糯——水果

待果汁煮开时倒入，然后不停地慢慢搅拌果汁，直到鱼胶粉完全融合，果汁煮开为止，关火放凉。果汁完全凉后倒入装有橘子果肉的小瓶子里，加入草莓，放冰箱冷藏一夜即成。

● **特 点** 酸甜可口，还能补充维生素。

柚 子
——果皮也很有营养的水果

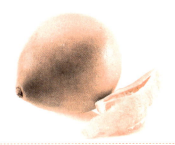

柚子又称文旦、香抛、霜柚、臭橙，是芸香科植物柚的成熟果实，产于我国福建、江西、湖南、广东、广西、浙江、四川等南方地区。柚子清香、酸甜、凉润，营养丰富，药用价值很高，是人们喜食的水果之一，也是医学界公认的最具食疗效果的水果。柚子皮也具食用价值，且可入药。

▶▶ 营养调查

柚子的营养价值很高，含有非常丰富的蛋白质、有机酸、维生素以及钙、磷、镁、钠等人体必需的元素，这是其他水果所难以比拟的。它还含有非常丰富的维生素 C 和柚子酸，每 100 克柚子中富含 150 毫克的维生素 C，含量是柠檬和脐橙的 3 倍。

柚子富含橙皮苷，其含有的维生素 P 对保护和强化毛细血管，预防脑溢血功效显著。柚子的金黄色外皮含有胡萝卜素，是维生素 A 的主要来源。一个柚子以胡萝卜素的形式富含 1500IU 的维生素。此外，柚子酸的成分使柚子口感略酸，对于消除疲劳和促进消化有很大的帮助。

▶▶ 养生功效

柚子有增强体质的功效，它帮助身体更容易吸收钙及铁质，所含的天然叶酸，对于怀孕中的妇女们有预防贫血症状发生和促进胎儿发育的功效。

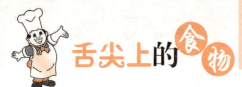

——吃对了，全家健康

新鲜的柚子肉中含有作用类似于胰岛素的成分铬，能降低血糖。

柚子具有健胃、润肺、补血、清肠、利便等功效，可促进伤口愈合，对败血病等有良好的辅助治疗作用，所含的生理活性物质橙皮苷，可降低血液的黏滞度，从而减少血栓的形成，对脑血管疾病如脑血栓、中风等有较好的预防作用。

▶▶ 营养翻倍的食用方法

服避孕药的女性应忌食。美国一项研究显示，柚子对避孕药的影响最为突出。专家称："如果服用了避孕药的妇女，在性生活后食用1~2个柚子，或者直接用一大杯柚子汁送服避孕药，那么她就有可能成为一名母亲，原因就在于柚子阻碍了女性对避孕药的吸收。"

▶▶ 食用宜忌

忌 脾虚便溏者忌食。

宜 一般人群均可食用。患胃病、消化不良者，慢性支气管炎、咳嗽、痰多气喘者，心脑肾病患者尤其适合。

▶▶ 营养食谱

茯苓柚子饮

● **食材** 柚子肉50克，甘草6克，茯苓、白术各9克，冰糖适量。

● **做法** 柚子肉切成小丁，甘草、茯苓、白术整理干净备用。锅内加入冷水，把柚子肉丁、茯苓、白术、甘草放入，小火煎煮。把煎好的汁滤去废渣。倒入杯中，下入冰糖调匀，待凉后即可饮用。

● **特点** 健脾利湿，润肤美白，祛除水肿，减肥。

柚子冰糖汁

● **食材** 柚子半个，冰糖少许，纯净水适量。

● **做法** 先把柚子皮去掉，把柚子分成一瓣一瓣的，将柚子和纯净水放入搅汁机内，搅出的汁倒入杯中，放入少许冰糖即可饮用。

● **特点** 有瘦身的效果，每天喝上几杯，还能清肠胃。

第 6 章 舌尖上的香甜软糯
——水果

菠 萝
——酸甜可口解油腻

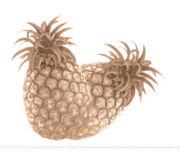

菠萝又称凤梨、露兜子、黄梨。菠萝属于凤梨科凤梨属多年生草本果树植物，有70多个品种，是"岭南四大名果"之一。原产南美洲，至今巴西尚有野生种，16世纪中期由葡萄牙的传教士带到澳门，然后引进到广东各地，后在广西、福建、台湾等省栽种，经过长期的选育，陆续产生了许多品种。

▶▶▶ 营养调查

新鲜的菠萝含水量较高，约为85%。其成分包括糖类、蛋白质、脂肪、维生素A、维生素B_1、维生素B_2、维生素C、蛋白质分解酵素及钙、磷、铁、有机酸类、尼克酸等，尤其以维生素C含量最高。

菠萝含有一种叫"菠萝朊酶"的物质，它能有效分解食物中的蛋白质，增加肠胃蠕动。这种酶在胃中可分解蛋白质，补充人体内消化酶的不足，使消化不良的病人恢复正常消化机能。这种物质可以阻止凝胶聚集，可用来使牛奶变酸或软化其他水果，但这种特点在烹饪中会被减弱。

▶▶▶ 养生功效

中医认为，菠萝具有健胃消食、解热、消暑、解酒、降血压、抗癌、补脾止泻、清胃解渴等功用。菠萝中所含有的糖、盐类和酶有利尿作用，适当食用对肾炎、高血压病患者有益。在食肉类或油腻食物后，吃些菠萝对身体大有好处。

此外，菠萝朊酶还有溶解阻塞于组织中的纤维蛋白和血凝块的作用，能改善局部的血液循环，消除炎症和水肿。

菠萝汁有降温的作用，并能有效预防支气管炎，但是发热时最好不要食用。经医学研究，自古以来，人类就常常凭借菠萝中含有的菠萝蛋白酶来疏缓嗓子疼和咳嗽的症状。

菠萝皮中富含菠萝酶，有丰富的药用价值，据国外专家20多年实验，长期食用菠萝皮，心脑血管、糖尿病发病率显著降低，并有一定的抗癌效果。尚含一种酵素，可以分解蛋白质。

▶▶ 营养翻倍的食用方法

部分人对菠萝过敏，过敏反应最快可以在15分钟内发生，这样的症状被称为"菠萝病"或者"菠萝中毒"。比如腹痛、腹泻、呕吐、头痛、头昏、皮肤潮红、全身发痒、四肢及口舌发麻，过敏比较严重的还会出现呼吸困难、休克等反应。把菠萝泡在盐水里再吃，能使其中所含的一部分有机酸分解在盐水里，去掉酸味，让菠萝吃起来更甜。也可以放在开水里煮一下再吃。

▶▶ 食用宜忌

忌 患有溃疡病、肾脏病的人忌食。

宜 一般人群均可食用。

▶▶ 营养食谱

白菜菠萝卷

● 食材 白糖、醋、盐、白菜叶、菠萝汁、菠萝、胡萝卜各适量。

● 做法 净锅中加水、白糖，煮沸后撇去浮沫，起锅倒进容器中，加入醋和菠萝汁拌匀。把菠萝、胡萝卜切丝，拿沸水氽一下，捞出，沥干，撒盐，用清水冲净，纱布挤干，放入制好的汤汁中泡3小时。把白菜叶铺在砧板上，码上菠萝丝和胡萝卜丝，卷成粗卷，用刀切成菱形，装盘。

● 特点 对厌食症、牙龈出血、坏血病有食疗效果。

拌菠萝丁

● 食材 菠萝500克，盐5克。

● 做法 菠萝削皮，用尖刀挖去

第 6 章 舌尖上的香甜软糯
——水果

眼,洗净,切成小丁。取盆,放半盆凉开水,加盐,将菠萝丁在凉开水内浸泡 10 分钟后捞出,放盘内。

◉ 特 点 既可以当水果,又可以作蔬菜食用。

榴 莲
——热情过头的"水果之王"

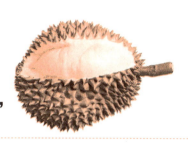

榴莲又称韶子、麝香猫果,俗称"金枕头"。属木棉科热带落叶乔木,树高 15~20 米,一般认为东印度和马来西亚是榴莲的原产地,以后传入菲律宾、斯里兰卡、泰国、越南和缅甸等国,中国海南也有少量栽种。榴莲果肉含有多种维生素,营养丰富,香味独特,具有"水果之王"的美称。一些人认为榴莲芳香馥郁,一些人则觉得不堪入鼻,但是大家一致认同的是,这种水果的气味太过浓烈。

▶▶ 营养调查

榴莲含有大量的糖分,热量高。其中蛋白质的含量为 2.7%,脂肪含量为 4.1%,碳水化合物为 9.7%,水分为 82.5%,维生素含量丰富,维生素 A、维生素 B 和维生素 C 含量都较高。

榴莲含有人体必需的矿物质元素,其中,钾和钙的含量特别高,所含氨基酸的种类齐全,含量丰富,除色氨酸外,还含有 7 种人体必需氨基酸,其中谷氨酸含量特别高。

▶▶ 养生功效

根据现代科学和营养学的研究发现,榴莲的营养价值极高,经常食用可以强身健体,滋脾补气,补肾壮阳,是一种极具滋补功效的水果。在泰国,榴莲常被用来当做病人和产后妇女补养身体的补品。

榴莲性热，因此可以活血散寒，缓解女性经期疼痛症状，尤其适合受痛经困扰的女性食用。同时，它还能改善腹部寒凉，促进体温上升，是寒性体质者的理想补益佳品。用榴莲的果壳和骨头一起煮汤喝，一直是民间传统的食疗验方，用来治疗各种体寒病症。

▶▶ 营养翻倍的食用方法

虽然榴莲富含营养，具有健脾补气、补肾壮阳的功效，但一次不可多吃，最好每天食用不超过100克。

▶▶ 食用宜忌

忌 糖尿病、高胆固醇血症患者忌食；肾病、心脏病患者慎食；喉痛、咳嗽、感冒、阴虚体质、气管敏感者不宜多食。

宜 一般人群均可食用，尤适宜病后康复之人及妇女产后食用。

▶▶ 营养食谱

榴莲炖鸡

食材 榴莲适量，鸡1只，姜片10克，核桃仁、红枣各50克，清水约用1500克，盐、味精各少许。

做法 鸡洗干净去皮，放入滚水中，浸约5分钟，斩成大块；核桃仁用水浸泡，去除油味；红枣洗净去核；榴莲去嫩皮，留下大块的外皮。可以去果肉，可以取汁，把外皮切小，因为味道比较重，少放一点为好。把鸡、姜片、核桃仁、枣、榴莲皮与榴莲肉同放入锅内滚开水中，用猛火滚起后，改用文火煲3小时，加盐、少量味精调味即成。

特点 此汤补而不燥，而且性质温和，还具有多种食疗功效，包括补血益气、滋润养阴，适合不同体质的人饮用，秋冬吃最合适。

榴莲壳煲土鸡汤

食材 土鸡1只，榴莲壳、葱、姜、料酒、花椒、胡椒、盐各适量。

做法 用刀将榴莲壳上的白瓤割下来，切成块，将土鸡切块，氽水捞起。煮沸砂锅里的清水，放入鸡块、榴莲白瓤、葱、姜、料酒、花椒、胡椒，武火煮20分钟，转小火煲1个小时，下盐调味即可饮用。

◎ **特点** 榴莲白瓤久煮之后淀粉质溶化，使汤变得浓厚，汤味清甜适口没有怪味。

第 6 章 舌尖上的香甜软糯——水果

橙 子
——喝橙汁不如吃橙子

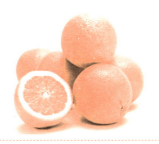

　　橙子又称黄果，原产中国南部，南方各省均有分布，以四川、广东、台湾等省栽培较为集中。15世纪初期从中国传入欧洲，15世纪末传入美洲。甜橙品种按果实成熟期有早、中、晚熟之分。根据果实的形状和特点，可分为普通甜橙、血橙和脐橙，其中脐橙无核，肉脆嫩，味浓甜略酸，剥皮与分瓣均较容易，果形大，成熟早，主要供鲜食用，为国际贸易中的重要良种。

▶▶▶ 营养调查

　　橙子含有大量维生素C和胡萝卜素，可以抑制致癌物质的形成，还能软化和保护血管，促进血液循环，降低胆固醇和血脂。

　　研究显示，每天吃几个橙子可以增加体内高密度脂蛋白（HDL）的含量，从而降低患心脏病的可能。橙汁内含有一种特定的化学成分即类黄酮和柠檬素，可以促进HDL增加，并运送低密度脂蛋白（LDL）到体外。

　　橙子的果皮里含有大量果胶，其中的芳香油有开胃效果，橘瓣皮中含有大量膳食纤维，橘络有止咳化痰的效果。

▶▶▶ 养生功效

　　澳大利亚联邦科学和工业研究组织发现，每天吃一些橙子类水果，还可以使中风的发生率降低19%。橙子属于柑橘类水果，其中橙子传统上被看作是西方膳食当中维生素C的主要供应来源，也能提供相当数量的胡萝卜素和

舌尖上的食物 ——吃对了，全家健康

钾、钙、铁等矿物质。

常吃橙子可增加机体抵抗力，增加毛细血管的弹性，降低血中胆固醇。高脂血症、高血压、动脉硬化者常食橙子有益。每天喝3杯橙汁可以增加体内高密度脂蛋白（HDL）的含量，从而降低患心脏病的可能性。

橙子还能促进肠道蠕动，有利于清肠通便，排除体内有害物质。

▶▶ 营养翻倍的食用方法

橙子不要一次吃太多，1天1个即可，最多不超过5个。不要用橙皮泡水饮用，因为橙皮上一般都会有保鲜剂，很难用水洗净。

▶▶ 食用宜忌

忌 糖尿病患者忌食。

宜 一般人群均可食用。尤适宜胸膈满闷、恶心欲吐者及饮酒过多、宿醉未醒者食用。

▶▶ 营养食谱

香橙汤

食材 橙子1500克，姜250克，炙甘草末10克，檀香末25克，盐适量。

做法 橙子洗净，切成片，去子；姜洗净，去皮，切成片。取一个钵，放入橙子片、姜片，捣烂如泥，加入炙甘草末、檀香末，揉和，捏成饼，焙干，碾为细末备用。用时入盐适量，沸汤冲服。

特点 宽胸快气，醒酒，适用于胸闷脘胀及醉酒等症。

橙瓣盐蜜煎

食材 橙子1个，蜂蜜、盐各适量。

做法 将橙子取瓣囊撕碎，加盐、蜂蜜和适量水煎熟即可。

特点 常食此品能改善肤色，达到美白效果，还可以强化肌肤对外界污染的抵抗力。

第 6 章 舌尖上的香甜软糯
——水果

桑葚
——田园风情的浆果

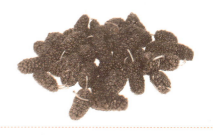

桑葚又称桑实、桑果、桑枣、乌葚。桑葚为桑科落叶乔木桑树的成熟果实,农人喜欢采集其成熟的鲜果食用,味甜汁多,是人们常食的水果之一。成熟的桑葚质油润,酸甜适口,以个大、肉厚、色紫红、糖分足者为佳。

▶▶▶ 营养调查

现代医学认为,桑葚果实中含有丰富的葡萄糖、蔗糖、果糖、胡萝卜素、多种维生素、苹果酸、琥珀酸、酒石酸及矿物质钙、磷、铁、铜、锌等营养物质。桑树特殊的生长环境决定了桑葚具有天然生长、无任何污染的特点,被医学界誉为"21世纪的最佳保健果品"。

▶▶▶ 养生功效

桑葚子能提高机体免疫力,调节免疫平衡,并能生津补液,生津止渴,润燥滑肠,促进肠蠕动。常用于老年津伤口渴、津血亏虚引起的肠燥便秘。

补肝阴能生血,补肾精可化血。有提升外周血中白细胞、调节免疫的作用。常用于抗衰老、生发,常吃可延年益寿。早生白发不如多吃桑葚。酸甜多汁的桑葚单吃可起到生津消渴的作用,制成药或膏剂常服,则能黑发明目,美容抗衰老。

▶▶▶ 营养翻倍的食用方法

桑葚多入熘、炒菜之中,但不可长时间加热,否则会软烂变形,造成营养流失。也可将桑葚榨汁,用于焦熘菜肴的浇汁。

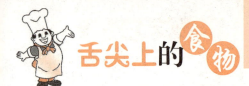

舌尖上的食物 ——吃对了,全家健康

▶▶ 食用宜忌

忌 糖尿病患者忌食。

宜 一般人群均可食用。

▶▶ 营养食谱

桑葚杞子米饭

食材 粳米80克,桑葚、枸杞子各30克,白糖20克。

做法 将桑葚、枸杞子、粳米分别淘洗干净后,一同置于锅中。加入适量清水及白糖,用小火焖煮成米饭即可。

特点 有滋阴补肾的功效。

桑葚酒

食材 新鲜桑葚500克,米酒1000毫升。

做法 将桑葚浸泡在米酒中,1~2个月后饮用,每日2次,每次1杯。

特点 可用于贫血或关节炎的辅助治疗。

荔枝
——含糖最多的水果

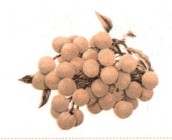

　　荔枝又称丹荔、丽枝、香果、勒荔。荔枝与香蕉、菠萝、龙眼一同号称"南国四大果品"。荔枝原产于中国南部,是亚热带果树,常绿乔木,高约10米。果皮有鳞斑状突起,鲜红或紫红色。果肉新鲜时呈半透明凝脂状,味香美。但不耐贮藏。杨贵妃因喜食荔枝而闻名,使得杜牧写下"一骑红尘妃子笑,无人知是荔枝来"的千古名句。

第 6 章 舌尖上的香甜软糯
——水果

▶▶▶ 营养调查

荔枝肉含葡萄糖、蔗糖、蛋白质、脂肪、胡萝卜素、维生素 B_1、维生素 B_2、维生素 C、叶酸、柠檬酸、苹果酸、钙、磷、铁、精氨酸、色氨酸等成分。

荔枝中含有丰富的糖分，有补充能量、增强营养的作用。有研究证明，荔枝对大脑组织有补养作用，能有效改善失眠、健忘、神疲等症。荔枝还有增强机体免疫功能、提高抗病能力的作用。

▶▶▶ 养生功效

荔枝具有生津止渴、益肝补脾、益血之功效，是治疗肾阴不足、口渴咽干、脾虚少食、腹泻的良药。荔枝营养丰富，含糖量为水果之首，不仅可以补充人体所需的能量，还能促进血液循环，补血健肺。

荔枝不仅能够促进人体微细血管的血液循环，还能提高人体的免疫能力，其中的维生素 C 还可以滋润肌肤、防止雀斑。此外，荔枝还可以补养大脑，对失眠、健忘有神奇的疗效。

▶▶▶ 营养翻倍的食用方法

吃荔枝前后适当喝点盐水、凉茶或绿豆汤，可以预防"虚火"。把新鲜荔枝去皮浸入淡盐水中，放入冰柜里冰后食用，不仅可以预防"虚火"，还具有醒脾消滞的功效。

成年人每天吃荔枝一般不要超过 300 克，儿童一次不要超过 5 枚。对荔枝过敏的人、糖尿病患者及阴虚火旺者要禁食或慎食。

▶▶▶ 食用宜忌

忌 糖尿病患者，阴虚火旺、有上火症状的人，阴虚所致的咽喉干疼、牙龈肿痛、鼻出血等症者忌食。

宜 一般人群均可食用。尤其适合产妇、老人、体质虚弱者、病后调养者及贫血、胃寒和口臭者食用。

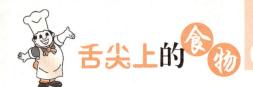

营养食谱

荔枝干炖瘦肉

- 食材 荔枝干30克,砂仁15克,猪瘦肉400克,盐适量。

- 做法 荔枝干去核,放入清水中充分浸泡,捞出,切碎;砂仁洗净,打碎;猪瘦肉洗净,切末。砂锅内放入800毫升清水,大火煮沸,放入荔枝干、猪瘦肉和砂仁,煮沸10分钟,加盐调味即可。

- 特点 能提高食欲和免疫力,可以显著减轻溃疡症状。

山楂荔枝汤

- 食材 山楂、荔枝各50克。

- 做法 将山楂洗净、去核;荔枝洗净、去皮。在锅中加入适量的清水,放入山楂和荔枝,大火煮沸。煮沸后,再改为小火,继续煮10分钟即可。

- 特点 促进消化,有健胃的功效。

芒 果
——明目美颜的热带果王

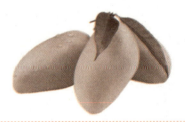

芒果又称檬果、庵罗果、蜜望子、香盖。芒果为漆树科芒果属热带常绿大乔木的果实,树的寿命长的可达几百年。原产印度及马来西亚,印度栽培历史最久,产量最多,占世界产量的80%。芒果的名字来源于印度南部的泰米乐语。世界上许多国家都有各自喜爱的芒果品种。泰国人常常爱说自己的芒果是世界上最好的,泰国人喜爱一种叫"婆罗门米亚"的芒果,意思是"卖老婆的婆罗门",传说有个酷爱芒果的婆罗门竟把老婆卖了买芒果吃,因此得名。

第 6 章 舌尖上的香甜软糯

——水果

▶▶▶ 营养调查

芒果的含水量较高，约为82%。每100克含有66千卡热量。未成熟的果实含有淀粉，成熟转为糖。成熟的芒果果肉含糖14%～16%，含可溶性固形物15%～24%，另外还含有丰富的蛋白质、芒果酮酸、维生素A、维生素B、维生素C、胡萝卜素及多种人体所需要的钙、磷、铁等矿物质和氨基酸。

▶▶▶ 养生功效

芒果中维生素C含量高于一般水果，且具有即使加热加工处理，其含量也不会消失的特点，常食芒果可以不断补充体内维生素C的消耗，降低胆固醇、甘油三酯，有利于防治心血管疾病。

由于芒果中含有大量的维生素，因此经常食用芒果，可以起到滋润肌肤的作用。

芒果的糖类及维生素含量非常丰富，尤其维生素A原含量占水果之首位，具有明目的作用。

▶▶▶ 营养翻倍的食用方法

先把芒果洗干净，然后立着放在案板上，即让果核与案板呈垂直状，然后以果核为中心，在果核右边切一刀，芒果被分为两部分。按照同样的切法在果核的左边切一刀，芒果被分为三部分了。取芒果的左右两边果肉，在果肉上划格子，但是注意不要切到皮。

▶▶▶ 食用宜忌

忌 皮肤病、肿瘤、糖尿病患者忌食。

宜 一般人群皆可食用。

▶▶▶ 营养食谱

鳕鱼芒果咖喱汤

● 食材 鳕鱼肉200克，芒果50克，洋葱末、香菜末、咖喱粉酱、辣椒粉、椰汁各适量。

◉ **做法** 将鳕鱼肉切块备用；芒果去皮、去子，切小块备用。锅中加适量水及椰汁煮沸，将洋葱末、鳕鱼块、咖喱粉酱、辣椒粉倒入锅中，煮至入味，再放入芒果块稍煮片刻，撒入香菜末即可。

◉ **特点** 此汤喝起来味道极鲜美，鳕鱼搭配芒果营养互补，是很好的养生汤。

芒果粟米饭

◉ **食材** 芒果 2 个，粟米 150 克，白糖 120 克，杂鲜果适量。

◉ **做法** 将粟米洗净，用清水浸泡 2 个小时，用小筛盛起，晾干水分，再放入沸水中煮至浮起呈透明状，捞起冲凉水，沥干。将芒果去皮及核，取半个芒果肉切斜片，将剩下的芒果肉与凉开水、白糖放搅拌器内搅成芒果汁。将煮熟的粟米与芒果汁及杂鲜果拌匀，分盛于碗中，表面铺芒果片及其他水果，晾凉后即可食用。

◉ **特点** 有美容养颜、养胃益气之功效。

草 莓

——萌萌的"水果皇后"

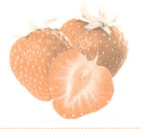

草莓又称大草莓、士多啤梨、红莓、地莓。草莓是对蔷薇科草莓属植物的通称，属多年生草本植物，在全世界已知有 50 多种，原产欧洲。草莓的外观呈心形，鲜美红嫩，果肉多汁，酸甜可口，且有特殊的浓郁水果芳香。由于草莓色、香、味俱佳，而且营养价值高，含丰富的维生素C，有帮助消化的功效，所以被人们誉为"水果皇后"。

▶▶▶ 营养调查

草莓含有丰富的维生素和矿物质，每百克含维生素C高达80毫克，远远

第 6 章 舌尖上的香甜软糯——水果

高于苹果和梨；还含有葡萄糖、果糖、柠檬酸、苹果酸、胡萝卜素、核黄素等。这些营养素对儿童的生长发育有很好的促进作用，对老年人的健康亦很有益。

草莓中的胡萝卜素是合成维生素 A 的重要物质，具有明目、养肝的作用。国外最新研究还指出，草莓中含有一种胺类物质，对治疗白血病和再生障碍性贫血有一定的功效。

▶▶ 养生功效

中医认为，草莓性凉味酸，具有润肺生津、清热凉血、健脾解酒等功效。

草莓是鞣酸含量丰富的水果，在体内可吸附和阻止致癌化学物质的吸收，具有防癌作用。

草莓对胃肠道和贫血均有一定的滋补调理作用，除可以预防坏血病外，对防治动脉硬化、冠心病也有较好的疗效。草莓还能清除体内的重金属离子。

▶▶ 营养翻倍的食用方法

由于草莓是低矮的草茎植物，虽然是在地膜中培育生长，在生长过程中还是容易受到泥土和细菌的污染，所以草莓入口前一定要把好"清洗关"。用淡盐水浸泡 10 分钟既能杀菌又较易清洗。

▶▶ 食用宜忌

忌 痰湿内盛、肠滑便泻者，尿路结石病人不宜多食。

宜 一般人群均可食用。尤适宜风热咳嗽、咽喉肿痛、声音嘶哑者，夏季烦热口干或腹泻如水者食用。

▶▶ 营养食谱

菠菜草莓葡萄汁

● 食材 草莓 50 克，菠菜、葡萄各 100 克，蜂蜜适量。

● 做法 菠菜洗净、去根，用沸水焯烫一下，捞出晾凉，切段；葡萄洗净，去子切碎；草莓去蒂，洗净切碎。将所有材料放入果汁机中，加入适量饮用水搅打，调入蜂蜜即可。

◯ 特点　补血益气的佳品，有助于改善贫血。

草莓葡萄柚橙汁

◯ 食材　葡萄柚150克，草莓、橙子各50克，蜂蜜适量。

◯ 做法　草莓去蒂洗净，切成小丁；葡萄柚、橙子去皮，切丁。将上述食材放入果汁机中，加入适量饮用水搅打，打好后加入蜂蜜调匀即可。

◯ 特点　草莓与葡萄柚富含钾，能够促进体内多余的钠排出。

樱桃
——一枝独秀的补铁冠军

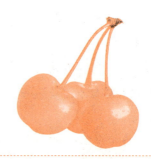

樱桃又称莺桃、含桃、荆桃。樱桃属于蔷薇科落叶乔木果树，我国华东和河北、山西、河南、湖北、四川等地均有栽培，夏初果实成熟时采收，洗净鲜用。樱桃成熟时颜色鲜红，玲珑别透，味美形娇，营养丰富，医疗保健价值颇高。

▶▶▶ **营养调查**

在水果家族中，一般铁的含量较低，樱桃却卓然不群，一枝独秀：每100克樱桃中含铁量多达59毫克，居于水果首位；维生素A含量比葡萄、苹果、橘子多4~5倍。此外，还含糖、枸橼酸、酒石酸、胡萝卜素、维生素C、钙、磷等成分。

樱桃营养丰富，所含蛋白质、糖、磷、胡萝卜素、维生素C等均比苹果、梨高，常用樱桃汁涂擦面部及皱纹处，能使面部皮肤红润嫩白，去皱消斑。

第 6 章 舌尖上的香甜软糯
——水果

▶▶▶ 养生功效

铁是合成人体血红蛋白的原料，因此，多吃樱桃不仅可以缓解贫血，还能治疗由此带来的一系列妇科疾病，如治疗孕妇、乳母贫血及席汉氏综合征、月经过多、崩漏等多种妇科病症。常食樱桃可补充体内对铁元素量的需求，促进血红蛋白再生，既可防治缺铁性贫血，又可增强体质，健脑益智。

樱桃性温热，兼具补中益气之功，能祛风除湿，对风湿腰腿疼痛有良效。樱桃树根还具有很强的驱虫、杀虫作用，可驱杀蛔虫、蛲虫、绦虫等。民间经验表明，樱桃可以治疗烧烫伤，起到收敛止痛、防止伤处起疱化脓的作用。同时樱桃还能治疗轻、重度冻伤。

▶▶▶ 营养翻倍的食用方法

樱桃属浆果类水果，容易损坏，最佳的保存环境是 -1℃。清洗的时间不宜过长，更不可浸泡，以免表皮腐烂褪色。

▶▶▶ 食用宜忌

忌 热性病及虚热咳嗽者，糖尿病者忌食；有溃疡症状、上火者，肾病患者慎食。

宜 一般人群均可食用。尤适宜消化不良者，瘫痪、风湿腰腿痛者，体质虚弱、面色无华者食用。

▶▶▶ 营养食谱

樱桃汁

● 食 材 樱桃 200 克。

● 做 法 樱桃洗净，去梗，对切开，去核，放入果汁机中，加入适量饮用水搅打即可。

● 特 点 有预防缺铁性贫血的功效。

银耳樱桃粥

● 食 材 水发银耳、大米各 50 克，罐头樱桃 30 克，桂花糖、冰糖

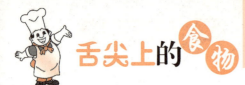

舌尖上的食物——吃对了,全家健康

各适量。

◉ 做法 大米淘洗干净;银耳洗净,撕朵。将大米放入锅内,加入适量清水熬煮成粥,加入冰糖溶化,加入银耳,煮 10 分钟。然后加入罐头樱桃、桂花糖,煮沸后即成。

◉ 特点 适宜消化不良的人群食用。

猕猴桃
——其貌不扬的维生素 C 之王

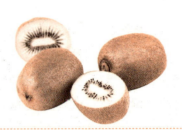

猕猴桃又称奇异果、毛桃、毛梨,是猕猴桃科植物猕猴桃的果实。因猕猴桃是猕猴最爱的一种野生水果,故名猕猴桃。因其维生素 C 含量在水果中名列前茅,一颗猕猴桃能提供一个人一日维生素 C 需求量的 2 倍多,被誉为"维 C 之王"。

▶▶▶ 营养调查

猕猴桃外皮含有丰富的果胶,属低脂、低钠高钾、低热量水果,含有丰富的叶酸、膳食纤维等。

猕猴桃中含有多种氨基酸,像麸氨酸及精氨酸这两种氨基酸可作为脑部神经传导物质,可促进生长激素分泌。果肉中黑色颗粒部分,含有丰富的维生素 E。

世界上消费量最大的前 26 种水果中,猕猴桃的营养成分最为丰富全面。猕猴桃果实中的微量元素含量较高,由于较香蕉及柑橘所含的钾更高而位居榜首。

▶▶▶ 养生功效

奇异果中所含的纤维素,有三分之一是果胶,特别是皮和果肉接触部分

第 6 章 舌尖上的香甜软糯——水果

含量最高。果胶可降低血中胆固醇浓度，预防心血管疾病。所含的膳食纤维不仅能够降低胆固醇，而且可以帮助消化，防止便秘，清除体内有害代谢物。

科学家通过研究也发现，猕猴桃中含有的一种名为血清促进素的物质能够有效帮助忧郁症患者稳定情绪、镇静心情，此外猕猴桃中所含有的天然肌醇亦有助于我们的脑部活动，更加促进这种稳定情绪的功效得到基础的保障。

营养翻倍的食用方法

在食用猕猴桃时，可以根据目的选择适宜的时间。餐前食用猕猴桃，可以摄取其中的营养成分，而餐后食用，则能促进消化、帮助排泄。

食用宜忌

忌 脾虚便溏者、风寒感冒、疟疾、寒湿痢、慢性胃炎、痛经、闭经、小儿腹泻者不宜食用猕猴桃。

宜 一般人群均可食用猕猴桃。情绪低落者、常吃烧烤者者、经常便秘者适合吃猕猴桃；癌症患者、高血压患者、冠心病患者、心血管疾病患者、食欲不振者、消化不良者及航空、高原、矿井等特种工作人员尤其适合食用猕猴桃。

营养食谱

猕猴桃银耳羹

食材 猕猴桃100克，水发银耳50克，白糖适量。

做法 将猕猴桃洗净，去皮、核，切片。水发银耳去杂，洗净撕片，放锅内。加水适量，煮至银耳熟，加入猕猴桃片、白糖，煮沸出锅。

特点 此羹具有润肺生津、滋阴养胃的功效。

猕猴桃苹果汁

食材 猕猴桃2个，苹果1个，菠萝半个，蜂蜜少许，水500毫升。

做法 菠萝切成小块用淡盐水提前泡20分钟；猕猴桃和苹果去皮，切成小块。将切好的3样水果全部倒入搅拌机，加入水，打成果汁。再根据自己的口味，添加少许蜂蜜。

特点 润肠养胃，清降血脂。

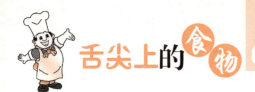

木 瓜
——促进消化的岭南特产

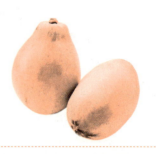

木瓜又称番瓜、石瓜、蓬生果、乳瓜、木冬瓜、万寿果,为蔷薇科落叶灌木植物贴梗海棠或木瓜的成熟果实。前者习称"皱皮木瓜",后者习称"光皮木瓜",与香蕉、菠萝同称为"热带三大草本果树"。作为水果食用的木瓜实际是番木瓜,果皮光滑美观、果肉厚实细致、香气浓郁、汁水丰多、甜美可口、营养丰富,有"百益之果""水果之皇""万寿瓜"之雅称,是"岭南四大名果"之一。

▶▶ 营养调查

木瓜的水分较高,约有89%,热量很低,并含有17种以上的氨基酸,尤其含有丰富的色氨酸和赖氨酸,而这两种都是人体必需的氨基酸。色氨酸是有助于睡眠、镇痛作用的神经传导物质的原料,赖氨酸与葡萄糖代谢关系密切,能够抗疲劳,提高注意力。

木瓜含有少量的脂肪,其中不饱和脂肪酸的含量较高,不饱和脂肪酸能够将体内多余的胆固醇排出体外。木瓜含有丰富的木瓜酶、维生素C、维生素B及钙、磷等矿物质,营养丰富,果实含大量丰富的胡萝卜素,还含有木瓜蛋白酶、番木瓜碱等。

▶▶ 养生功效

番木瓜碱和木瓜蛋白酶具有抗结核杆菌及寄生虫如绦虫、蛔虫、鞭虫、阿米巴原虫等作用,故可用于杀虫抗痨,所含的营养物质还可有效补充人体的养分,增强机体的抗病能力。

第 6 章 舌尖上的香甜软糯
——水果

木瓜果肉中含有的番木瓜碱具有缓解痉挛、疼痛的作用，对腓肠肌痉挛有明显的治疗作用。

木瓜还有润肤美容的功效，木瓜性温，不寒不燥，可以使人体吸收的营养更加充分，让皮肤变得光洁柔嫩，减少皱纹，让面色更加红润。木瓜还能解暑气，也具有生津止渴的作用，在夏天燥热的时候吃木瓜，既可以防暑、止咳，也可以补充人体的水分。

▶▶▶ 营养翻倍的食用方法

如果当天就要吃的话，就选瓜身全都黄透的；如果凉拌，最好选用青木瓜，口感比较脆。

▶▶▶ 食用宜忌

忌 孕妇、过敏体质的人慎食。

宜 一般人群均可食用。适宜慢性萎缩性胃炎患者、缺奶的产妇、风湿筋骨痛者、跌打扭挫伤患者、消化不良者、肥胖患者食用。

▶▶▶ 营养食谱

木瓜煲鸡爪

● **食材** 鸡爪 300 克，花生米、木瓜、红枣、生姜、绍酒、清汤、盐、味精、白糖、胡椒粉、熟鸡油各适量。

● **做法** 鸡爪去爪尖；花生米泡透；木瓜去皮、去子，切块；生姜去皮切片；红枣泡透。烧锅加水，待水开时，投入鸡爪，煮去血水，捞起冲净待用。在砂锅内加入鸡爪、花生米、红枣、生姜、绍酒、清汤，加盖，用小火煲约 40 分钟后，加入木瓜块，调入盐、味精、白糖、胡椒粉、熟鸡油，再煲 15 分钟即可食用。

● **特点** 本菜有健脾益胃、强身健体的作用。

木瓜鲫鱼汤

● **食材** 木瓜 250 克，鲫鱼 300 克，盐、料酒、鸡精、葱段、姜片、植物油、香菜段各适量。

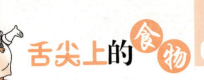

——吃对了,全家健康

◉做法 将木瓜去皮除子,洗净,切片;鲫鱼除去鳃、鳞、内脏,洗净。锅置火上,倒植物油烧热,放入鲫鱼煎至两面金黄色后铲出。将煎好的鲫鱼、木瓜、葱段、料酒、姜片放在汤煲内。加入清水,大火煲40分钟,调入盐、鸡精调味,撒香菜段即可。

◉特点 适合女性食用。

第7章 舌尖上的长寿果
——坚果

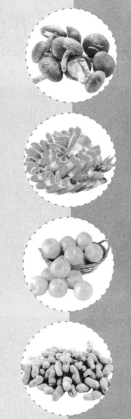

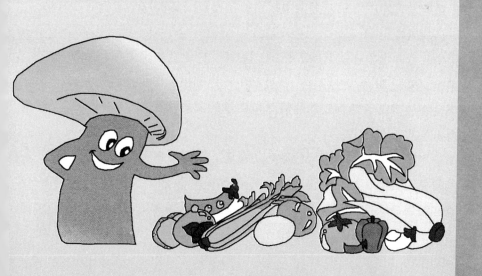

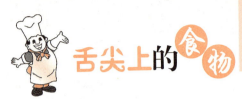

坚果对健康的好处

坚果又称壳果，多为植物种子的子叶或胚乳，营养价值很高。坚果一般分两类：一种是树坚果，包括杏仁、腰果、榛子、核桃、松子、板栗、白果（银杏）、开心果、夏威夷果等；另一种是种子，包括花生、葵花子、南瓜子、西瓜子等。

绝大多数坚果的营养价值都很高，分别含有蛋白质36.0%、脂肪58.8%、碳水化合物72.6%，还含有维生素（维生素B、维生素E等）、微量元素（磷、钙、锌、铁）、膳食纤维等。另外，其中还含有单、多不饱和脂肪酸，包括亚麻酸、亚油酸等人体必需的脂肪酸。

坚果有益人体健康，可以说是零食中的首选。在《时代》杂志评出的10大健康食品中，坚果名列第三。在天然食物中，坚果还是人体内抗氧化物的最佳来源，如花生、核桃、杏仁、瓜子、榛子等。

坚果营养丰富，对人体也大有裨益。

美国食品药品监督管理局（FDA）称每天吃一小把坚果可以缓解精神压力，如果经常吃坚果的话，能降低心脏病的发病风险。美国克里斯蒂娜·艾伯特博士最近发表的一份研究报告中指出，每周食用2次以上坚果能够降低罹患心脏病的风险。

坚果中的营养物质还能清除人体的自由基。自由基非常活泼，会与人体内的细胞组织以及DNA发生反应，从而产生毒性和损坏作用。研究表明，一些坚果类食物如葵花子具有较强的清除自由基的能力，其作用可与草莓、菠菜清除自由基的能力相比。

坚果还能降低妇女发生2型糖尿病的危险。美国哈佛大学公共卫生学院营养系的研究人员曾对11个国家的8.4万名34～59岁的妇女进行了16年的跟踪调查，结果显示，多食坚果能显著降低2型糖尿病发生的危险。他们认为，坚果中富含不饱和脂肪及其他营养物，这些营养物质均有助于改善血糖和胰岛素的平衡。

第 7 章 舌尖上的长寿果
——坚果

坚果还是保护心脏的食物之一，它能有效地起到预防血小板凝结、降低心脏病风险的作用。这是由于在坚果中含有丰富的油脂，它是保护心脏有力的武器。含有这种优质油脂的坚果还有花生、杏仁等，我们每日都应该适量摄取这些食物。

在所有的坚果类食物中，都含有对心脏有益的必需氨基酸和不饱和脂肪酸，就算每周只吃1次坚果，也能减少四分之一罹患心血管疾病的风险。值得推荐的便是杏仁，它不但含有所有坚果都有的蛋白质，同时还富含大量的维生素E和精氨酸，其功能是防止血小板凝结，降低心脏病风险。

不管是在超市，还是在菜市场，坚果越来越常见，并且种类也日渐丰富。那么，挑选怎样的坚果才是最好的呢？专家认为，为了达到更好的营养健康效果，尽可能选择天然、未加工的坚果更好。经过晒干煸炒等加工过的坚果不但能量高，而且糖分、盐分都大有增加，反而容易导致肥胖或其他健康问题，无益于身体健康。在购买时应当特别注意，应选择钠含量低的，最好是无盐的坚果产品。

另外，坚果的食用量也因种类的不同而不同，一般情况下，每天可以摄入20粒杏仁或15粒核桃或50颗开心果。吃的方式也不一而足，可以在早餐时将坚果与豆浆打在一起饮用，或是加入粥中煮熟食用；也可以在看电视、工作的过程中直接嚼着吃。不过，要达到健康的效果，最重要的是坚持每天食用，且食用不宜过量。

这样的坚果不能吃

坚果虽然营养丰富，但食用时一定要注意，以下几种坚果是不能食用的。

◇ **变质的坚果不宜食用**

坚果中含有大量不饱和脂肪酸，贮存不当或长时间存放会产生酸败现象，也就是我们常说的"哈喇味"。坚果中的脂肪酸产生了酸败，一方面是使坚果的味道变劣，产生刺喉的辛辣味；另一方面坚果中油脂酸败的产物，如小分

舌尖上的食物——吃对了，全家健康

子的醛类、酮类等还有害于身体健康。如果食用量大，轻者会引起腹泻，严重者还可能造成肝脏疾病。

◇ 炒焦的坚果不宜食用

炒焦的坚果一方面会让食者吃个一嘴黑、一手黑，更重要的是对健康产生不利影响。我们在日常烹调食物时温度不宜过高，坚果亦是如此。坚果中含有大量脂肪、蛋白质、碳水化合物，普通的加热不足以破坏它们，但当坚果被炒焦时，温度早已在200℃以上，而此时这些原本对身体有益的营养素则开始部分转化为致癌的苯并芘、杂环胺、丙烯酰胺等物质，因此，炒焦的坚果不宜食用。

◇ 被石蜡美容过的坚果不宜食用

加工坚果时加点石蜡，会让产品更加鲜亮，卖相更好，而且不容易变潮变软，如果你在街边看到的糖炒栗子油光锃亮，明显比普通的栗子"漂亮"时，那很可能加了石蜡。有些商贩会往积压已久、颜色暗淡的坚果中加入石蜡，"美容"一下，以次充好。而商贩们使用的工业石蜡由于纯度不高，其中含有重金属等杂质，会危害人体健康。

◇ 口味太重的坚果易变质

市面上的坚果口味多种多样，有人喜欢咸味的，有人喜欢奶油味，有人喜欢绿茶味的，有人喜欢五香味的。面对不同口味的坚果，我们要少吃那些口味较重的坚果。首先口味越重，食盐添加往往越多。我们每天通过饮食摄入的食盐已经足够多，目前平均每天食盐摄入量为13.7克，而世界卫生组织推荐摄入量仅为6克，限盐已是我们喊了多年的口号，因此吃坚果也别忘了限盐。其次，许多口味重、香味浓的坚果，在加工时添加了香精、糖精等物质，奶油味的瓜子还添加了人造奶油，这些东西对身体并没有好处。因此，口味越重的坚果，其美味背后隐藏着变质坚果的可能性就越大。

◇ 幼儿最好谨慎喂食坚果

由于栗子、开心果、腰果等坚果颗粒较大，孩子食用时有可能因为呛咳、说笑等卡在咽喉部，引发危险。特别是3岁以下幼儿吞咽控制能力尚未发育成熟，要注意避免发生危险。

第 7 章 舌尖上的长寿果
——坚果

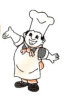

葵花子
——最平价的坚果

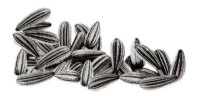

葵花子又称葵花子仁、向日葵子、天葵子、葵子、瓜子、瓜子仁。葵花子是向日葵的果实,不但可以作为零食,而且还可以作为制作糕点的原料,同时也是重要的榨油原料,是高档健康的油脂来源。葵花子富含不饱和脂肪酸、多种维生素和微量元素,加上其味道可口,是非常受欢迎的休闲零食。

▶▶▶ 营养调查

葵花子含有丰富的植物油脂、胡萝卜素、麻油酸等,并含有蛋白质、糖类、多种维生素及锌、铁、钾、镁等微量元素。葵花子含脂肪可达 50% 左右,其中主要为不饱和脂肪酸,而且不含胆固醇。

葵花子含有丰富的维生素 E,有防止衰老、提高免疫力、预防心血管疾病的作用。

葵花子仁中所含的植物固醇和磷脂,能够抑制人体内胆固醇的合成,防止血浆胆固醇过多,可防止动脉硬化;葵花子仁还有调节脑细胞代谢,改善其抑制机能的作用,故可用于催眠。

▶▶▶ 养生功效

葵花子中含有大量的食用纤维,能降低结肠癌的发病率。

葵花子中丰富的钾元素对保护心脏功能、预防高血压非常有益,葵花子中所含的植物固醇和磷脂,能够抑制人体内胆固醇的合成,防止血浆胆固醇过多,可防止动脉硬化。

葵花子又有综合性的抗癌作用,对增进营养、健身防病、防癌抗癌都有积极作用。现代研究发现,葵花子中含的维生素 B_3 有调节脑细胞代谢,改善其抑制机能的作用，故可用于催眠。

常食葵花子对预防冠心病、中风及降低血压、保护血管弹性有一定作用。医学家认为，葵花子能治失眠，增强记忆力，对预防癌症、高血压和神经衰弱有一定作用。

▶▶▶ 营养翻倍的食用方法

食用葵花子时，尽量用手剥壳，或者使用剥壳器，以免经常用牙齿嗑瓜子而损伤牙釉质，经常用嘴剥果壳，容易使舌头和口角糜烂，还会在吐壳时将大量的津液带走，使味觉迟钝。患有肝炎的病人最好不吃葵花子，因为它会损伤肝脏，引起肝硬化。

▶▶▶ 食用宜忌

忌 肝炎患者忌食。

宜 一般人群均可食用。

▶▶▶ 营养食谱

葵花子粥

食材 糯米、生葵花子各100克，盐适量。

做法 糯米洗净，用冷水浸泡半小时后，捞出，沥干水分。将生葵花子去壳。往锅中放入冷水、葵花子仁、糯米，先用旺火煮沸，再改用文火煮15分钟，加入盐调味，即可食用。

特点 制作简单，容易消化。

瓜子酥

食材 低筋面粉30克，鸡蛋130克，葵花子仁100克，白糖适量。

做法 鸡蛋加入白糖搅拌好，过筛倒入面粉，加入葵花子仁。将搅拌好的材料用勺子均匀地舀在烤盘上，烤箱150℃高温预热，烤制8分钟左右。

特点 口感酥脆，适合儿童食用。

第 7 章 舌尖上的长寿果
——坚果

核桃仁
——益智健脑的健康果

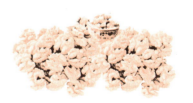

核桃仁又称胡桃仁、胡桃肉。核桃为胡桃科植物胡桃的干燥成熟种子，秋季果实成熟时采收，除去肉质果皮，晒干，再除去核壳及木质隔膜后即可食用。核桃为汉代张骞出使西域带回的植物之一，其入药约始于唐代，《千金食治》《食疗本草》中均有记载。

▶▶▶ 营养调查

核桃仁含有丰富的营养素，每 100 克含蛋白质 15～20 克，脂肪 60～70 克，碳水化合物 10 克；并含有人体必需的钙、磷、铁等多种矿物质元素，以及胡萝卜素、核黄素等多种维生素。

核桃中所含脂肪的主要成分是亚油酸甘油脂，食后不但不会使胆固醇升高，还能减少肠道对胆固醇的吸收。此外，这些油脂还可供给大脑基质的需要。核桃中所含的微量元素锌和锰是脑垂体的重要成分，常食有益于脑的营养补充，有健脑益智的作用。

▶▶▶ 养生功效

核桃不仅是最好的健脑食物，又是神经衰弱的治疗剂。患有头晕、失眠、心悸、健忘、食欲不振、腰膝酸软、全身无力等症状的老年人，每天早、晚各吃 1～2 个核桃仁，即可起到滋补治疗作用。

核桃能够防止人体细胞老化，增强记忆力，改善脑功能，抗击衰老；维生素 E 和亚油酸还可以滋润肌肤，使头发黑亮。因此经常食用核桃的女性，不仅能够补脑益智，还可以美容养颜、保持青春。

现代研究发现，核桃中的精氨酸、油酸和一些抗氧化物质也可以保护人体的心血管，对冠心病、中风等疾病有很好的预防效果。

▶▶ 营养翻倍的食用方法

美国饮食协会建议人们每周最好吃两三次核桃，尤其中老年人和绝经期妇女，因为核桃中所含的精氨酸、油酸、抗氧化物质等对保护心血管，预防冠心病、中风、老年痴呆等颇有裨益。

核桃一次不要吃得太多，否则会影响消化。有的人喜欢将核桃仁表面的褐色薄皮剥掉，这样会损失一部分营养，所以，不要剥掉这层皮。

▶▶ 食用宜忌

忌 阴虚火旺、痰热咳嗽及便溏者不宜食用。

宜 普通人群皆可食用。

▶▶ 营养食谱

黑芝麻核桃糊

食材 黑芝麻250克，核桃仁250克，白砂糖50克。

做法 将黑芝麻拣去杂质，晒干，炒熟，与核桃仁同研为细末，加入白糖，拌匀后瓶装备用。每日2次，每次25克，温开水调服。

特点 滋补肾阴，抗骨质疏松。适用于肾阴虚型老年骨质疏松症。

核桃老鸭汤

食材 核桃仁200克，荸荠150克，老鸭1只，鸡肉泥100克，油菜末、葱、姜、食盐、鸡蛋清、料酒、湿玉米粉、味精、花生油各适量。

做法 将老鸭宰杀，去毛，开膛去内脏，洗净，用开水汆一下，装入盆内，加葱、姜、盐、料酒少许，上笼蒸熟透取出，晾凉后去骨，切成2块。将鸡肉泥、鸡蛋清、湿玉米粉、味精、料酒、盐调成糊，核桃仁、荸荠剁碎，加入糊内，淋在鸭子内膛肉上。锅内放油，油热时入鸭肉炸酥，捞出沥去余油，切成长块，摆在盘内，四周撒些油菜末即可。

特点 可佐餐食用。

第 7 章 舌尖上的长寿果——坚果

栗 子
——延年益寿的"干果之王"

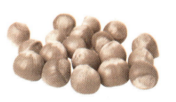

栗子又称名栗、板栗、风腊,是壳斗科栗属的植物,原产于中国,分布于越南、中国台湾以及大陆地区,生长于海拔370~2800米的地区,多见于山地,已由人工广泛栽培。板栗历史悠久,西汉司马迁在《史记》的《货殖列传》中就有"燕,秦千树栗……此其人皆与千户侯等"的明确记载。西晋陆机为《诗经》作注也说:"栗,五方皆有,惟渔阳范阳生者甜美味长,地方不及也。"由此可见,中国的劳动人民早在4000多年前就已栽培板栗。

▶▶▶ 营养调查

板栗富含蛋白质、脂肪、碳水化合物、胡萝卜素、维生素B、维生素C以及钙、磷、锌等矿物质,在民间有"干果之王"的美称。因性甘微温,甜糯爽口,营养丰富,不仅是人们喜爱的食品之一,也是一味辅助疗疾的良药。

栗子含有核黄素,常吃栗子对日久难愈的小儿口舌生疮和成人口腔溃疡有益。

栗子是碳水化合物含量较高的干果品种,能供给人体较多的热能,并能帮助脂肪代谢,具有益气健脾、厚补胃肠的作用。

▶▶▶ 养生功效

栗子中所含的丰富的不饱和脂肪酸和维生素、矿物质,能防治高血压、冠心病、动脉硬化、骨质疏松等疾病,是抗衰老、延年益寿的滋补佳品。

栗子含有丰富的维生素C,能够维持牙齿、骨骼、血管肌肉的正常功用,可以预防和治疗骨质疏松、腰腿酸软、筋骨疼痛、乏力等,延缓人体衰老,是老年人理想的保健果品。

舌尖上的食物 ——吃对了，全家健康

栗子是碳水化合物含量较高的干果品种，能供给人体较多的热能，并能帮助脂肪代谢，具有益气健脾、厚补胃肠的作用。

▶▶▶ 营养翻倍的食用方法

栗子富含柔软的膳食纤维，糖尿病患者也可适量品尝。但栗子生吃难消化，熟食又易滞气，所以，一次不宜多食。

最好在两餐之间把栗子当成零食，或做在饭菜里吃，而不是饭后大量吃，以免摄入过多的热量，不利于保持体重。

新鲜栗子容易发霉变质，吃了发霉的栗子会引起中毒，所以，变质的栗子不能吃。

▶▶▶ 食用宜忌

忌 脾胃虚寒、消化不良者忌食；糖尿病患者应少食。

宜 一般人群均可食用。适宜老人肾虚者食用，对中老年人腰酸腰痛、腿脚无力、小便频多者尤宜；适宜老年气管炎咳喘、内寒泄泻者食用。

▶▶▶ 营养食谱

补脑板栗粥

食材 板栗30克，松子、核桃仁各10克，大米100克。

做法 将板栗风干后磨粉，松子、核桃仁碾碎，同大米煮粥。当饭或点心食用。

特点 补肾强筋，健脾养脑。

鲜栗炖鸭

食材 新鲜栗子肉400克，光鸭1000克，青蒜3个，姜6片，磨豉酱1000克，味精、老抽、白糖、精盐、色拉油、绍酒、汤水、淀粉各适量。

做法 将栗子肉放在沸水里煮一下，然后剥去外壳；光鸭洗净，切成块，加入调味料；将青蒜切成段。锅中加入色拉油加热放入青蒜、姜、磨豉酱爆香，下鸭块一同爆香，加入绍酒、汤水调味，放入栗子肉同煮，待鸭块与栗子肉都熟了之后，下淀粉勾芡即可。

特点 板栗熟吃，老少皆宜。熟食板栗能和胃健脾，缓解脾虚。

第 7 章 舌尖上的长寿果——坚果

花 生
——凉拌菜里的长寿果

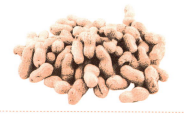

花生又称落花生，双子叶植物，叶脉为网状脉，种子有花生果皮包被。历史上曾叫长生果、地豆、落花参、落地松、长寿果、番豆、无花果、地果、唐人豆。花生长于滋养补益，有助于延年益寿，所以民间又称"长生果"，并且和黄豆一样被誉为"植物肉""素中之荤"。原产于南美洲一带，现在世界上栽培花生的国家有 100 多个，亚洲最为普遍，其次为非洲，据文献记载，中国的花生栽培史约早于欧洲 100 多年。花生被人们誉为"植物肉"，含油量高达 50%，品质优良，气味清香。

▶▶▶ 营养调查

花生具有很高的营养价值，内含丰富的脂肪和蛋白质。据测定，花生果内脂肪含量为 44%～45%，蛋白质含量为 24%～36%，含糖量为 20% 左右。

花生中还含有丰富的维生素、钙和铁等。并含有硫胺素、核黄素、尼克酸等多种维生素。

花生的矿物质含量也很丰富，特别是含有人体必需的氨基酸，有促进脑细胞发育、增强记忆的功能。

▶▶▶ 养生功效

花生种子富含油脂，从花生仁中提取的油脂呈淡黄色，透明、芳香宜人，是优质的食用油。花生油很难溶于乙醇，人们可以通过将花生油注入 70% 的乙醇溶液中加热至 39～40.8℃，看其混浊程度，来鉴定花生油是否为纯品。

花生中含有大量的亚油酸，这种物质可使人体内胆固醇分解为胆汁酸排出体外，避免胆固醇在体内沉积，降低因胆固醇在人体中超过正常值而引发多种心脑血管疾病的发生率。

花生中的锌元素含量普遍高于其他油料作物。锌能促进儿童大脑发育，有增强大脑记忆的功能，可激活中老年人脑细胞，有效地延缓人体过早衰老，具有抗老化作用。

促进儿童骨骼发育：花生含钙量丰富，可以促进儿童骨骼发育。

▶▶ 营养翻倍的食用方法

花生营养虽好，但霉花生不可食用，因为花生霉变后含有大量致癌物质——黄曲霉素，所以霉变的花生千万不要食用。

▶▶ 食用宜忌

忌 花生含油脂多，消化时需要多耗胆汁，故胆病患者不宜食用；花生能增进血凝，促进血栓形成，故血黏度高或有血栓的人不宜食用。

宜 适宜营养不良、食欲不振、咳嗽之人食用；适宜脚气病患者食用；适宜妇女产后乳汁缺少者食用。

▶▶ 营养食谱

花生甜汤

食材 花生米50克，桑叶、冰糖各15克。

做法 取饱满花生米洗净，沥去水分，桑叶拣去杂质。花生米加水烧沸，入桑叶及冰糖，改小火同煮至烂熟，去桑叶，其余服食。

特点 此汤具有止咳平喘、润肠通便的功效。是肺燥咳嗽、哮喘发作、百日咳、大便干结等疾病患者良好的辅助治疗食品。

花生粳米粥

食材 落花生50克，粳米100克，冰糖适量。

做法 将花生与粳米洗净加水同煮，沸后改用文火，待粥将成，放入冰糖稍煮即可。

特点 本粥具有健脾开胃、养血通乳的功效，适用于脾虚纳差、贫血体衰、产后乳汁不足等病症。经常食之有补益的作用。

第 7 章 舌尖上的长寿果——坚果

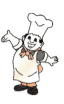

杏 仁
——祛斑养颜的美容果

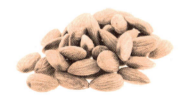

苦杏仁为蔷薇科植物山杏（苦杏）、西伯利亚杏（山杏）、东北杏或杏的干燥成熟种子。原产于中亚、西亚、地中海地区，引种于暖温带地区。杏仁分为甜杏仁及苦杏仁两种。我国南方产的杏仁属于甜杏仁（又名南杏仁），味道微甜、细腻，多用于食用，还可作为原料加入蛋糕、曲奇和菜肴中；北方产的杏仁则属于苦杏仁（又名北杏仁），带苦味，多作药用。

▶▶▶ 营养调查

杏仁富含蛋白质、脂肪、糖类、胡萝卜素、B族维生素、维生素C、维生素P以及钙、磷、铁等营养成分。其中胡萝卜素的含量在果品中仅次于芒果，人们将杏仁称为"抗癌之果"。

研究者认为，杏仁中所富含的多种营养素，比如维生素E、单不饱和脂肪和膳食纤维共同作用，能够有效降低心脏病的发病危险。

杏仁还含丰富的黄酮类化合物（简称类黄酮），因其分子量小，易被人体吸收，能通过血脑屏障进入脂肪组织，所以它对人体的健康具有广泛的作用。

▶▶▶ 养生功效

甜杏仁是一种健康食品，适量食用不仅可以有效控制人体内胆固醇的含量，还能显著降低心脏病和多种慢性病的发病危险。

苦杏仁能止咳平喘，润肠通便，可治疗肺病、咳嗽等疾病。

研究发现，每天吃50～100克杏仁（大约40～80粒杏仁），体重不会增加。甜杏仁中不仅蛋白质含量高，其中的大量纤维可以让人减少饥饿感，这

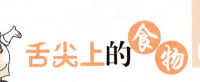

——吃对了,全家健康

对保持体重有益。

纤维有益肠道组织,并且可降低肠癌发病率、胆固醇含量和心脏病的危险。肥胖者选择甜杏仁作为零食,还可以达到控制体重的效果。最近的科学研究还表明,甜杏仁能促进皮肤微循环,使皮肤红润光泽,具有美容的功效。

▶▶ 营养翻倍的食用方法

杏仁食用前必须先在水中浸泡多次,并加热煮沸,减少以至消除其中的有毒物质。杏仁烹调的方法很多,可以用来做粥、饼、面包等多种类型的食品,还能搭配其他作料制成美味菜肴。

▶▶ 食用宜忌

忌 婴儿慎服,阴虚咳嗽及泄痢便溏者禁服。

宜 一般人群均可食用。尤适宜有呼吸系统问题的人、癌症患者以及术后化疗的人食用。

▶▶ 营养食谱

杏仁奶茶

◎食材 杏仁200克,牛奶250毫升,白糖适量。

◎做法 将杏仁去皮磨成粉。锅中添入适量清水,加入杏仁粉、牛奶、白糖烧开即可。

◎特点 香甜可口,能增强体质。

杏仁烩冬笋

◎食材 冬笋300克,杏仁50克,青椒25克,淀粉(玉米)、盐、鸡精、高汤各适量。

◎做法 杏仁洗净,控干水分;青椒洗净,去蒂、去子后切小块待用;冬笋去壳后洗净,放入沸水中焯熟后捞出,切片后控干水分。锅内注入高汤,加杏仁、青椒块,再加盐、鸡精调味,用水淀粉勾芡后放入冬笋,炒匀即可。

◎特点 富含粗纤维,对肠胃有益。

第 7 章 舌尖上的长寿果——坚果

松 子
——软化血管的"小个子"

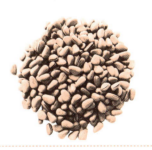

松子为松科松属植物中的华山松、马尾松、红松的种仁,又称海松子等。唐代的《海药本草》中就有"海松子温胃肠,久服轻身,延年益寿"的记载。在人们心目中,松子被视为"长寿果",又被称为"坚果中的鲜品",为人们所喜爱,对老人最有益。

▶▶▶ 营养调查

松子仁营养丰富,据测定,每100克松子仁中含有蛋白质16.7克,脂肪(主要成分为油酸、亚油酸等不饱和脂肪酸)63.5克,碳水化合物9.8克,钙78毫克,磷236毫克,铁6.7毫克。这些营养成分对延年益寿、防衰抗老、强健身体、美容润肤皆有良好的促进作用。

松子中富含不饱和脂肪酸,如亚油酸、亚麻油酸等,能降低血脂,预防心血管疾病。

松子中所含大量矿物质,如钙、铁、磷、钾等,能给机体组织提供丰富的营养成分,强壮筋骨,消除疲劳,对老年人保健有极大的益处。

▶▶▶ 养生功效

松仁富含脂肪油,能润肠通便缓泻而不伤正气,对老人体虚便秘、小儿津亏便秘有一定的食疗作用。

松子中的磷和锰含量丰富,对大脑和神经有补益作用,是学生和脑力劳动者的健脑佳品。松子仁还有软化血管和防治动脉粥样硬化的作用。因此,老年人常食用松子,有防止因胆固醇增高而引起心血管疾病的作用。

对老年慢性支气管炎、支气管哮喘、便秘、风湿性关节炎、神经衰弱和头晕眼花患者,均有一定的辅助治疗作用。

▶▶▶ 营养翻倍的食用方法

千万别吃有"油哈喇"味儿的松子。有此味道的松子,一般存放时间较长,因氧化出现了油酸腐败的问题。特别需要说明的是,油脂氧化对维生素E的破坏特别大。一旦出现"油哈喇"味儿,即说明松子的营养价值已经损耗殆尽了。

▶▶▶ 食用宜忌

忌 便溏、精滑、咳嗽痰多、腹泻者忌用;因松子含油脂丰富,所以胆功能严重不良者应慎食。

宜 中老年体质虚弱、大便干结以及慢性支气管炎久咳无痰之人宜食用;适宜心脑血管疾病患者食用。

▶▶▶ 营养食谱

松子粥

食材 松子仁50克,粳米50克,蜂蜜适量。

做法 将松子仁研碎,同粳米煮粥。粥熟后冲入适量蜂蜜即可食用。早晨空腹及晚上睡前服。

特点 补虚,润肺,滑肠。

松仁拌茭白

食材 茭白150克,西芹、青椒各50克,莴笋叶25克,松子仁15克,姜5克,白糖、盐、鸡精、香油各适量。

做法 将西芹切成段;青椒和姜切成片;茭白切成条;莴笋叶洗净。西芹、青椒、茭白、姜分别放入沸水中焯熟。捞出后放在莴笋叶上,加入盐、鸡精、白糖、香油搅拌均匀,撒上松子仁即可。

特点 适用于中老年人及体弱早衰、产后体虚、头晕目眩、肺燥咳嗽咯血、慢性便秘等症。

第 7 章 舌尖上的长寿果
——坚果

腰 果
——消除疲劳润肌肤

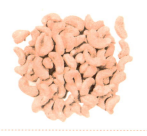

腰果又称鸡腰果、介寿果，原产于巴西东北部。16 世纪引入亚洲和非洲，现分布在南北纬 20 度以内的几十个国家和地区。莫桑比克、坦桑尼亚、印度、巴西等国种植最多，中国海南和云南也有种植。腰果果实成熟时香飘四溢，甘甜如蜜，清脆可口，为世界著名的"四大干果"之一，既可当零食食用，又可制成美味佳肴。

▶▶▶ 营养调查

腰果仁是名贵的干果和高级菜肴，含蛋白质达 21%，含油率达 40%，各种维生素含量也都很高。与核桃、杏仁和榛子并称为世界"四大干果"。

腰果中维生素 B_1 的含量仅次于芝麻和花生，有补充体力、消除疲劳的效果，适合易疲倦的人食用。

腰果含有丰富的维生素 A，是优良的抗氧化剂，能使皮肤有光泽、气色变好。对于爱美的女士而言再好不过了。

腰果的脂肪酸中主要是不饱和脂肪酸，其中油酸占不饱和脂肪酸的 90%，亚油酸仅占 10%，因此，腰果与其他富含亚油酸的坚果相比，酸败的可能性较小。

▶▶▶ 养生功效

腰果中的某些维生素和微量元素成分有很好的软化血管的作用，对保护血管、防治心血管疾病大有益处，所含的丰富的油脂，可以润肠通便，润肤美容，延缓衰老。

经常食用腰果可以提高机体抗病能力，增进食欲，使体重增加。

腰果味道甘甜，清脆可口，而且营养丰富。可以帮助老年人预防动脉硬

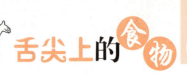

化、心血管疾病、脑中风和心脏病，由于有益油脂丰富，因而还可以促进老年人每天顺利排便。

▶▶ 营养翻倍的食用方法

过敏体质的人吃了腰果，常常引起过敏反应，严重的吃一两粒腰果就会引起过敏性休克，如不及时抢救，往往发生不良的后果。为了防止产生上述现象，没有吃过腰果的人，不要一次吃太多。可先吃一两粒后停十几分钟，如果不出现嘴内刺痒、流口水、打喷嚏时可以再吃。

▶▶ 食用宜忌

忌 胆功能严重不良者及肠炎、腹泻患者和痰多患者忌食；肥胖的人慎食；过敏体质的人慎食。

宜 一般人群均可食用。

▶▶ 营养食谱

咖啡腰果

食材 腰果250克，速溶咖啡10克，奶粉5克，清水25克，盐1克，糖50克，食用油400克（实耗8克）。

做法 腰果用清水冲洗一下，放到100℃左右的油锅中氽熟捞出。用15克开水将速溶咖啡和奶粉冲开并调匀。倒去锅中油，放入糖、盐、清水，用小火熬1~2分钟，见糖稍稠时放入调匀的咖啡和奶粉，再熬半分钟见糖稠厚时倒入腰果，锅离火，用铲刀慢慢地翻动，使糖浆粘上腰果并自然冷却；食用时装盘。

特点 既有腰果的酥软，又有咖啡的浓香。

腰果玉米

食材 腰果50克，西芹、玉米粒各80克，盐、味精各1/2匙。

做法 将芹菜摘洗干净，切成小段；将玉米粒和芹菜段分别放入开水中焯烫，芹菜焯烫完要立即过凉。炒锅倒入适量油，先放入腰果，小火慢慢地炒熟，然后放入玉米粒和芹菜段，加入盐、味精，快速翻炒几下就可以出锅了。

特点 补充营养和膳食纤维。

第 7 章 舌尖上的长寿果
——坚果

澳洲坚果
——坚果界的"皇后"

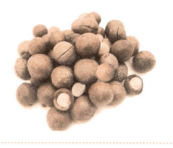

澳洲坚果又称昆士兰栗、澳洲胡桃、夏威夷果、昆士兰果,是一种原产于澳洲的树生坚果。澳洲坚果属常绿乔木,双子叶植物,原产于澳大利亚昆士兰州东南部与新南威尔士州交界地区,1857年被发现。1882年澳洲坚果被引入美国夏威夷,1946年以后迅速发展,1956年开始商品性栽培和良种推广。澳大利亚于20世纪60年代开始积极发展。现今世界上种植夏威夷果的国家和地区包括美国的夏威夷、加利福尼亚州、佛罗里达州,中、南美洲,东、南非洲以及东南亚等。但是主要生产国仍然是美国和澳大利亚。

▶▶▶ 营养调查

澳洲坚果的果仁营养丰富,其外果皮青绿色,内果皮坚硬,呈褐色,单果重15~16克,含油量达70%左右,含蛋白质9%,含有人体必需的8种氨基酸,还富含矿物质和维生素。果仁香酥、滑嫩可口,有独特的奶油香味,是世界上品质最佳的食用坚果,有"干果皇后"之美称,风味和口感都远比腰果好。

澳洲坚果中含有大量的不饱和脂肪酸,还含有15%~20%的优质蛋白质和十几种重要的氨基酸,这些氨基酸都是构成脑神经细胞的主要成分。还含有对大脑神经细胞有益的维生素及钙、磷、铁、锌等营养成分。

▶▶▶ 养生功效

澳洲坚果油是最好的保健油,其所含各种营养成分的人体消化吸收率极高,是胃肠道最容易吸收的油类。夏威夷果油具有减少胃酸、阻止胃炎及十二指肠溃疡的功能。

澳洲坚果油中富含的单不饱和脂肪酸能降低血压,调节和控制血糖水平,

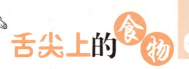

——吃对了，全家健康

改善糖尿病患者的脂质代谢，是糖尿病患者最好的脂肪补充来源。此外，澳洲坚果油中富含的抗氧化剂可以限制糖尿病患者体内的过氧化过程。当人体摄入澳洲坚果中的不饱和脂肪酸，它们将分解产生抑制炎症的荷尔蒙。因此长期食用夏威夷果油可以预防风湿性关节炎。

▶▶ 营养翻倍的食用方法

建议直接食用干果。因为其所含的单不饱和脂肪酸油脂往往有易氧化、产生过氧化物、安全性欠佳、易产生负面后果等缺点。

▶▶ 食用宜忌

忌 由于果粒坚硬，肠胃弱的人多吃会觉梗胃，因此肠胃不好的人忌多食。

宜 一般人群皆可食用。尤其适合老年人或血脂不好的人食用。

▶▶ 营养食谱

澳洲坚果炒鲜贝

食材 大鲜贝250克（腌制好），澳洲坚果75克，西芹段25克，盐1克，味精3克，白糖2克，胡椒粉0.05克，湿淀粉、香油各5克，上汤15克，花生油适量。

做法 将鲜贝飞水至五成熟，下入西芹段，待鲜贝八成熟时一起倒入漏勺沥净水分。锅炙好，下入花生油烧至五成热，下入鲜贝、西芹段，一起过油后倒入漏勺沥净油。用盐、味精、白糖、胡椒粉、湿淀粉、香油、上汤兑成碗汁浇入炒好的鲜贝中，将澳洲坚果摆盘即可。

特点 既有海鲜的鲜味，又有坚果的鲜脆。

澳洲坚果炒冬笋

食材 澳洲坚果、冬笋粒、芦笋粒各100克，鲜虾160克，红萝卜半个，胡椒粉、盐、糖各少许。

做法 虾去头、去壳，挑出黑线肠；红萝卜去皮，切粒。虾仁先用油略炒盛起。起油锅，放下冬笋粒、芦笋粒和红萝卜粒炒匀，加入虾仁略炒，略加水稍焖后放调味料，再加果仁炒匀即成。

特点 也可用其他坚果代替夏威夷果仁，用芥兰菜代替芦笋。

第 7 章 舌尖上的长寿果
——坚果

开心果
——保护心脏的卫士

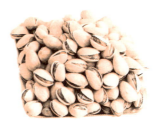

开心果又称必思答、绿仁果、无名子，类似白果，开裂有缝而与白果不同。开心果是漆树科黄连木属阿月浑子的种子，主要产于叙利亚、伊拉克、伊朗、前苏联西南部和南欧，我国仅在新疆等边远地区有栽培。传说5世纪时的波希战争中，波斯人英勇无比，在恶劣的环境中愈战愈勇，最终打败了希腊人，其"秘密武器"就是士兵们吃了一种神奇的干果——开心果。因此，古代波斯国国王将开心果视为"仙果"。开心果也被称为"美国花生"。

▶▶▶ 营养调查

开心果果仁是高营养的食品，每100克果仁含维生素A 20微克，叶酸59微克，含铁3毫克，含磷440毫克，含钾970毫克，含钠270毫克，含钙120毫克，同时还含有烟酸、泛酸、矿物质等。种仁含油率高达45.1%。

开心果营养丰富，其种仁含蛋白质约20%，含糖15%~18%，还可以榨油。果仁还含有维生素E，有抗衰老的作用，能增强体质。

▶▶▶ 养生功效

开心果富含精氨酸，它不仅可以缓解动脉硬化的发生，有助于降低血脂，还能降低心脏病发作的危险，降低胆固醇，缓解急性精神压力反应等。

开心果紫红色的果衣中含有花青素，这是一种天然抗氧化物质，而翠绿色的果仁中则含有丰富的叶黄素，它不仅可以抗氧化，而且对保护视网膜也很有好处。

开心果富含维生素B_6、铜、锰，也是蛋白质、膳食纤维和有益脂肪的绝佳来源。在所有坚果零食中，开心果是脂肪含量和热量最低的。一把带壳开心果（30 颗左右）其热量仅为 100 卡路里，与 14 颗杏仁或者 11 颗腰果相同。开心果富含的蛋白质也会让人更有饱腹感。

▶▶▶ 营养翻倍的食用方法

每天吃上大概 49 颗左右开心果，不仅不用担心发胖，还有助于控制体重。这是因为吃饱的感觉通常需要 20 分钟，吃开心果可以通过剥壳延长食用时间，让人产生饱腹感和满足感，从而帮助减少食量和控制体重。

▶▶▶ 食用宜忌

忌 肥胖、高血脂者慎食。

宜 一般人群均可食用。

▶▶▶ 营养食谱

开心果脆饼

● **食材** 鸡蛋 1 个，开心果 30 克，泡打粉 2 克，面粉 100 克，白糖适量。

● **做法** 鸡蛋加入白糖搅拌。泡打粉加面粉过筛，倒入鸡蛋液中，用刮刀搅拌并加入开心果，和成面团，装入保鲜膜中，放冰箱冷藏 15 分钟备用。和好的面团摊平，尽可能薄一些，因为烤的时候会膨胀。烤箱 170℃ 高温预热烤至变色取出。

● **特点** 酥脆的饼干，搭配开心果，是小朋友最爱的零食。

开心果沙拉

● **食材** 开心果 100 克，小番茄 6 个，红椒及黄椒各 1 个，黄瓜 1 根，柠檬汁、色拉酱各适量。

● **做法** 开心果炒熟，去壳；小番茄、红椒、黄椒、黄瓜洗净，切块。将开心果、小番茄、红椒、黄椒、黄瓜拌匀，加入柠檬汁、色拉酱即可。

● **特点** 颜色鲜艳，增加食欲。

第8章 舌尖上的软黄金
——蛋、奶、油类

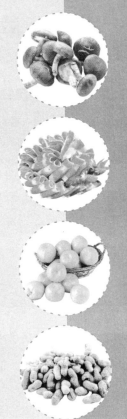

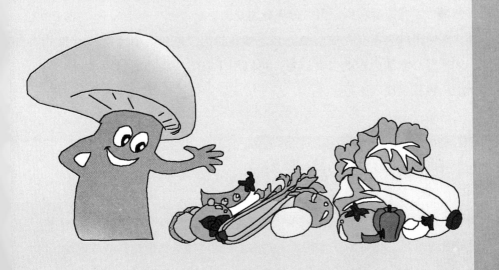

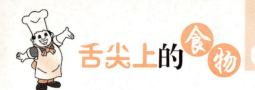

怎样挑选新鲜的蛋类

由于蛋类不像其他食物那样，能直接从外观分辨是否新鲜，因而购买时需要从多方面入手，准确分辨其新鲜程度，买到最好的蛋类。

◇ 观察蛋壳

蛋壳上有沙点的鸡蛋最好不要买，因为它的蛋壳薄，容易使细菌进入鸡蛋内部，不洁净的蛋壳可能会携带沙门氏菌和禽流感等病毒。

◇ 听声音

拿起鸡蛋在耳边摇晃，如果没有声音，就是较新鲜的鸡蛋；有水晃荡的声音就是陈蛋。

◇ 用水检测

鸡蛋买回家，放的时间长了，可以将其放在水中检测。倒一小盆清水，将鸡蛋放进水里，如果鸡蛋迅速沉底则说明是新鲜的蛋，漂浮在水面上的鸡蛋就不能吃了。

◇ 看形状

打开鸡蛋后，新鲜鸡蛋的蛋黄接近半球形，有弹性，同时可以看到蛋白分成浓稀两部分，鸡蛋越新鲜，蛋白分界越明显。

另外，买回来的鸡蛋在存放前最好装入塑料袋内，以免污染冰箱内的其他食物。如果担心清洗会影响保存质量，可以用干布将沾染杂质物较多的蛋壳擦拭干净，再装袋放入冰箱保存。

土鸡蛋更有营养？

土鸡蛋，通常指的是在自然环境中生长、吃天然食物的鸡产下的蛋；市场上常见的普通鸡蛋，也称为"洋鸡蛋"，指的是养鸡场里集中饲料喂养的鸡

第 8 章 舌尖上的软黄金
——蛋、奶、油类

产下的蛋。土鸡蛋带着"天然""自然"的光环,其应用功效就放大起来。很多人认为土鸡蛋就等同于天然的蛋,天然的东西,营养自然也更丰富。在一些网店及超市里,不少商家也打着"营养价值更高"的旗号进行售卖,甚至有些品牌的土鸡蛋要比洋鸡蛋贵上三四倍。

其实,土鸡蛋没有传说中的那么神奇。

根据科学研究所测定的数据显示,土鸡蛋和饲料蛋相比,蛋白质和脂肪含量差异不大,维生素 A、维生素 D 含量略低,Ω-3 脂肪酸比例略高,风味较好。可以看出两者营养差异不是很大,况且要补充对人体心血管有益的 Ω-3 脂肪酸,多吃鱼肉效果更好。

在分辨土鸡蛋和洋鸡蛋的时候,很多人会参考蛋黄的颜色,觉得颜色深的就是土鸡蛋。其实,蛋黄的颜色与饲料原料有关,和养殖方式无关。蛋黄颜色深浅通常仅表明色素含量的多寡,饲料中增加青菜叶、藻类、玉米等有色原料,或特意喂一些类胡萝卜素物质,则蛋黄颜色自然变深。而有些色素如叶黄素、胡萝卜素等可在体内转变成维生素 A,因此,在无污染的情况下,蛋黄颜色较深的鸡蛋营养稍好一些,但这种鸡蛋不一定就是土鸡蛋。

从营养价值上来看,重要的不是土鸡蛋和洋鸡蛋,而是鸡的生活状态是否健康。那些活动空间更大,所吃的饲料更安全的鸡产的蛋,更让人放心。另外,夏季天气炎热,有利于细菌的活动,买回来的鸡蛋尽量在短期内吃完,避免久存,发生散黄甚至变质的现象。

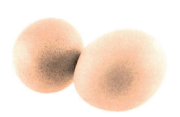

鸡 蛋
——天然的营养库

鸡蛋又称鸡卵、鸡子,是母鸡所产的卵,其外有一层硬壳,内则有气室、卵白及卵黄部分。鸡蛋是大众喜爱的食品,鲜鸡蛋所含营养丰富而全面,营养学家称之为"完全蛋白质模式",被人们誉为"理想的营养库"。

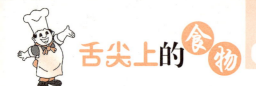
——吃对了，全家健康

▶▶▶ 营养调查

鸡蛋富含胆固醇，营养丰富，一个鸡蛋重约50克，含蛋白质7克。鸡蛋蛋白质的氨基酸比例很适合人体生理需要，易为机体吸收，利用率高达98%以上，营养价值很高，是人类常食用的食物之一。

鸡蛋含有蛋白质、脂肪、卵黄素、卵磷脂、维生素和铁、钙、钾等人体所需要的矿物质。突出特点是，鸡蛋含有最优良的蛋白质。

蛋白是壳下皮内半流动的胶状物质，体积约占全蛋的57%~58.5%。蛋白中约含蛋白质12%，主要是卵白蛋白。蛋白中还含有一定量的核黄素、尼克酸、生物素和钙、磷、铁等物质。

▶▶▶ 养生功效

鸡蛋中的蛋白质对肝脏组织损伤有修复作用，蛋黄中的卵磷脂可促进肝细胞的再生，还可提高人体血浆蛋白量，增强肌体的代谢功能和免疫功能。

美国营养学家和医学工作者用鸡蛋来防治动脉粥样硬化，获得了出人意料的惊人效果，他们从鸡蛋、核桃、猪肝中提取卵磷脂，每天给患心血管病的患者吃4~6汤匙。3个月后，患者的血清胆固醇显著下降，获得满意效果。

▶▶▶ 营养翻倍的食用方法

做炒鸡蛋时，将鸡蛋顺一个方向搅打，并加入少量水，可使鸡蛋更加鲜嫩。

鸡蛋在形成过程中会带菌，未煮熟的鸡蛋不能将细菌杀死，容易引起腹泻。因此鸡蛋要经高温煮熟后再吃。但是也不要煮得过老，鸡蛋煮的时间过长，蛋黄表面会形成灰绿色硫化亚铁层，很难被人体吸收。

▶▶▶ 食用宜忌

忌 高热、腹泻、肝炎、肾炎、胆囊炎、冠心病患者忌食。

宜 一般人群均可食用。尤适宜发育期婴幼儿食用。

第 8 章 舌尖上的软黄金
——蛋、奶、油类

> **营养食谱**

芹菜炒鸡蛋

◎ **食 材** 鸡蛋150克，芹菜500克，猪油（炼制）20克，盐3克，味精2克，葱10克。

◎ **做 法** 将芹菜摘洗干净，切段，放入沸水锅内焯一下，捞出，放凉，沥净水分；鸡蛋磕入碗内，加入盐、味精、葱末及少许水搅匀。锅内放入少量猪油烧热，下入鸡蛋，边炒边淋油；炒至熟，再加芹菜段，炒熟出锅。

◎ **特 点** 清热利湿，清肺化痰，平肝潜阳，适宜高血压、冠心病患者食用。

韭菜摊鸡蛋

◎ **食 材** 鸡蛋4个，嫩韭菜100克，火腿末10克，食用油60克，盐、味精、姜末各适量。

◎ **做 法** 将韭菜洗净，切成6毫米的小段；鸡蛋打入碗内，加入盐、味精、姜末、韭菜段搅拌均匀待用。锅放食用油，加热至七成热放入搅拌好的蛋液，摊成蛋饼，装盘，撒上火腿末即成。

◎ **特 点** 本菜色泽鲜艳，味道鲜香，营养丰富。

鹌鹑蛋
——浓缩的精华

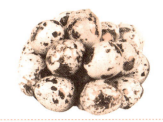

鹌鹑蛋又称鹌鸟蛋、鹌鹑卵。鹌鹑蛋被认为是"动物中的人参"，宜常食，为滋补食疗佳品。鹌鹑蛋在营养上有独特之处，故有"卵中佳品"之称，鹌鹑蛋还被人们誉为延年益寿的"灵丹妙药"。近圆形，个体很小，一般只有5克左右，表面有棕褐色斑点。俗话说："要吃飞禽，鸽子鹌鹑。"鹌鹑蛋是公认的一种美食。

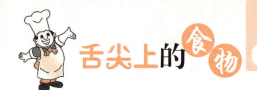
——吃对了,全家健康

▶▶ 营养调查

鹌鹑蛋的营养价值高,与鸡蛋相比,蛋白质含量高30%,维生素 B_1 高20%,维生素 B_2 高83%,铁高46.1%,卵磷脂高5.6倍,并含有维生素 P 等成分。

鹌鹑蛋中所含的丰富的卵磷脂和脑磷脂,是高级神经活动不可缺少的营养物质,具有健脑的作用。鹌鹑蛋中氨基酸种类齐全,含量丰富,还有高质量的多种磷脂、激素等人体必需成分,铁、核黄素、维生素 A 的含量均比同量鸡蛋高出2倍左右,而胆固醇则较鸡蛋低约三分之一。

▶▶ 养生功效

鹌鹑蛋可辅助治疗水肿、肥胖型高血压、糖尿病、贫血、肝大、肝硬化、腹水等多种疾病。鹌鹑肉和鹌鹑蛋中所含的丰富的卵磷脂和脑磷脂,是高级神经活动不可缺少的营养物质,具有健脑的作用。

鹌鹑肉可以补益五脏,强筋壮骨,止泄痢,消疳积,养肝清肺。鹌鹑蛋的营养价值比鸡蛋更高一筹。虽然它们的营养成分多有相似,但由于鹌鹑卵中营养分子较小,所以比鸡蛋营养更易被吸收利用。一般3个鹌鹑蛋的营养含量相当于1个鸡蛋。鹌鹑蛋还含有能降血压的芦丁等物质。

▶▶ 营养翻倍的食用方法

鹌鹑蛋一般煮熟与其他食材搭配做成菜肴。

▶▶ 食用宜忌

忌 脑血管病人不宜多食。

宜 一般人群均可食用。适宜婴幼儿、孕产妇、老人、病人及身体虚弱的人食用。最适合体质虚弱、营养不良、气血不足者和少年儿童生长发育者食用。肺气虚弱所致的支气管哮喘、肺结核、神经衰弱者也宜食。胃气不足的胃病患者宜食。尤为适合心血管病患者。

第 8 章 舌尖上的软黄金
—— 蛋、奶、油类

▶▶▶ **营养食谱**

口蘑鹌鹑蛋

● 食材 口蘑 150 克，鹌鹑蛋 10 个，青菜心 50 克，植物油、料酒、盐、味精、水淀粉、高汤各适量。

● 做法 口蘑洗净，对半切开；青菜心洗净，对半切开。锅中放冷水、鹌鹑蛋，用小火煮熟，捞出，将鹌鹑蛋放入冷水中浸凉，去壳备用。另起锅倒油烧热，放入鹌鹑蛋炸至金黄捞出。去余油，加高汤、口蘑、鹌鹑蛋，烹入料酒、盐，5 分钟后，放青菜心翻炒，加入味精，用水淀粉勾薄芡，翻匀即可。

● 特点 强身健体，防治贫血。

芙蓉鹌鹑蛋

● 食材 鹌鹑蛋 10 个，鹌鹑脯肉 50 克，葱、香菜、盐、香油、蛋清、淀粉各适量。

● 做法 鹌鹑脯肉剁成肉泥，放入碗中，加蛋清、盐和少量水搅匀。锅中加入水，下鹌鹑蛋，用少量淀粉勾芡，煮开后放入剁好的肉泥，边煮边搅拌，煮熟、黏稠后出锅，撒入葱、香菜末，淋上香油即可。

● 特点 补益气血，健脾益胃。

鸭 蛋
—— 滋阴清肺易消化

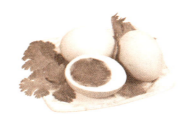

鸭蛋又名鸭子、鸭卵，蛋白质的含量和鸡蛋一样。鸭蛋中各种矿物质的总量超过鸡蛋很多，特别是铁和钙在鸭蛋中更是丰富。鸭蛋含有较多的维生素 B_2，是补充 B 族维生素的理想食品之一。

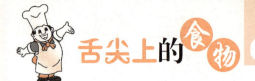
——吃对了，全家健康

营养调查

鸭蛋营养丰富，含有蛋白质、磷脂、维生素 A、维生素 B_2、维生素 B_1、维生素 D、钙、钾、铁、磷等营养物质。

鸭蛋中各种矿物质的总量超过鸡蛋很多，特别是身体中迫切需要的铁和钙在咸鸭蛋中更是丰富，对骨骼发育有益，并能预防贫血。

鸭蛋中含有较多的维生素 B_2，是补充 B 族维生素的理想食品之一。

养生功效

鸭蛋具有滋阴补虚、清热去火之功，可清肺火，止热咳、喉痛，适用于高血压、肺阴虚所致的干咳、咽痛、心烦、失眠等疾病。

鸭蛋能刺激消化器官，增进食欲，使营养易于消化吸收，并有中和胃酸、清凉、降压的作用。

鸭蛋性味甘、凉，具有滋阴清肺的功效，适合病后体虚，燥热咳嗽、咽干喉痛、高血压、泄泻痢疾等症患者食用。

营养翻倍的食用方法

鸭蛋煮熟以后不要立刻取出，留在开水中使其慢慢冷却。若食用未完全煮熟的鸭蛋，很容易诱发疾病。

食用宜忌

忌 凡脾阳不足，寒湿下痢，以及食后气滞痞闷者忌食；生病期间暂不宜食用。癌症患者忌食；高血压病、高脂血症、动脉硬化及脂肪肝病人忌食。

宜 一般人群均可食用。适宜肺热咳嗽、咽喉痛、泄痢之人食用。

营养食谱

冰糖鸭蛋羹

● 食材 鸭蛋2个，冰糖50克。

● 做法 用适量热水把冰糖搅拌化开，待冷打入鸭蛋，调匀，放蒸锅内蒸熟就可以吃了。

第 8 章 舌尖上的软黄金
——蛋、奶、油类

◉ **特点** 有治疗百日咳的作用。

鸭蛋蒸五花肉

◉ **食材** 五花肉馅300克,鸭蛋2只,葱、盐、料酒、酱油、鸡精各适量。

◉ **做法** 准备肉馅,加入少量盐、葱、酱油、料酒和鸡精,搅匀以后加一点蛋清液,再充分搅拌,腌制10分钟。取鸭蛋黄,放在碗底。腌好的肉馅盖在鸭蛋黄上,上锅蒸。锅开以后,中火蒸20分钟即可。

◉ **特点** 增进食欲,易于消化。

咸鸭蛋
——清火滋阴有点咸

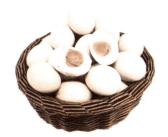

> 咸鸭蛋又称盐鸭蛋、腌鸭蛋、青蛋。咸鸭蛋在中国历史悠久,深受老百姓喜爱。咸鸭蛋是佐餐佳品,色、香、味均十分诱人。咸鸭蛋的生产极为普遍,全国各地均有生产。

▶▶ 营养调查

咸鸭蛋是以新鲜鸭蛋为主要原料经过腌制而成的再制蛋,营养丰富,富含脂肪、蛋白质及人体所需的各种氨基酸及钙、磷、铁等矿物质、维生素等,易被人体吸收,咸味适中,老少皆宜。蛋壳呈青色,外观圆润光滑,又叫"青蛋"。咸鸭蛋是一种风味特殊、食用方便的再制蛋,是佐餐佳品,色、香、味均十分诱人。

▶▶ 养生功效

中医认为,咸鸭蛋清肺火、降阴火的功能比未腌制的鸭蛋更胜一筹,煮食可治愈泄痢。其中咸蛋黄油可治小儿积食,外敷可治烫伤、湿疹。

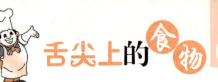

咸鸭蛋有滋阴、清肺、丰肌、泽肤、除热等功效。

▶▶ 营养翻倍的食用方法

在腌制咸鸭蛋时，注意要用盐将鸭蛋腌透，如此，才能起到清凉、明目、平肝的功效。

▶▶ 食用宜忌

忌 孕妇、脾阳不足、寒湿下痢者忌食；高血压、糖尿病患者及心血管病、肝肾疾病患者慎食。

宜 一般人群均可食用。尤适宜阴虚火旺者食用。

▶▶ 营养食谱

咸鸭蛋炒苦瓜

食材 咸鸭蛋130克，苦瓜250克，辣椒（红，尖）20克，鸡精2克，植物油25克，盐3克，青葱10克，大蒜（白皮）5克。

做法 咸鸭蛋煮熟剥壳切成丁状，苦瓜切半切斜片，青葱切段，大蒜切片，辣椒切斜片。炒香葱段、辣椒、蒜片，加入苦瓜，淋入少许水翻炒，盖上锅盖焖2分钟。最后放入咸鸭蛋，加少许盐、鸡精拌炒几下即可盛盘。

特点 苦瓜不苦，鸭蛋极香，各有特色却又相容。

咸蛋蒸豆腐

食材 咸鸭蛋120克，豆腐500克，白砂糖25克，植物油35克。

做法 将豆腐用清水浸泡，然后切成小方块；把咸鸭蛋打碎放入碗内，蛋黄、蛋白分开。蛋白用筷子搅匀，加白糖后倒入豆腐中，轻轻拌匀。蛋黄入热油锅中划开成小粒，分散在豆腐上，加植物油，然后放入蒸锅，蒸六七分钟即成。

特点 有滋阴、清肺的功效。

第 8 章 舌尖上的软黄金——蛋、奶、油类

皮 蛋
——不宜多食的美味

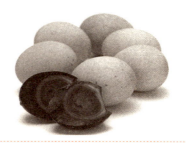

皮蛋又称松花蛋、变蛋等，为中国汉族人发明的蛋加工食品，是一种中国特有的食品。一说相传明代泰昌年间，江苏吴江县一家小茶馆，店主会做生意，所以买卖兴隆。由于人手少，店主在应酬客人时，随手将泡过的茶叶倒在炉灰中，说来也巧，店主还养了几只鸭子，爱在炉灰堆中下蛋，主人拾蛋时，难免有遗漏。一次，店主人在清除炉灰茶叶渣时，发现了不少鸭蛋，他以为不能吃了，谁知剥开一看，里面黝黑光亮，上面还有白色的花纹，闻一闻，一种特殊香味扑鼻而来；尝一尝，鲜滑爽口。这就是最初的皮蛋。

▶▶ 营养调查

皮蛋较鸭蛋含更多矿物质，脂肪和总热量却稍有下降，它能刺激消化器官，增进食欲，促进营养的消化吸收。此外，松花蛋还有保护血管的效果。

皮蛋之所以有特殊风味，是因为经过强碱作用后，原本具有的硫胺基酸被分解产生硫化氢及氨，再加上浸渍液中配料的气味，就产生特有的味道了。而皮蛋的颜色则是因蛋白质在强碱作用下，蛋白部分会呈现红褐或黑褐色，蛋黄则呈现墨绿或橙红色。

▶▶ 养生功效

皮蛋味辛、涩、甘、咸，能泻热、醒酒、去大肠火，治泻痢，能散能敛。

松花蛋能中和胃酸，清凉，降压。具有润肺、养阴止血、凉肠、止泻、降压之功效。

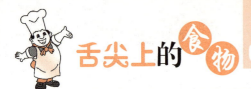

——吃对了，全家健康

▶▶ 营养翻倍的食用方法

皮蛋这种食物少吃无妨，多吃却对身体有不良影响。因为皮蛋是透过混合纯碱、石灰、盐和氧化铅，将鸭蛋包裹而腌制的，当中含有铅，所以如果经常食用，会引起铅中毒。

▶▶ 食用宜忌

忌 少儿、脾阳不足、寒湿下痢者及心血管病、肝肾疾病患者少食。

宜 一般人群均可食用。尤适宜火旺者。

▶▶ 营养食谱

皮蛋瘦肉菜粥

食材 皮蛋2个，肉末300克，米50~100克，姜、葱、油菜、盐、鸡精、料酒、胡椒粉、食用油、香油各适量。

做法 将皮蛋去壳切成小块，葱、姜、油菜分别切成碎末。将米洗净后放入电饭锅中加适量水熬粥。坐锅点火，倒少许食用油，待油热时放入姜末、肉末，加适量清水，再依次放入盐、鸡精、料酒、胡椒粉，烧至汤汁变浓时盛出。将皮蛋、油菜和炒好的肉末一起放入粥里搅拌均匀，食用时放香油、葱花即可。

特点 味道鲜香。

三色蒸蛋

食材 鸡蛋、松花蛋、咸鸭蛋各2枚，盐、鸡精、料酒、淀粉各适量。

做法 将鸡蛋分黄、清分别打入碗中，在蛋黄中加少许盐、鸡精、料酒、水淀粉搅拌均匀。将松花蛋切好码放在深盘中，咸鸭蛋黄放在松花蛋的中间，再将打好的鸡蛋黄倒入，待水开后入蒸锅小火蒸10分钟，定型后开锅，撒少许干淀粉，倒入蛋清再蒸5分钟。将蒸好的三色蛋倒在熟菜板上放凉，改刀切片后即可食用。

特点 三色协调，营养丰富。

第 8 章 舌尖上的软黄金——蛋、奶、油类

鹅 蛋
——补中益气还御寒

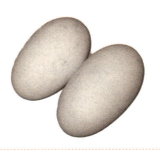

鹅蛋呈椭圆形，个体很大，一般可达 80~100 克，表面较光滑，呈白色，其蛋白质含量低于鸡蛋，脂肪含量高于其他蛋类。鹅蛋中还含有多种维生素及矿物质，但质地较粗糙。

▶▶ 营养调查

鹅蛋中含有丰富的蛋白质、脂肪、矿物质，其中富含的蛋白质易于人体消化吸收，含有较多的卵磷脂，对人的大脑及神经组织的发育有重大作用。

鹅蛋中还含有丰富的维生素 A、维生素 D、维生素 E、核黄素、硫胺素和尼克酸，且都很容易被人体吸收利用。

▶▶ 养生功效

鹅蛋甘温，可补中益气，故可在寒冷节气的日常饮食中多食用一些，以补益身体，防御寒冷气候对人体的侵袭。

▶▶ 营养翻倍的食用方法

鹅蛋中含有一种碱性物质，对内脏有损坏，每天食用不要超过 3 个，以免损伤内脏。

▶▶ 食用宜忌

忌 不适合内脏有损伤患者食用。

宜 一般人群均可食用。特别适宜老年人、儿童、体虚者、贫血者食用。

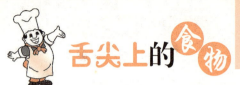

——吃对了,全家健康

▶▶▶ 营养食谱

水煮鹅蛋

● 食材 鹅蛋1只,水半锅,半小匙盐,醋少许。

● 做法 盐放入水中,煮滚,水沸腾后,将蛋用勺子放入水中煮。如果蛋壳裂开,加些醋可以使蛋白凝固,防止流出来,煮好后马上放入冰水中,这样蛋壳会比较好剥。

● 特点 有驱寒、增强抵抗力的功效。

油煎荷包鹅蛋

● 食材 鹅蛋1只,酱油、植物油各少许。

● 做法 将鹅蛋打入碗中,烧热锅,放入适量植物油,略热放入鹅蛋以中火煎,依个人的喜好,可以煎至半生熟,或全熟,或两面金黄,盛起隔油,放入碟中,洒些酱油即可。

● 特点 煎蛋时或可以洒些胡椒粉,风味更足。

喝牛奶的误区

牛奶含有丰富的钙、蛋白质、维生素等营养物质,是一种老少皆宜的食物。如今,大众普遍能够消费得起牛奶,但是有些错误的饮食习惯其实会降低牛奶的营养,而且还会加重身体的负担。

◇ 牛奶加鸡蛋

不少人认为,牛奶和鸡蛋营养价值都很高,如果吃一份这样的早餐,肯定一上午充满活力。事实却恰恰相反。二者的蛋白质含量都较高,饱腹感强,吃完后往往吃不下别的东西。这样,你就会在上午昏昏欲睡,因为体内缺乏人们工作、学习所需的葡萄糖,它是让人保持头脑清醒、精神振奋的动力源,淀粉类食物(如面包、饼干、点心、馒头等)和水果可以为人体提供葡萄糖。所以,牛奶和鸡蛋还是分开吃比较好。

牛奶、面包加果蔬或鸡蛋,麦片粥加果蔬,才是比较好的早餐搭配。

第 8 章 舌尖上的软黄金
——蛋、奶、油类

◇ 牛奶不甜加点糖

牛奶加不加糖，和消化关系不大，主要是为了改善口感。如果感觉牛奶太腥，可依据每 100 毫升牛奶 5~8 克糖的原则适量加点糖，也可适量加入巧克力粉、咖啡和蜂蜜调味，但不要加太多，否则会摄入过多热量。

不要将孩子喝的牛奶调得过甜，这样会刺激孩子的味蕾，让他从小养成喜爱甜食的不良习惯。

◇ 牛奶不能与果汁搭配

许多人认为，牛奶和橘汁、柠檬汁搭配，会导致蛋白质变性，是种"害死人"的喝法。的确，如果在牛奶中兑入橘汁这类高果酸的果汁，就会产生絮状的蛋白质凝结，发生蛋白质变性，但这种变性对人体基本没有危害，只有少数人会引起肠胃不适。

但这样勾兑出来的饮品口感不好，也很少有人会这样喝。只要有少量的时间间隔，边喝牛奶边喝果汁，或边吃水果，对大多数人来说都没有问题。

◇ 牛奶越浓越好

有人认为，牛奶越浓，身体得到的营养就越多，这是不科学的。所谓过浓牛奶，是指在牛奶中多加奶粉少加水，使牛奶的浓度超出正常的比例标准。也有人唯恐新鲜牛奶太淡，便在其中加奶粉。如果婴幼儿常吃过浓牛奶，会引起腹泻、便秘、食欲不振，甚至拒食，还会引起急性出血性小肠炎。这是因为婴幼儿脏器娇嫩，受不起过重的负担与压力。

◇ 牛奶加巧克力

有人认为，既然牛奶属高蛋白食品，巧克力又是能源食品，二者同时吃一定大有益处。事实并非如此。液体的牛奶加上巧克力会使牛奶中的钙与巧克力中的草酸产生化学反应，生成"草酸钙"。于是，本来具有营养价值的钙，变成了对人体有害的物质，从而导致缺钙、腹泻、少年儿童发育推迟、毛发干枯、易骨折以及增加尿路结石的发病率等。

◇ 用炼乳代替牛奶

炼乳是一种奶制品，是用鲜牛奶或羊奶经过浓缩制成的饮料，它的特点是可贮存较长时间。炼乳是"浓缩奶"的一种，是将鲜乳经真空浓缩或其他方法除去大部分的水分，浓缩至原体积25%～40%左右的乳制品，再加入40%的蔗糖装罐制成的。炼乳太甜，必须加5～8倍的水来稀释。但当甜味符合要求时，往往蛋白质和脂肪的浓度也比新鲜牛奶下降了一半。如果在炼乳中加入水，使蛋白质和脂肪的浓度接近新鲜牛奶，那么糖的含量又会偏高。因此，炼乳不能代替牛奶。

别把乳酸饮料当酸奶

每天喝点酸奶，既补充营养又能有利于肠道，是很多人的选择。酸奶是用新鲜的牛奶经过杀菌后再向牛奶中添加有益菌（发酵剂），经发酵后，再冷却灌装的一种牛奶制品。酸奶因为营养丰富、味道可口而受到人们的喜爱。然而，面对超市货架上品种众多的酸奶产品，很多人会把酸奶和乳酸饮料搞混淆。虽然都是带酸味的饮品，但它们却完全不是同一种产品。

酸奶和乳酸饮料的区别。

◇ 制作工艺不同

酸奶是用纯牛奶发酵制成的，因此酸奶可以说是一种纯牛奶。

乳酸饮料是以鲜奶或奶粉为原料，在经乳酸菌培养发酵制得的乳液中加入糖液等制成。是"稀释了的酸奶"，相当于1份酸奶加了2份水。

◇ 营养价值不同

酸奶是由优质的牛奶经过乳酸菌发酵而成的，本质上属于牛奶的范畴，保存了鲜奶中所有的营养素，含有丰富的蛋白质、脂肪、矿物质。此外，酸奶中的胆碱含量高，还能起到降低胆固醇的作用。

乳酸饮料只是饮料的一种，而不再是牛奶，营养成分含量仅有酸奶的1/3左右。

◇ 口感明显不同

酸奶口感醇厚。

乳酸饮料由于加了水和果汁，所以口感上比较稀，尤其是奶味不够。

第 8 章 舌尖上的软黄金
——蛋、奶、油类

◇ 乳酸菌含量差距大

酸奶的活性乳酸菌具有促进营养的吸收、调节胃肠道功能等多种保健功效,而且它的含量还直接决定了酸奶品质的优劣。

乳酸饮料却只含有乳酸,而不含有这种能发酵的活性乳酸菌。

◇ 保存条件不同

由于需要保持乳酸菌的活性,酸奶要保存在低温环境里,一般在 2～8℃左右,保存时间通常在 1 个月以内。

乳酸饮料中的乳酸菌很少,甚至没有,所以保质期会比较长,保存条件也没那么严格,在室温下就能保存。

◇ 如何鉴别酸奶和乳酸饮料

购买酸奶的时候,可以查看产品上的配料表和产品成分表,以便于区分产品是酸牛奶还是乳酸饮料。根据国家标准,酸奶和含乳饮料的包装上都应标明产品成分和配料。酸奶的配料表中,蛋白质含量标示不应低于 2.9% 或 2.3%。酸奶饮料的配料表中,一般都会出现"水"和"山梨酸",蛋白质含量标示不低于 1.0% 或 0.7%。

羊 奶
——易于吸收的"奶中之王"

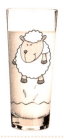

羊奶在国际上被称为"奶中之王",羊奶的脂肪颗粒体积为牛奶的 1/3,更利于人体吸收,并且长期饮用羊奶不会引起发胖。羊奶中的维生素及微量元素明显高于牛奶,美国、欧洲的部分国家均把羊奶视为营养佳品,在欧洲,鲜羊奶的售价是牛奶的 7 倍。专家建议患有过敏症、胃肠疾病、支气管炎症或身体虚弱的人群以及婴儿更适宜饮用。

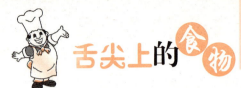

——吃对了，全家健康

▶▶ 营养调查

羊奶中含有200多种营养物质和生物活性因子，其中蛋白质、矿物质及各种维生素的总含量均高于牛奶。

羊奶中乳固体含量、脂肪含量、蛋白质含量分别比牛奶高5%~10%，其中的12种维生素的含量比牛奶要高，特别是维生素B和尼克酸要高1倍。

每100克羊奶的天然含钙量是牛奶的2倍；每100克羊奶的铁含量是牛奶的25倍。

羊奶中含有较多的免疫球蛋白，可提高婴幼儿的免疫力和抵抗力。另外羊奶中核酸含量较高，对婴幼儿大脑发育、增强智力十分有益。羊奶中的上皮细胞生长因子也是婴幼儿肠胃及肝脏等器官发育的重要因子。

▶▶ 养生功效

羊奶中维生素E含量较高，可以阻止体内细胞中不饱和脂肪酸氧化、分解，延缓皮肤衰老，增加皮肤的弹性和光泽，并且羊奶中的上皮细胞生长因子对皮肤细胞有修复作用。

对于老年人来说，羊奶性温，具有较好的滋补作用。上皮细胞生长因子也可帮助呼吸道和消化道的上皮黏膜细胞修复，提高人体对感染性疾病的抵抗力。

对于脑力劳动者来说，睡前半小时饮用1杯羊奶，具有一定的镇静安神作用。由于羊奶极易消化，晚间饮用不会成为消化系统的负担，也不会造成脂肪堆积。

▶▶ 营养翻倍的食用方法

奶山羊是一种以整株草（包括根）为食的动物，所以在养殖方面会受到一定的限制，导致羊奶的奶源十分稀少。再加上奶山羊产奶期较短，每年的3~10月为奶山羊的产奶期，所以羊奶的产量与牛奶相比，要少得多。这也决定了羊奶要比牛奶价格更高。因此，对一般家庭来说，如果不是特别需要，不必刻意饮用羊奶。

第 8 章 舌尖上的软黄金
——蛋、奶、油类

▶▶▶ 食用宜忌

忌 急性肾炎和肾功能衰竭患者不适于喝羊奶,以免加重肾脏负担。慢性肠炎患者不宜喝羊奶,避免生胀气,影响伤口愈合。腹部手术患者一两年内忌喝羊奶。

宜 营养不良、虚劳羸弱、消渴反胃、肺痨(肺结核)咳嗽咯血、患有慢性肾炎之人宜食。羊奶是肾病病人理想的食品之一,也是体虚者的天然补品。

▶▶▶ 营养食谱

羊奶粥

食材 大米 100 克,羊奶 250 克,白糖 15 克。

做法 将羊奶烧热,待用。将大米淘洗干净,置铝锅内,加水适量,用武火烧沸,再用文火煮成粥,加入白糖及羊奶,搅匀即成。

特点 养胃,生津。适用于肠胃虚弱的人群。

核桃羊奶饮料

食材 原味鲜羊奶 240 毫升(量杯 1 杯),核桃 7 克。

做法 原味鲜羊奶加烤过的核桃一起放入果汁机打匀,即可倒出饮用。

特点 可补充钙质、蛋白质。

酸 奶
——促进消化又美味

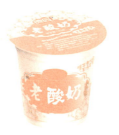

酸奶的原料是牛奶,鲜牛奶经消毒后加入有益的乳酸菌,再经发酵作用而制成发酵的乳制品,就成了酸奶。经过这样的加工后,不仅促使人体对牛奶中的营养成分的消化吸收大大增加,而且具有很好的保健功能。

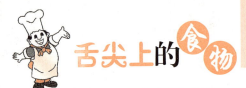

——吃对了，全家健康

▶▶▶ 营养调查

酸奶和牛奶相比，热量稍高一点点，因为其中加入了7%的糖。全脂加糖酸奶热量为 90 千卡/100 克，低脂加糖热量为 70 千卡/100 克，全脂无糖酸奶热量为 60 千卡/100 克。

从营养价值来说，两者差异不是很大，都是钙的最佳来源，也是蛋白质、维生素 A、维生素 D 和维生素 B 族的良好来源。

从饱腹感来说，两者都很好。轻微饥饿时喝 1 杯牛奶或酸奶可以有效缓解迫切的食欲，可减少下一餐的进餐量，但饭后喝就没有减肥效果。

▶▶▶ 养生功效

含有大量活性菌的酸奶可以帮助改善乳糖不耐、便秘、腹泻、肠炎、幽门螺杆菌感染等病症。美国农业部的人类营养学研究中心的研究员吉恩迈尔表示，酸奶不仅可以改善肠道环境，还可以提高机体免疫力。

患有糖尿病的女性同时患有阴道酵母菌感染是普遍现象。据一项研究表明，这类女性患者每天坚持饮用 200 毫升的酸奶，就可以将阴道酸碱值降低到正常值，并且酵母菌的感染也会得到明显的改善。

▶▶▶ 营养翻倍的食用方法

许多人喜欢喝酸奶，但是往往一盒酸奶并不能满足他们的食欲，很多人都会去超市买大桶装的酸奶，然后可以一口喝掉一大半。其实酸奶是不可多喝的，过量饮用酸奶会刺激肠胃，使肠胃功能紊乱，造成腹泻、腹痛症状。

▶▶▶ 食用宜忌

忌 胃肠道手术后的病人、腹泻或其他肠道疾病患者慎食。

宜 一般人群均可食用。尤适宜身体虚弱、气血不足、营养不良、肠燥便秘之人，高胆固醇血症、动脉硬化、冠心病、脂肪肝患者，癌症患者，尤其是消化道癌症病人，皮肤干燥之人食用。

第 8 章 舌尖上的软黄金
——蛋、奶、油类

营养食谱

芦笋酸奶沙拉

◉ **食材** 芦笋250克,酸奶100毫升,油1茶勺,盐半茶勺,圣女果适量,糖、坚果等各适量。

◉ **做法** 将芦笋洗净,切去老茎,并去掉一些老皮。锅中放水烧开,放少许油和盐,加入芦笋焯三四分钟,取出控干水,过凉(最好用冰水泡一下,会更脆),拌上酸奶,加适量糖和坚果,加几颗圣女果装饰即成。

◉ **特点** 搭配肉类食用,养生效果更佳。

木瓜酸奶

◉ **食材** 木瓜半个,原味酸奶一盒,炼乳适量。

◉ **做法** 木瓜清洗干净,切成小块状,接着再将炼乳、原味酸奶淋在木瓜上,搅拌均匀后即可食用。

◉ **特点** 木瓜中的木瓜酵素和维生素A能刺激女性荷尔蒙分泌,有助丰胸。

牛 奶
——营养丰富的"白色血液"

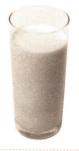

牛奶营养丰富、容易消化吸收、物美价廉、食用方便,是最"接近完美"的食品,人称"白色血液"。每年5月的第3个星期二,是"国际牛奶日"。喝牛奶的好处如今已越来越被大众所认识。牛奶中含有丰富的钙、维生素D等,包括人体生长发育所需的全部氨基酸,消化率可高达98%,是其他食物无法比拟的。

营养调查

牛奶中的矿物质种类非常丰富,除了我们所熟知的钙以外,磷、铁、锌、

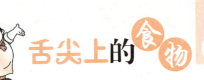

铜、锰、钼的含量都很多。

每 100 克牛奶含水分 87 克，蛋白质 3.3 克，脂肪 4 克，碳水化合物 5 克，钙 120 毫克，磷 93 毫克，铁 0.2 毫克，维生素 A 140 毫克，维生素 B_1 0.04 毫克，维生素 B_2 0.13 毫克，尼克酸 0.2 毫克，维生素 C 1 毫克，可供热量 69 千卡。

牛奶是人体钙的最佳来源，而且钙磷比例非常适当，利于钙的吸收。

▶▶▶ 养生功效

中医认为牛奶味甘性微寒，具有滋润肺胃、润肠通便、补虚的作用。

牛奶中的一些物质对中老年男子有保护作用，喝牛奶的男子身材往往比较苗条，体力充沛，高血压的患病率也较低，脑血管病的发生率也较少。

牛奶中的钙最容易被吸收，而且磷、钾、镁等多种矿物质搭配也十分合理。孕妇应多喝牛奶；绝经期前后的中年妇女常喝牛奶可减缓骨质流失。

牛奶具有补肺养胃、生津润肠之功效，对人体具有镇静安神作用，对糖尿病久病、口渴便秘、体虚、气血不足、脾胃不和者有益；喝牛奶能促进睡眠安稳，泡牛奶浴可以治失眠；牛奶中的碘、锌和卵磷脂能大大提高大脑的工作效率；牛奶中的镁元素会促进心脏和神经系统的耐疲劳性；牛奶能润泽肌肤，经常饮用可使皮肤白皙、光滑，增加弹性。

▶▶▶ 营养翻倍的食用方法

煮牛奶时不要加糖，须待煮熟离火后再加。

加热时不要煮沸，也不要久煮，否则会破坏营养素，影响人体吸收。科学的方法是用旺火煮奶，边煮边观察牛奶的变化，待牛奶出现第一个汽泡时，立即关火。这样既能保持牛奶的养分，又能有效地杀死奶中的细菌。

不要空腹喝牛奶，喝牛奶时应吃些面包、糕点等，以延长牛奶在消化道中的停留时间，使其得到充分消化吸收。

▶▶▶ 食用宜忌

忌 肠胃功能较弱的人忌大量饮用牛奶。喝牛奶时不要吃巧克力。因为巧

第 8 章 舌尖上的软黄金——蛋、奶、油类

克力中的叶酸会与牛奶中的钙结合成草酸钙，使钙无法被充分利用。

宜 一般人群都可饮用。

▶▶▶ 营养食谱

果汁牛奶

食材 甜橙、牛奶、蜂蜜各适量。

做法 甜橙挖出果肉，榨成汁，倒与果汁同等份量的牛奶。将橙汁与牛奶混合后，放微波炉高火1分钟，拿出来之后，加入蜂蜜即可。

特点 甜橙可以换成其他自己喜欢的水果。

水果牛奶

食材 牛奶50克，苹果1个，胡萝卜1根，白砂糖30克。

做法 将胡萝卜、苹果洗净，切成小薄片，同白砂糖一起放入果汁机内，再下牛奶，也可以加入少许精盐，搅拌均匀制成果汁即可饮用。

特点 补血补气。

每天应摄入多少食用油

重油、重盐的食物比较容易刺激人的食欲，调动味蕾的积极性，使用餐变得更愉快。可是这种愉快的背后，是以健康为代价的。大城市的上班族，由于工作紧张，常常用重口味的快餐填饱自己的肚子，一顿饭轻松摄取超过日常所需的能量。时间久了，容易导致胆固醇过高，危害心血管健康。

随着健康观念的提升，食用油对健康的隐患已受到众多快餐族的重视。据调查显示，在食用油、肉类、蔬菜、调味料、餐具5个选项中，超七成的快餐族对快餐所用食用油表示最不放心。这种担心一方面来自于快餐所用食用油是否安全，另一方面，快餐用油是否真的营养健康成为快餐族关注的焦点。

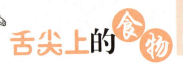

——吃对了，全家健康

除了快餐里的食用油量我们无法掌控，平常做饭时应尽量控制食用油的摄入。营养学家建议，普通人每天摄入的食用油应该为25～30克，这可不是一顿饭的量，而是全天的摄入量。如果是高脂血症、高血压、糖尿病等慢性病患者，还要在这个基础上减少10克，最多不能超过20克。如果你对30克没什么概念，那么用平常吃饭用的白瓷勺，3小勺差不多就有30克。当然，这30克油里不包括食物里的脂肪。这个量是根据人体每天需要的脂肪量，去掉合理摄入的食用油含量后得出的数字。

近年来，"植物油比动物油更健康"的观念深入人心，那么，既然植物油更健康，是不是可以增加摄入量呢？当然不行。与动物油相比，植物油之所以更健康，是因为它能提供更多的不饱和脂肪酸，但既然同样是油，所产生的热量就不会少，1千克植物油能产生9000大卡的热量，并且我们日常选购的植物油中有些还含有一定量的饱和脂肪酸。因此，植物油也不应摄入过多，过量食用容易导致各类慢性病的高发。

摄入的食油量超过人体转化功能的限值，油就会变成脂肪在身体内沉积下来，导致脂肪细胞中运输脂肪系统超负荷运转。长此以往，容易导致脂肪肝、高血压、糖尿病、肥胖等疾病产生，最终可能引发大肠癌和乳腺癌。

以江苏省为例，高血压患病率、糖尿病患病率、血脂异常率分别为19.3%、2.6%、17.8%，超重肥胖患病率也迅速上升，18岁以上成年人超重率为41.3%，而6～18岁儿童青少年超重率也比较严重，城市肥胖率已达到14.5%。

另外，食用油的品种应该经常换，不要认准一种油来吃，可以植物油为"主角"，搭配其他油来吃，也可以选择高质量的"调和油"食用。如果没有把握控制好每天的食油量，可以买一种有刻度的油壶，每次倒多少都看得见，这样就能有效地控制食用油的摄入量。

食用油的保存窍门

日常生活中，我们买回来的水果需要保鲜，但是很多人却会忽略食用油

第 8 章 舌尖上的软黄金
——蛋、奶、油类

的保鲜。买回来的食用油，如果不经常在家做饭，一段时间后油的味道会变得怪怪的，和刚买回来时不一样。这是因为未做好保鲜，油与空气发生了氧化反应产生了变质，也就是发生了"酸败"。食用油的酸败不像食物腐败、霉变那样发生外观上的变化，因而不容易引起人们的注意。专家指出，由于食用油的主要成分是甘油和脂肪酸，极易被氧化而产生酸败现象，影响口感、破坏营养价值，产生对人体有害的成分。因此，食用油保鲜的关键就是抗氧化。

食用油的酸价和过氧化值是衡量食用油是否变质的两个重要指标。这两个指标会随着油的贮存、日照、高温、接触空气等条件而变高，从而影响食用油的品质。食用油的保质期一般为 12~18 个月，一般来说保质期大于 12 个月的都需要做抗氧化处理。

食用油开封后受光照、湿度、氧化等贮藏条件的影响，即使采用了保鲜技术，氧化过程也不可避免。所以开封后应尽快食用，尽量在 1~2 个月内用完，如果平常做饭比较少，为了防止食用油变质，可采取一些措施保鲜。

根据食用油"四怕"（怕直射光、怕空气、怕高温、怕进水）的原理，我们在贮存食用油时就要注意避光、密封、低温和防水。此外还要注意以下几项：

（1）由于油的销售周期较长，很多食用油进入消费者手中时就已经贮藏了一段时间了。因此一次不要买太多，油在贮存一段时间后，常易发生氧化酸化，氧化的脂肪不仅营养价值降低，还会产生有害物质，引发人体的衰老。

（2）为了方便拿取，我们都习惯将食用油放在炉灶旁，这样就会由于炉灶的高温让油脂的氧化反应加快，更容易酸败变质。此外，油中的维生素 A、维生素 D、维生素 E 也会发生不同程度的氧化，使其营养价值变低，甚至产生醛类、酮类等对人体有害的物质。

因此，食用油可用深色小瓶罐分装贮油，并且远离灶台，每次用完后要将瓶盖拧紧，避免因不断开关瓶盖，油接触空气而氧化产生哈喇味。用过的油不要倒回瓶中与新油混合，用油时也要减少高温、长时间煎炸。

（3）如果要将食用油长期保存，则应该把它盛放在干净的玻璃或陶瓷器皿内，用蜡封严，置于通风干燥处。注意塑料桶不宜贮藏食用油。因为塑料中的增塑剂能加速食用油的酸败变质。也不要用金属盛放油料，金属与油脂在有氧条件下会加速油变质。另外不同时间加工的食用油或不同类型的食用油不宜混存，否则会影响油的味道和新鲜度。

（4）防止食用油的氧化变质。若食用油较多，一时吃不完，可选用花椒、茴香、桂皮、丁香、维生素C等抗氧化剂少许加入油中，以延缓或防止食用油的氧化变质。除选用有色小口玻璃瓶贮存外，其余的容器贮存期以半年为宜，最长也不应超过1年。

另外，家庭装食用油通常为一次性用油，不适合反复使用。食用油经过高温后加速了它的氧化反应。反复高温加热的食用油，还会产生有一定毒性的物质，长期食用有害健康。

山茶油
——东方的"橄榄油"

山茶油又称野山茶油、茶籽油、油茶籽油，取自油茶树的种籽。山茶油的制作过程可分为：去壳，晒干，粉碎，榨油，过滤，全过程均为物理方法，称得上是真正的纯天然绿色食用油。山茶油距今已有2000多年的历史，因其稀有的资源和对人体健康的特殊功效，历来被皇家指定为贡品，在明清时期尤为盛行，当时只有皇亲贵戚才能一品山茶油的美妙。油茶树在全世界唯中国独有，所以说中国的野茶油就是世界的野茶油。据《本草纲目》记载："茶籽，苦寒香毒，主治喘急咳嗽，去痰垢……"营养价值极高，在民间素有"抱子怀胎"之美誉，堪称人间奇果。

▶▶ 营养调查

山茶油中不含芥酸、胆固醇、黄曲霉素和其他添加剂。经测试：茶油中不饱和脂肪酸高达90%以上，油酸达到80%～83%，亚油酸达到7%～13%，

第 8 章 舌尖上的软黄金
——蛋、奶、油类

并富含蛋白质和维生素 A、维生素 B、维生素 D、维生素 E 等，尤其是它所含的丰富的亚麻酸是人体必需而又不能合成的。经科学鉴定，山茶油的油酸及亚油酸含量均高于橄榄油。

山茶油富含抗氧化剂和具有消炎功效的角鲨烯、角鲨烯与黄酮类物质对抗癌有着极佳的作用。山茶油还富含维生素 E 和钙、铁、锌等微量元素，被医学家和营养学家誉为"生命之花"的锌元素，含量是大豆油的 10 倍，茶油中所含氨基酸的种类是所有食用油中最多的。

▶▶ 养生功效

山茶油是具有绿色食品性质的食用油脂，由于生长环境远离农药、重金属等各种污染，自开花到果实成熟达 1 年之久，吸尽天然养分，享尽日月滋润，因此酿就的茶油自然是纯正的"绿色食品"。

山茶油的高营养、易消化特性对中老年人非常重要。由于人们普遍不注意保养和缺乏卫生保健知识，导致过早衰老，特别是消化系统，如胆囊和肝脏功能出现衰弱，严重影响人体吸收营养物质。山茶油一方面可保护并改善消化系统，另一方面能使人体充分摄入营养成分。

山茶油的降血脂性能可有效保护心脑血管系统，预防人类的第一杀手——心脑血管疾病。

山茶油既能清除体内有害物质——自由基，又能快速充分地补充营养物质，所以它有良好的防衰老特性。

▶▶ 营养翻倍的食用方法

据世界卫生组织调查，中国南部尤其是广西巴马、江西赣南、浙西山区、湘中地区等地的居民心血管疾病的发病率最低，在历史上都是"长寿之乡"。除了这些地方生态环境好之外，其主要原因就是他们长期食用山茶油。

▶▶ 食用宜忌

忌 儿童忌过多食用。

宜 心脑血管病人、体重超重的人群宜食。

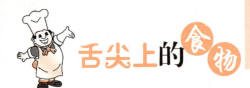

营养食谱

茶油煨蘑菇

食材 鲜蘑菇200克,豌豆荚16克,1汤匙山茶油,2汤匙酱油,1汤匙冰糖,少量料酒和黑胡椒。

做法 将豌豆荚洗净并摘成段,再放入开水锅中焯一下使其脆嫩,然后放入碗内。蘑菇洗净,切去根部,放入开水中焯一下后捞起,沥去水。在文火上将冰糖放进山茶油里使其溶解变稠,然后立即加入2杯水,再将蘑菇倒入锅中。在文火上煮20分钟,加入酱油、料酒、黑胡椒,待汁浓后与豌豆荚一起盛入盘中即可。

特点 有利于呵护肠胃,缓解腹泻、绞肠痧等症状。

肉末拌芥菜

食材 芥菜200克,肉末100克,辣椒1个,1汤匙山茶油,1撮糖,1/4汤匙盐,少量胡椒和1汤匙水。

做法 将芥菜洗净,切成小方块;将辣椒除去籽后切成小块。将山茶油倒入锅后在文火上加热,放入肉末,再加入进芥菜和辣椒,最后将剩下的调料倒入锅中。炒上大约2分钟后即可装盘食用。

特点 可以预防、缓解心血管疾病。

橄榄油
——食物里的"化妆品"

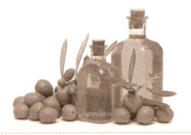

橄榄油在地中海沿岸国家有几千年的历史,在西方被誉为"液体黄金""植物油皇后""地中海甘露",原因就在于其极佳的天然保健功效、美容功效和理想的烹调用途。可供食用的橄榄油是用初熟或成熟的油橄榄鲜果,通过物理冷压榨工艺提取的天然果油汁。

第 8 章 舌尖上的软黄金
——蛋、奶、油类

▶▶▶ 营养调查

无论是橄榄果还是橄榄叶，都能从中提炼出橄榄油精华。它含有丰富的脂溶性维生素 A、维生素 D、维生素 E、维生素 F、维生素 K，不饱和脂肪酸含量高达 88% 以上，能轻易地被皮肤吸收，起到保湿、抗氧化、防敏感、防紫外线、抑菌等功效，可谓最简单有效的护肤佳品。

橄榄油的美肤作用还能通过食用来实现，并能作为肠胃药品、涂抹药品等，抑制恶性胆固醇，同时增加人体所必需的良性胆固醇。

橄榄油可以从多方面保护心血管系统：橄榄油能防止动脉硬化以及动脉硬化并发症、高血压、心脏病、心力衰竭、肾衰竭、脑出血。食用橄榄油可以有效减少胆囊炎和胆结石的发生。橄榄油有预防糖尿病的功效，橄榄油还有美容的功效。

▶▶▶ 养生功效

橄榄油通过降低高半胱氨酸，防止炎症发生，减少对动脉壁的损伤。通过增加体内氧化氮的含量松弛动脉，降低血压。

橄榄油能减少胃酸的产生，有阻止发生胃炎及十二指肠溃疡等病的功能，并可刺激胆汁分泌，激化胰酶的活力，使油脂降解，被肠黏膜吸收，以减少胆囊炎和胆结石的发生。

橄榄油富含与皮肤亲和力极佳的角鲨烯和人体必需脂肪酸，吸收迅速，有效保持皮肤弹性和润泽；橄榄油能消除面部皱纹，防止肌肤衰老，有护肤、护发和防治手足皲裂等功效，是可以"吃"的美容护肤品，另外用橄榄油涂抹皮肤能抗击紫外线，防止皮肤癌。

▶▶▶ 营养翻倍的食用方法

每天清晨起床或晚上临睡前，直接饮用 1 汤匙克鲁托橄榄油，可以降血脂、血糖，治疗肠胃疾病，减少动脉血栓的形成，特别是对老年人、高血压及心脏病患者尤为有益。用这种办法服食数星期后，原本不正常的一些生理指标就会得到明显改善。常常饮酒的人，如果在饮酒之前喝 1~2 勺橄榄油，会保护您的肠胃，使其免遭损伤。每天早晨空腹喝2小匙原生橄榄油，能消除慢性便秘。

橄榄油带有橄榄果的清香，特别适合凉拌，也可用于烧煮煎炸。橄榄油一加热就会膨胀，所以烹制同一个菜，需要的量就比其他的油少。因其中的果味易挥发，保存时忌与空气接触，忌高温和光照，且不宜久存。

▶▶▶ 食用宜忌

忌 孕妇慎食，食用时最好食用特级初榨橄榄油。

宜 老少皆宜，尤其适合心脑血管病人、肥胖者食用，极适宜婴幼儿食用，每天食用量以40克左右为宜。

▶▶▶ 营养食谱

乳酪沙拉

食材 芒果、酪梨、奇异果各3个，乳酪100克，果仁50克，生菜7～8片，橄榄油3大匙，沙拉酱、苹果醋、优格、芥末子、盐、胡椒各少许。

做法 芒果、酪梨、奇异果切丁，乳酪切丁，备用。橄榄油、苹果醋、优格、芥末子、盐、胡椒混合制作沙拉酱，为了符合最佳的口感要求，可边搅拌边尝味道，调拌好备用。生菜洗净冷藏，拌沙拉前取出切丝，再加入水果丁、乳酪丁，充分拌匀后淋上沙拉酱，再倒入综合果仁。淋上橄榄油即可。

特点 浓香生津，做沙拉的食材只要搭配得当，就会给味觉带来不一样的惊喜。

黄瓜橄榄油沙拉

食材 黄瓜2条，罗勒约15片，橄榄油1汤匙，奶酪250克，盐少许。

做法 黄瓜切成条，罗勒撕碎。将黄瓜、罗勒、奶酪在碗中搅拌均匀，加盐，淋上橄榄油即可。

特点 特别适合时间紧张的上班族，3分钟就搞定。

第 8 章 舌尖上的软黄金
——蛋、奶、油类

猪　油
——不可缺少的动物油

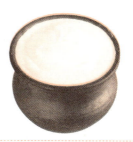

猪油又称荤油或者大油。它是由猪肉提炼出，初始状态是略黄色半透明液体的食用油。猪是最早被人们驯服的动物之一，自古就是许多中国人重要的动物蛋白和膳食油脂的来源。在物资匮乏的年代，猪油是中国人主要的膳食油脂。几十年之前人们买猪肉愿意要肥肉而不愿要瘦肉，就是因为肥肉可以用来熬油。猪油具有独特的风味，这股特殊的味道来自油中微量的蛋白质及甘油酯的分解产物。

▶▶▶ 营养调查

猪油的熔点为 28～48℃。在西方被称为猪脂肪。猪油色泽白或黄白，具有猪油的特殊香味，深受人们欢迎。很多人都认为炒菜若不用猪油菜就不香。

动物油的油脂与一般植物油相比，有不可替代的特殊香味，可以增进人们的食欲。特别与萝卜、粉丝及豆制品相配时，可以获得用其他调料难以达到的美味。动物油中含有多种脂肪酸，饱和脂肪酸和不饱和脂肪酸的含量相当，几乎平分秋色，具有一定的营养，并且能提供极高的热量。

▶▶▶ 养生功效

猪油所含有的胆固醇对人体有着重要的生理功能，是人体正常代谢不可缺少的原料，并且合理摄入还可以起到抗衰老的作用。营养学家认为，不必谈"荤"色变，因为动物脂肪也有很多对身体有益的成分，饮食中 1∶2 的荤素油比例更有利于健康。

猪油味甘、性凉，有补虚、润燥、解毒的作用。可治脏腑枯涩、大便不利、燥咳、皮肤皲裂等症，可药用内服、熬膏或入丸剂。

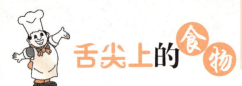
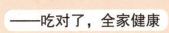
——吃对了，全家健康

▶▶ 营养翻倍的食用方法

　　猪油、牛油不宜用于凉拌和炸食。用它调味的食品要趁热食用，放凉后会有一种油腥气，影响人的食欲。一般人食用动物油也不要过量。很多奶油制品含有大量的糖，所以也不宜吃得太多，糖尿病患者尤其应注意。

▶▶ 食用宜忌

忌 动物油热量高、胆固醇高，故老年人及肥胖者和心脑血管病患者都不宜食用。

宜 一般人群皆可食用。

▶▶ 营养食谱

熬猪油

● **食材** 猪板油1000克。

● **做法** 猪板油切成两三厘米见方的小块，清洗干净。放入炒锅中，加入小半碗水，大火熬开。然后转小火慢慢熬即可。加水是为了防止肉块突然受热而变焦。这样熬出的猪油冷却后更白、更香。水开后一定要转最小火慢慢熬，会看到水逐渐消失，而油慢慢变多。熬1小时左右，肉丁缩成很小块，微黄即可。整个过程不用盖盖，只在开始油少时稍微搅拌几次，避免受热不均匀。捞出油渣，油彻底冷却后倒入容器中密封冷藏保存，若一时吃不完，也可以分袋冷冻。

● **特点** 可与植物油搭配食用。

小炒猪油渣

● **食材** 猪油渣1小碗，植物油少许，大蒜3瓣，辣椒10个，蚝油1汤匙，生抽1汤匙，老抽1小勺。

● **做法** 蒜切片，辣椒切丁备用。锅里放适量的油，爆香蒜片，放入辣椒断生。倒入切碎的猪油渣，翻炒一会加少许老抽、蚝油和生抽调味，拌匀即可出锅。

● **特点** 搭配米饭或者拌面条都非常香。

附 录

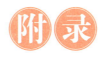

食物的五色、五性、五味

◇ 食物的五色

五色包括黄、红、绿、黑、白，与中医五行说对应即：黄色属土，是脾之色；红色属火，是心之色；绿色属木，是肝之色；黑色属水，是肾之色；白色属金，是肺之色。

◇ 五色的功效

（1）黄色的食物作用于脾，富含胡萝卜素和维生素C，可抗氧化，提高人体免疫力，也可以强化消化系统与肝脏，清除血液中的毒素，令皮肤变得细滑幼嫩。

（2）红色的食物在视觉上能给人刺激，让人胃口大开，精神振奋，因此，红色食物是抑郁症患者的首选食物。同时红色作用于心，能减轻疲劳，激发食欲，令人精神状态变好，增强自信及毅力。

（3）绿色的食物可舒缓肝、胆压力，调节肝、胆平衡，它们含有丰富的维生素、矿物质以及膳食纤维，更大程度上可抑制和避免癌症的发生。多食绿色食物不仅能让我们的身体保持酸碱平衡，还可以舒缓压力和预防偏头痛等疾病。

（4）黑色食物不仅使人增进质朴、味浓的食欲感，而且其补肾作用尤为突出。经常食用黑色食物，可调节人体生理功能，刺激消化系统，促进唾液分泌，有促进胃、肠消化与增强造血功能的作用。同时黑色食物富含大量的微量元素及亚油酸等物质，可抵抗衰老、美容养颜。

（5）白色食物有润肺之功效，同时白色给人以干净清爽的感觉，可起到调节视觉平衡、安定情绪的作用。

◇ 食物的五味

食物的五味包括酸、苦、甘、辛、咸五种味道。根据中医五行说可分为酸味入肝，苦味入心，甘味入脾，辛味入肺，咸味入肾。

（1）酸入肝。酸味有生津养阴、收敛止汗、开胃助消化的功能。同时还能增加食欲，增强肝功能，提高钙、磷吸收率。但过食则会伤及筋骨。

（2）苦入心。苦味具有清热、降火、解毒、除烦的功能，同时还具有抗菌、抗病毒和消炎的作用。但不能过多食用，过食容易产生消化不良。

（3）甘入脾。甘味有补益强壮的作用，气虚、血虚、阴虚、阳虚及五脏虚者都比较适宜，还能消除肌肉紧张和解毒。但糖尿病患者应少食或不食，过食易发胖。

（4）辛入肺。辛味有舒筋活血、发散风寒的功效，能促进肠胃蠕动，增强消化液分泌，提高淀粉酶活性，促进血液循环和新陈代谢。但过食易伤及津液，导致上火。

（5）咸入肾。咸味有润肠通便、消肿解毒、补肾强身的功效，凡结核、痞块、便秘者宜食之。但过食易致高血压、血液凝滞等症状。

◇ **食物的五性**

食物的五性，就是指食物的寒、凉、温、热、平五种性质。《神农本草经》记载："疗寒以热药，疗热以寒药。"说的就是不同性味的食物有着不同的功效。

（1）寒有清热、泻火、生津、解暑、解毒之功效，适用于阳气旺盛、偏热体质或温热病症。

常见的寒性食物有柚子、柿子、香蕉、苦瓜、荸荠等。

（2）凉有清热、生津、解暑之功效，适用于阳气旺盛、偏热体质或温热病症。

常见的凉性食物有兔肉、李子、丝瓜、芹菜、茄子等。

（3）温有温中、散寒、补阳、暖胃之功效，适用于偏寒体质、阳虚畏寒或寒凉病症。

常见的温性食物有杏、桃、荔枝、山楂、杨梅等。

（4）热有温中、散寒、补阳、暖胃之功效，适用于偏寒体质、阳虚畏寒或寒凉病症。

常见的热性食物有狗肉、胡椒、白酒、花椒、桂皮等。

（5）平有开胃健脾、强壮补虚的功效，一般体质及寒凉、热性病症的人都可食用。

附 录

常见的平性食物有苹果、大豆、葡萄、豌豆、赤豆、黑豆、土豆、猪肉等。

养生营养素一览表

类别	名称	功能作用	缺乏将引起的疾病及症状	过量危害及毒性	营养来源
人体必需的营养素	蛋白质	维持人体生长发育，构成及修补细胞组织之主要材料，调节生理机能	蛋白质缺乏综合征	造成蛋白质中毒	奶类、肉类、蛋类、鱼类、豆类、动物内脏、全谷类
	脂肪	供给热能，帮助脂溶性维生素的吸收与利用	身体纤瘦、抵抗力差	引发肥胖症	色拉油、黄豆油、花生油、猪油、香油、奶酪
	铁	组成血红素的主要元素，体内部分酶素的组成元素	缺铁性贫血	诱发心脏病、糖尿病、肿瘤	动物肝脏及血、葡萄干、豆类、贝类、海藻、牛奶、瘦肉
	碘	甲状腺球蛋白质的主要成分，调节能量和新陈代谢	甲状腺肿大，由此引发多种疾病	诱发高碘性甲状腺肿瘤	绿叶菜、五谷类、蛋类、奶类
	钙	构成骨骼和牙齿的主要成分，调节心跳及肌肉的收缩	佝偻病、厌食、骨质疏松	造成肾结石、奶碱综合征、影响必需矿物质的利用率	豆类、红绿色蔬菜、鱼类、蛋类、奶类
	磷	构成骨骼和牙齿的主要元素，促进脂肪与糖类的新陈代谢，是组织细胞核蛋白质的成分	牙齿发育不正常、佝偻病、骨质疏松、易骨折	高磷血症	牛奶、干果、全谷类、肉类、鱼类、家禽类

335

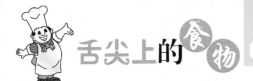

续表

类别	名称	功能作用	缺乏将引起的疾病及症状	过量危害及毒性	营养来源
人体必需的营养素	维生素A	维护视觉、保持气管及消化系统等正常代谢	夜盲症、对感染的抵抗力差、皮肤干燥	引起维生素A过多症、胡萝卜素血症	动物肝脏、鳝鱼、胡萝卜、茼蒿、菠菜、南瓜
	维生素D	调节钙及磷的吸收	佝偻病、成人骨软化症、老年人骨质疏松	维生素D中毒	沙丁鱼、红鲑鱼、鲤鱼、秋刀鱼、熟且晒干的木松鱼、黑木耳
	维生素B_1	参与糖代谢，维持神经功能的正常化	脚气病、烦躁不安、易怒等情绪不稳定现象、多发性神经炎、神经障碍	超出推荐量100倍时，会出现头痛、抽搐、衰弱、麻痹、心律失常、过敏等症	猪肉、鳝鱼、糙米、胚芽精米、鸡肝、荞麦、大豆
	维生素B_2	参与几乎所有营养物质的代谢活动，可促进生长发育	眼睛充血、异物感、眼角糜烂、从口腔到咽喉以及口唇等溃烂、疲劳、倦怠感、脂溢性皮炎	膳食中基本不能大量摄取维生素B_2，主要是静脉注射，如果过量注射可能影响机体吸收	动物肝脏、牛奶、鸡蛋、黄绿色蔬菜、鳝鱼、泥鳅、蘑菇
	维生素B_{12}	生成正常的红细胞	恶性贫血	尚不明确	动物肝脏、牛肉、鱼贝类
	维生素C	维持和生成胶原，促进铁的吸收	坏血病、皮肤生疮、倦怠感	造成腹泻、尿酸盐结石、不孕不育，孕妇食用过多会影响胚胎发育，小儿食用过多容易患骨骼疾病	甘蓝、菜花、柠檬、橙子、草莓、猕猴桃、鲜枣

附 录

续表

类别	名称	功能作用	缺乏将引起的疾病及症状	过量危害及毒性	营养来源
人体必需的营养素	维生素K	血液凝固的作用	血液不凝固、骨骼脆性增强	天然维生素K不产生毒素，药用维生素K易引起婴儿溶血性贫血、高胆红素症和核黄疸症	菠菜等黄绿色蔬菜、植物油、纳豆
	烟酸	将糖和脂肪转变成能量，对消化系统及皮肤的健康起作用	糙皮病，腹泻，食欲不振	服用过量可导致腹泻、头晕、乏力、皮肤干燥、瘙痒、眼干燥、恶心、呕吐、胃痛、高血糖、高尿酸、心律失常、肝毒性反应	动物肝脏、鸡、加工的金枪鱼、熟且晒干的木松鱼、咸鳕鱼子、鲣鱼
	泛酸	辅助糖、蛋白质及脂肪的代谢	疲劳，心率加快	尚不明确	动物肝脏、鱼、牛奶、糙米、胚芽精
	叶酸	影响红细胞的生成	恶性贫血、神经管闭锁不全	长期大量服用叶酸可出现大度食恶心、腹胀等胃肠道症状，出现黄色尿	动物肝脏、菠菜、黄绿色蔬菜、海藻
	维生素B_6	辅助蛋白质的代谢	食欲不振、皮炎、血管障碍、末梢神经炎	食物中摄取的维生素B_6不易诱发不良反应，但补充剂中的维生素B_6易造成感觉神经异常、变形性皮肤损伤	动物肝脏、鱼、鸡肉、猪肉、大豆、蛋黄、小麦、坚果类
	生物素	促进氨基酸及脂肪的代谢	脂溢性皮炎、湿疹、疲劳、脱发	尚不明确	动物肝脏、胚芽、坚果、酵母

337

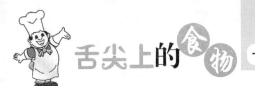

——吃对了,全家健康

营养缺乏补给表

缺不缺营养,这是很多人非常关心但又很难判断的问题。其实,身体会有意无意向我们发出种种营养缺乏的信号。

信号	缺乏的营养	补给对策
头发干燥、变细、易断、脱发	蛋白质、能量、脂肪酸、微量元素锌	保证主食的摄入。每日保证150克瘦肉、1个鸡蛋、250毫升牛奶,以补充优质蛋白质,同时可增加必需脂肪酸的摄入。每周吃2~3次海鱼,并可多吃些牡蛎,以增加微量元素锌
夜晚视力降低	维生素A	膳食中的维生素A来源于两部分:一部分是直接来源于动物性食物提供的视黄醇,例如动物肝脏、蛋黄、奶油等;另一部分则来源于富含胡萝卜素的黄绿色蔬菜和水果,如胡萝卜、油菜、辣椒、西红柿和柑橘等
舌炎、舌裂、舌水肿	B族维生素	长期进食精细米面、长期吃素食,很容易造成B族维生素的缺失。为此,应主食粗细搭配、荤素搭配。有吃素习惯的人,每日应补充一定量的复合维生素B族药物制剂
舌头平滑,味蕾突起、发红,舌尖两侧发黄、发白	叶酸及铁质	多吃动物肝脏、菠菜,并服用含叶酸成分的B族维生素营养丸
嘴角干裂	核黄素(维生素B_2)和烟酸	核黄素(维生素B_2)在不同食物中含量差异很大。动物肝脏、鸡蛋黄、奶类等含量较为丰富。为此,每周应补充1次猪肝(100~150克),每日应补充250毫升牛奶和1个鸡蛋
牙龈出血	维生素C	维生素C的食物来源:主要来源于新鲜的蔬菜和水果,如辣椒、菠菜、西红柿、橘、橙、酸枣等,动物性食物仅肝脏和肾脏含有少量的维生素C

附 录

续表

信号	缺乏的营养	补给对策
味觉减退	锌	适量增加贝壳类食物,如牡蛎、扇贝等,是补充微量元素锌的有效手段。另外,每日确保1个鸡蛋、150克红色肉类和50克豆类也是补充微量元素锌所必需的
指甲有白点、易断裂	锌、铁	多吃菠菜、肝脏和猪、牛、羊肉,服用含有锌的多种维生素营养丸
鼻子两边发红、光亮,常脱皮	锌	大部分食品中都含有锌,只要不偏食,缺锌现象就可以得到纠正。也可服用含有锌的多种维生素营养丸

食物的营养成分计算法

三大营养素的计算方法:

(1) 计算三大营养素所涉及的知识,蛋白质、脂肪、碳水化合物的生热系数:

蛋白质的生热系数:4千卡/克

脂肪的生热系数:9千卡/克

碳水化合物的生热系数:4千卡/克

中国营养学会推荐的正常成人每日膳食中三大营养素的生热比:

蛋白质的生热比:10%～12%

脂肪的生热比:20%～25%

碳水化合物的生热比:60%～70%

(2) 具体计算步骤

计算标准体重:

标准体重(千克)= 实际身高(厘米)－ 105

不同强度劳动下热量的需要量:

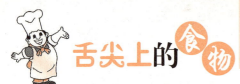

——吃对了,全家健康

劳动强度区分	每千克体重所需的热量(千卡)
极轻体力劳动	30~35
轻体力劳动	35~40
中等体力劳动	40~45
重体力劳动	45~50
极重体力劳动	50~60(或60~70)

根据蛋白质、脂肪、碳水化合物的生热比,分别计算出每人每日蛋白质、脂肪、碳水化合物所产生的热量。

根据蛋白质、脂肪、碳水化合物所产生的热量及其生热系数,即可计算出每人每日所需的蛋白质、脂肪和碳水化合物的量。

计算方法举例

(例1)某成年男性从事轻体力劳动,身高172厘米,体重70千克,请问他每日需要多少蛋白质、脂肪、碳水化合物?

标准体重:172-105=67(千克)

查上表,此健康男性,从事轻体力劳动,每日每千克体重需要的热量为35~40千卡。

每日所需热量=标准体重×每日每千克体重需要的热量

=67×(35~40)=2345~2680(千卡)

暂按2500千卡计算。蛋白质、脂肪、碳水化合物的生热比分别为10%~12%,20%~25%,60%~70%。

蛋白质产生的热量=2500×(10%~12%)=250~300(千卡)

脂肪产生的热量=2500×(20%~25%)=500~625(千卡)

碳水化合物产生的热量=2500×(60%~70%)=1500~1750(千卡)

每克蛋白质产生4千卡热量,故蛋白质的需要量为:

(250~300)/4=62.5~75(克)

每克脂肪产生9千卡热量,故脂肪的需要量为:

(500~625)/9=55.6~69.4(克)

每克糖产生4千卡热量,故碳水化合物的需要量为:

(1500~1750)/4=375~437.5(克)

附 录

所以，此成年男性，每日需 62.5~75 克蛋白质，55.6~69.4 克脂肪，375~437.5 克碳水化合物。

对症养生食材速查

病症	宜吃食物	不宜食物
高血压	大豆、冬菇、杏仁、核桃、海蜇、土豆、竹笋、瘦肉、木耳、绿豆、南瓜、杏干、梅干、葡萄干、香蕉、哈密瓜、樱桃、芒果、橘子、柳橙、木瓜、海带、白菜、烤红薯	白酒、蛋黄、动物内脏、肥肉、狗肉、胡椒、鸡肉、辣椒、人参、咸菜、鸭蛋、猪油
糖尿病	豆制品、鳝鱼、苦瓜、南瓜、黄瓜、丝瓜、冬瓜、扁豆、枸杞子、百合、荸荠、芹菜、油菜、菠菜、柚子、樱桃	桃、葡萄、山楂、哈密瓜、蜜枣、柿饼、龙眼、糖、白酒、冰激凌、动物内脏、肥肉、果汁、糕点、黄油、蜜饯、甜食、鸭蛋、猪肝、猪油
高脂血症	黄豆、绿豆、扁豆、芸豆、红豆、甲鱼、鲫鱼、鲳鱼、苹果、橘子、山楂、韭菜、洋葱、大葱、大蒜、番茄、香菇、紫菜、芹菜、海带、玉米	白酒、白糖、蛋黄、动物内脏、肥肉、虾、咸菜、蟹黄、巧克力、糖果、鸭蛋、鱼子、猪油
冠心病	牛肉、黄花鱼、小米、玉米、豆类、豆制品、红枣、核桃、橘子、柠檬、酸奶、鸡蛋、韭菜、芹菜、茄子、洋葱、木耳、油菜、番茄、香菇	贝类、蛋黄、动物脑、动物骨髓、动物内脏、动物油、肥肉、酒、巧克力、糖、鱼子
动脉硬化	豆浆、牛奶、大豆、辣椒、姜、大蒜、茄子、木耳、燕麦、红薯、山楂、茶、海鱼、蜜橘	蛋黄、动物内脏、动物油、肥肉、酒、膨化食品、巧克力、糖、油炸食品

341

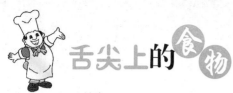 ——吃对了,全家健康

续表

病症	宜吃食物	不宜食物
骨质疏松	排骨、脆骨、虾皮、海带、发菜、木耳、核桃、牛奶、鸡蛋、鱼、鸡肉、瘦肉、豆类、菠菜、油菜、圆白菜、白萝卜	茶、咖啡、辣椒、肥肉、猪油、油炸食品
痛风	牛奶、酸奶、鸡蛋、鸭蛋、土豆、红薯、白菜、圆白菜、茼蒿、芹菜、番茄、茄子、瓜类、苹果、香蕉、葡萄、梨、金橘	动物内脏、鹅肉、鱼肉、鸽肉、酒、鱼子、海鲜、豆制品
咽炎	黑芝麻、山药、银耳、冬瓜、丝瓜、南瓜、白果、莲子、柚子、佛手柑、苹果、梨、白萝卜、芥菜、桂花	爆米花、大蒜、大葱、黄鱼、鸡肉、狗肉、鹅肉、虾、羊肉、桂皮、胡椒、韭菜、辣椒、龙眼、螃蟹、人参
支气管炎	鹌鹑蛋、海蜇、豆腐、山药、银耳、冬瓜、丝瓜、南瓜、白果、莲子、柚子、苹果、梨、白萝卜	海鱼、虾、蟹、肥肉、猪油、油炸食品、红薯、土豆、韭菜、辣椒、胡椒、茴香、芥末、冷饮、碳酸饮料
腹泻	鹌鹑、乌鸡、石榴、苹果、红枣、苋菜、姜、山药、扁豆、红豆、板栗、榛子、莲子、薏米、糯米	火腿、香肠、梨、菠萝、果冻、韭菜、辣椒、茄子、芹菜、生菜、丝瓜、四季豆、玉米、酒
胃炎	豆浆、豆腐、猪大肠、猪肚、羊杂、海带、牛奶、莲藕、芋头、玉米、山药、白菜、苋菜、菠菜	肥肉、螃蟹、咖啡、苦瓜、辣椒、龙眼、猕猴桃、菠萝、柿子、西瓜、鸭蛋、洋葱
肝炎	牛奶、鸡蛋、豆腐、豆浆、鸡肉、瘦肉、鱼类、牡蛎、香菇、芝麻、红枣、新鲜蔬菜及水果	蛋糕、动物内脏、肥肉、咖喱、罐头食品、大葱、胡椒、芥末、酒、辣椒、蜜饯、糖果、虾、咸鱼、咸菜

附　录

续表

病症	宜吃食物	不宜食物
脂肪肝	豆浆、牛奶、鸡蛋、豆腐、菠菜、莴苣、绿豆芽、黄豆、黑豆、红豆、豇豆、橙子、金橘、梨、柠檬、杏、桃	蛋黄、肥肉、咖喱、胡椒、酒、辣椒、巧克力、糖、甜点、油炸食品、鱼子
胆囊炎	鱼类、瘦肉、虾、牛奶、豆制品、青菜、菠菜、菜花、萝卜、香菇、木耳	动物内脏、蛋黄、鱼子、鱿鱼、芹菜、玉米、猪排、牛排、炸鸡、薯条、薯片、油条、冰激凌、冰镇饮料
头痛	米饭、土豆、饼干、面包、樱桃、杨梅、梨、芦笋、甜菜、油菜、生菜、菠菜、空心菜、黄瓜	啤酒、葡萄酒、香槟、白酒、咖啡、茶、可乐、全脂牛奶、奶酪、羊奶、优酪乳、盐、辛辣刺激性调料
发热	金银花、荷叶、薄荷、菊花、橄榄、红薯、荸荠、梨、萝卜、绿豆、西瓜、甘蔗、胖大海、罗汉果	白酒、茶、动物内脏、肥肉、蜂蜜、辣椒、冷饮、人参、蒜、虾、咸菜、猪油
感冒	姜、大蒜、绿豆、莲藕、醋、胡椒、花椒、大米粥、洋葱、南瓜、青菜、菠菜、金针菜、莴苣、绿豆芽、红豆、黄芽菜、豇豆、橙子、金橘、梨、柠檬、杏、桃、樱桃、山楂	糯米、海鱼、虾、螃蟹、辣椒、石榴、乌梅、甜点、鸭肉、羊肉、龙眼、枸杞子
咳嗽	豆浆、无花果、白萝卜、梨、金橘、百合、山药、莲子、姜、芹菜	蚌肉、狗肉、桂皮、胡椒、李子、螃蟹、柿子、石榴、桃、香蕉、樱桃
牙痛	牛奶、瘦肉、猪肝、虾皮、蛋黄、大豆、山药、胡萝卜、白萝卜、菠菜、白菜、梨、菠萝、橘子、绿豆汤、绿茶、枸杞子	薯条、薯片、糙米、花生、葵瓜子、杏仁、腰果、开心果、榛子、辣椒、大蒜、大葱、姜、花椒、胡椒、咖喱、烈酒

343

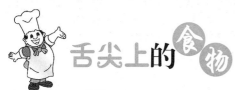

续表

病症	宜吃食物	不宜食物
口腔溃疡	胡萝卜、芹菜、卷心菜、绿茶、红茶、薄荷、柠檬、红枣、牛奶	薯条、薯片、花生、杏仁、腰果、辣椒、大蒜、大葱、姜、花椒、胡椒、冰镇饮料
鼻炎	莲藕、苦瓜、山楂、乌梅、薏米、糙米、玉米、小米、芡实、扁豆、红豆、莲子	杨梅、话梅、醋、橘子、青苹果、狗肉、羊肉、肥肉、动物油、鱼子、白酒、萝卜、辣椒、大蒜
便秘	蜂蜜、核桃、芝麻、罗汉果、葵花子、香蕉、西瓜、猕猴桃、番茄、白菜、萝卜、芹菜、芥菜、竹笋、苋菜、甘蔗、土豆、红薯	板栗、咖喱、羊肉、牛肉、狗肉、胡椒、酒、咖啡、辣椒、荔枝、莲子、浓茶、糯米、柿子
贫血	猪瘦肉、羊肉、牛肉、猪肝、猪血、鸡肝、红糖、鲫鱼、鲢鱼、虾、黑豆、黑芝麻、木耳、海带、番茄、胡萝卜、南瓜、苋菜、山楂、红枣、龙眼	茶、大蒜、动物内脏、肥肉、韭菜、荞麦、蒜苗、杏仁、洋葱、猪油
低血糖	红糖、红枣、葡萄、柑橘、樱桃、荔枝、红薯、坚果、燕麦、油菜、菠菜、菠萝	啤酒、葡萄酒、白酒、咖啡、汽水、玉米片、通心粉
失眠	牛奶、羊奶、蜂蜜、猪心、猪肝、牛肝、大豆、黑豆、龙眼、莲子、红枣、核桃、百合、蛋黄、灵芝、鲤鱼、黄鱼、冬瓜、菠菜、橘子	菜心、豆类、肥肉、芥末、酒、咖啡、辣椒、年糕、浓茶、巧克力、生蒜、油炸食品、玉米
消化不良	燕麦、山楂、苹果、梨、香蕉、坚果、番茄、白萝卜、芹菜、陈皮	海鲜、肥肉、甲鱼、红薯、蚕豆、青豆、芹菜、韭菜、芋头、饮料、糯米

附 录

续表

病症	宜吃食物	不宜食物
肥胖	燕麦、玉米、荞麦、糙米、酸奶、苹果、芦荟、萝卜、芹菜、冬瓜、黄瓜、苦瓜、红薯、土豆、魔芋、南瓜、竹笋、蕨菜、生菜、海带	肥肉、动物油、油炸食品、红薯、糖果、糕点、巧克力、奶油、杏仁、腰果、葵花子
水肿	胡萝卜、黄瓜、芋头、白菜、红豆、玉米须、冬瓜	盐、咸鱼、咸菜、红薯、土豆、洋葱、糯米
关节炎	核桃、板栗、山楂、枸杞、菊花、龙眼、韭菜、丝瓜、猪瘦肉、狗肉、鸡肉、牛肉	鱿鱼、鱼子、蛋黄、肥肉、动物油、动物内脏、油炸食品、奶酪、牛奶、巧克力、海带、紫菜、贝类、虾、螃蟹
痔疮	燕麦、全麦面包、糙米、红豆、黑芝麻、竹笋、蜂蜜、芹菜、菠菜、韭菜、黄花菜、茭白	辣椒、胡椒、花椒、大蒜、白酒、肥肉、羊肉、狗肉、芥末、咖喱、熏肉、芒果、榴莲
痤疮	橘子、香蕉、桃、柚子、红枣、樱桃、豆类及豆制品、白菜、茄子、丝瓜、莲藕、海带、银耳、薏米、黑芝麻、葵花子、核桃、花生	肥肉、羊肉、狗肉、海鱼、虾、螃蟹、海带、紫菜、海参、辣椒、韭菜、姜、洋葱、大蒜、花椒、胡椒、芥末
脱发	瘦肉、牡蛎、带鱼、鲤鱼、虾、蛋黄、黑豆、黑芝麻、核桃、葵花子、杏仁、胡萝卜、红薯、芹菜、菠菜、海带、紫菜、猕猴桃、桃、橘子、木瓜、菠萝、芒果、何首乌	肥肉、羊肉、狗肉、动物油、动物内脏、油炸食品、巧克力、冰激凌、糖果、白酒
脚气	动物肝脏、鸡肉、鸡蛋、鲫鱼、鳝鱼、鱿鱼、蛤蜊、牛奶、番茄、芹菜	螃蟹、虾、鸭肉、蚕蛹、鸡蛋、鸭蛋、南瓜、荸荠、甜瓜、大蒜、白酒

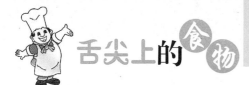——吃对了，全家健康

续表

病症	宜吃食物	不宜食物
阳痿	羊肉、狗肉、狗鞭、狗肾、鹿鞭、甲鱼、山药、冬虫夏草、枸杞子、鹿茸、海参、蛤蜊、泥鳅、海带、韭菜、菜花、花生、松子、芝麻	冷饮、性质寒凉食物、辣椒、大葱、大蒜、白酒、萝卜、芥菜、胡椒、茴香、山楂
遗精	羊肉、狗肉、羊肾、猪腰、鱼子、牡蛎、甲鱼、鹿茸、鸽蛋、山药、韭菜、洋葱、莴苣、香菇、松子、栗子、芝麻、榛子、桑葚、草莓	辛辣调料、各种冷饮、豆类、豆制品、性质寒凉食物、红枣、龙眼、酒、醋
前列腺炎	鸭肉、乌鸡、猪肉、鲤鱼、银鱼、黄鱼、鲈鱼、冬瓜、南瓜、黄瓜、萝卜、苦瓜、白菜、海带、荸荠、苹果、葡萄、猕猴桃、板栗、绿茶	大蒜、胡椒、芥末、酒、咖啡、辣椒、大葱、姜
痛经	香菜、胡萝卜、苋菜、菠菜、黑豆、红枣、龙眼肉、猪肝、猪心、羊肝、牛肝、鸡肝、鱼肉	各种冷饮、绿豆、冬瓜、黄瓜、竹笋、海带、丝瓜、肥肉、动物油脂、油炸食品、鱼子、奶酪、杨梅、话梅、醋、橘子、杏
月经不调	牛奶、鸡蛋、鹌鹑蛋、牛肉、羊肉、冬瓜、海带、卷心菜、海参、菠菜、荔枝、胡萝卜、柚子、苹果、红花、百合、芡实、薏米、木耳、香菇、山药、当归	肥肉、咖啡、辣椒、冷饮、酒、浓茶、大蒜、西瓜、咸鱼、香瓜
盆腔炎	谷类、豆类及其制品、瘦肉、动物肝脏、鸡蛋、鹌鹑蛋、鲫鱼、鲤鱼、甲鱼、海带、紫菜、白菜、芦笋、芹菜、菠菜、黄瓜、冬瓜、香菇、苹果	羊肉、狗肉、牛肉、龙眼、肥肉、油炸食品、白酒、咖啡、浓茶、洋葱、姜、大蒜、辛辣调料

续表

病症	宜吃食物	不宜食物
乳腺增生	黑豆、黄豆、核桃、黑芝麻、木耳、香菇、红枣、菜花、菠菜、冬瓜、小白菜、胡萝卜、番茄	油炸食品、肥肉、冷饮、巧克力、浓茶、咖啡、辣椒、香肠、动物油、辛辣调料
产后少乳	排骨、猪蹄、鲫鱼、油菜、芹菜、雪里蕻、荠菜、莴苣、小米、玉米、豆制品、鸡蛋、牛奶	冬瓜、黄瓜、绿豆、番茄、苦瓜、西瓜、冷饮、肥肉、动物油、奶酪、炸鸡、炸薯条、薯片